KOHLHAMMER STUDIENBÜCHER

Krankenpflege

Kinderheilkunde

Studienbuch für Krankenschwestern, Krankenpfleger, Hebammen, Kindergärtnerinnen und medizinisch-technische Assistentinnen

Mit 6 Abbildungen, 13 Tabellen
Wörterbuch und Wiederholungsbuch

von

Dr. med. Herbert Oster
Chefarzt der Kinderabteilung
des Allgemeinen Krankenhauses Wandsbek, Hamburg

3. verbesserte Auflage

VERLAG W. KOHLHAMMER
STUTTGART BERLIN KÖLN MAINZ

CIP-Kurztitelaufnahme der Deutschen Bibliothek

Oster, Herbert
Kinderheilkunde:
Studienbuch für Krankenschwestern,
Krankenpfleger, Hebammen, Kindergärtnerinnen u. med.-techn. Assistentinnen.
– 3., verb. Aufl. –
Stuttgart, Berlin, Köln, Mainz: Kohlhammer, 1978.
(Kohlhammer-Studienbücher: Krankenpflege)
ISBN 3-17-004748-5

3. verbesserte Auflage 1978

Stuttgart Berlin Köln Mainz
Verlagsort: Stuttgart
Gesamtherstellung: W. Kohlhammer GmbH
Grafischer Großbetrieb Stuttgart
Printed in Germany

Inhalt

Vorwort

Erst seit der neuen Ausbildungsordnung für Krankenschwestern vom 2. 8. 1966 ist im Rahmen der Ausbildung von Krankenschwestern ein Unterricht in Kinderheilkunde verbindlich geworden. Das neue Gesetz schreibt keine bestimmte Stundenzahl vor; nach den Hamburger Richtlinien vom August 1966 sind 15 Doppelstunden vorgesehen. Das Gesetz macht auch keine Angaben über die Themen, die in diesen Stunden unterrichtet werden sollen.

Als ich vor die Aufgabe gestellt wurde, die mir wichtig erscheinenden Abschnitte der Kinderheilkunde in einem kurzen Lehrbuch zusammenzufassen, erschien es mir selbstverständlich, daß dieses Buch mehr als nur den Stoff von 15 Doppelstunden im Rahmen der Krankenpflege enthalten sollte. Drei Gründe sprachen dafür:

Das Buch sollte sich nicht nur an Krankenschwestern, sondern auch an z. B. Hebammenschülerinnen wenden.

Einige Schwesternschülerinnen werden selbst einmal Kinder haben, und es soll ihnen möglich sein, auch später etwas nachschlagen zu können.

Die Schülerinnen sollen Probleme kennen lernen – das bezieht sich speziell auf die Kapitel »vorgeburtliche Schäden« und »seelischer Hospitalismus« – für die im Unterricht nur wenig oder keine Zeit übrig ist, die aber doch eine wichtige Rolle spielen.

Bei der Auswahl der Krankheiten im Kindesalter habe ich mich nicht nur von ihrer Bedeutung, z. B. bei angeborenen Stoffwechselkrankheiten, leiten lassen, sondern auch von ihrer Häufigkeit. Bei einigen Krankheiten habe ich nur die Besonderheiten im Kindesalter genannt, z. B. bei einigen Infektionskrankheiten.

Ich hoffe, daß diese Stoffauswahl von den Lesern als zweckmäßig angesehen wird.

Erster Teil
Lehrbuch

A. Vorgeburtliche Schäden

Alle menschlichen Zellen enthalten normalerweise 46 Chromosomen, 22 paarige Autosomen und 2 Geschlechtschromosomen. Die Frau hat 2 X-Chromosomen, der Mann 1 X- und 1 Y-Chromosom. Diese 46 Chromosomen sind die Träger der Erbanlagen (Gene). So wie die Chromosomen kommen auch die auf ihnen liegenden Gene paarweise vor. Im Keimepithel der Hoden und in den Eierstöcken stehen unreife Keimzellen mit 46 Chromosomen zur Verfügung. Durch Halbierung des Chromosomensatzes (Reduktionsteilung) entsteht eine reife, befruchtungsfähige Keimzelle. Nach der Vereinigung der beiden reifen Keimzellen besitzt die befruchtete Eizelle (Zygote) wieder 46 Chromosomen, 23 vom Vater, 23 von der Mutter. Die reifen Keimzellen der Mutter enthalten alle 1 X-Chromosom, während die Samenfäden zur Hälfte je 1 X-Chromosom oder 1 Y-Chromosom besitzen. Der befruchtende Samenfaden bestimmt also das Geschlecht des Kindes.
Die Entwicklung bis zur Befruchtung heißt *Progenese*. Das befruchtete Ei wandert durch den Eileiter zur Gebärmutter, wo es sich etwa 14 Tage später einnistet (Nidation). Bis dahin haben viele Zellteilungen stattgefunden, und es hat sich die Morula gebildet. Die Entwicklung macht rasche Fortschritte. Am Ende des 1. Monats sind alle Organsysteme angelegt und das Herz beginnt zu schlagen. Im Laufe des 2. Monats werden die äußeren Sinnesorgane erkennbar und die Gliederung der Extremitäten beginnt. Im 3. Monat wird die Ausbildung der Organe beendet und es entsteht die Plazenta. Damit ist die Embryonalzeit zu Ende gegangen und es beginnt die Fetalzeit. Diese endet mit der Geburt. Die gesamte vorgeburtliche Entwicklung nennt man **Kyematogenese.**
In allen beschriebenen Phasen der Entwicklung gibt es schädigende Einflüsse. Im 1. Drittel der Entwicklung hängt die Art des Defektes weniger von der Art des schädigenden Einflusses als von der Phase ab, in der er wirksam wurde. In der weiteren Entwicklung ist es umgekehrt: es ist also nicht mehr so wichtig, in welcher Phase der Fetus geschädigt wird, maßgeblich ist die Art der Schädigung, z.B. durch Erreger der Lues, Listeriose, Toxoplasmose.
Das folgende Schema ist nur ein Versuch zu ordnen. Die Kenntnisse über schädigende Einflüsse während der Progenese und über Blastopathien sind noch sehr unvollständig.

Tabelle 1 **Vorgeburtliche Schäden**

Phase der Entwicklung	Schaden	schädigender Einfluß, z. B.	Folge des schädigenden Einflusses	Beispiel
Progenese	Mutationen	ionisierende Strahlen	dominantes Erbleiden	Neurofibromatose
			rezessives Erbleiden	Mukoviszidose
			Letalfaktoren	
	Chromosomen-aberrationen	ionisierende Strahlen	Überzahl von Chromosomen z. B. Trisomie	Down-Syndrom
			fehlendes Chromosom z. B. X0-Zustand	Ullrich-Turner-Syndrom
			Chromosomenbrüche z. B. Translokation	Translokationstrisomie
			z. B. Chromosomen-Stückverlust	Katzenschreisyndrom
Befruchtung				
Kyematogenese	Blastopathien	ionisierende Strahlen	Doppelbildungen, Fehlen ganzer Körperteile,	Siamesische Zwillinge
			große Spaltbildungen	Meningozele
	Embryopathien	ionisierende Strahlen	Linsentrübung, Mikrozephalie, Wachstumshemmung	Strahlenembryopathie
		Virusinfektionen z. B. Rötelnvirus	Linsentrübung, Innenohrtaubheit, angeborene Herzfehler, Störungen der Gehirnentwicklung	Rötelnembryopathie
		Medikamente	abhängig vom Medikament z. B. Thalidomid	Thalidomidembryopathie
		Hormone	abhängig vom Hormon z. B. androgenes Hormon	Pseudohermaphroditismus femininus
	Fetopathien	ionisierende Strahlen	Mikrozephalie	Strahlenfetopathie
		Infektionen durch: Viren	je nach Infektion	Zytomegalie
		Bakterien		Tuberkulose, Lues, Listeriose
		Protozoen		Toxoplasmose

1. Mutationen

Mutationen entstehen durch plötzliche Veränderung oder Verlust eines Gens entweder spontan – also ohne erkennbare Ursache – oder als Folge eines schädigenden Einflusses. Mutationen können längere Zeit zurückliegen und über eine oder mehrere Generationen offensichtlich oder auch unbemerkt vererbt worden sein: man spricht von rezessiven bzw. dominanten Erbleiden. Was versteht man darunter?
Von den *paarweise* vorkommenden Genen stammt je 1 Gen von der Mutter und je eines vom Vater. Eine Ausnahme machen die Gene, die auf dem X-Chromosom liegen. Sie kommen nur im weiblichen Geschlecht paarweise vor. Beim Mann, der nur 1 X-Chromosom hat, sind sie nur in der Einzahl vorhanden. Sind die Gene und damit auch die von ihnen erzeugten Genprodukte (z.B. Enzyme) gleichartig, gesund oder krank, so spricht man von **Homozygotie.** Die homologen Gene und ihre Produkte können auch verschiedenartig sein, man spricht von **Heterozygotie.**
Der heterozygote Zustand, in dem nur 1 Gen verändert ist, kann sich verschieden auswirken.
Entweder das Produkt des kranken Gens kann nicht von dem des gesunden überdeckt werden, dann ist nicht nur der Genotyp – das Erbbild –, sondern auch der Phänotyp – das Erscheinungsbild – verändert. Ein solches krankes Gen bedingt ein **dominantes Erbleiden.** Z.B. kurze breite Daumenendglieder, Chondrodystrophie.
Oder das gesunde Gen ist in der Lage, den Produktausfall des kranken Gens wenigstens teilweise auszugleichen, dann ist der Phänotyp des Menschen trotz krankhaften Genotyps unverändert, das gesunde Gen „überdeckt" das kranke. Erst wenn sich von Vater und Mutter, die beide gesund zu sein scheinen, je ein „überdecktes", krankes Gen in einer Zygote treffen und ein homozygoter Zustand entsteht, wird beim Kind das **rezessive Erbleiden** manifest. Z.B. Phenylketonurie (s. S. 100).

Tabelle 2 Zusammenhang zwischen rezessivem, dominantem und X-chromosomalem Erbgang und Manifestation der Erbkrankheit

Ein Gen eines Genpaares ist verändert (heterozygoter Zustand):		
ist es dominant	Genotyp verändert Phänotyp verändert	Krankheit manifest
ist es rezessiv	Genotyp verändert Phänotyp nicht verändert	Krankheit nicht manifest
Treffen sich 2 gleichartig rezessive Gene zum homozygoten Zustand:		
	Genotyp verändert Phänotyp verändert	Krankheit manifest
Ein Gen des X-Chromosoms bei einem Mann ist verändert:		
ist es dominant	Genotyp verändert Phänotyp verändert	Krankheit manifest
ist es rezessiv	Genotyp verändert Phänotyp verändert	Krankheit manifest

Oder das veränderte Gen liegt auf dem X-Chromosom eines Mannes. Ein solches *einzeln* vorkommendes Gen verursacht häufig **X-chromosomale Erbleiden,** z.B. Rot-Grün-Blindheit, Bluterkrankheit. Bei der Frau dagegen wird die Wirkung des defekten Gens, wenn es rezessiv ist, durch das gesunde Gen des 2. X-Chromosoms weitgehend ausgeglichen; sie erkrankt deshalb nicht manifest.
Genetische Schäden müssen nicht an den Defekt eines einzigen Gens gebunden sein. Bei der Entstehung des Diabetes mellitus zum Beispiel wirken sicher mehrere defekte Gene und Umwelteinflüsse zusammen.
Wahrscheinlich sind viele Mutationen mit einer normalen Entwicklung der Frucht nicht vereinbar, die Frucht stirbt in irgendeiner Phase der Entwicklung ab, die Mutation wirkt letal, man spricht von einem *Letalfaktor.*

2. Chromosomenaberrationen

Chromosomenaberrationen sind Störungen, die meistens schon vor der Vereinigung von reifer Eizelle (Oozyte) und reifer Samenzelle (Spermatozyte) entstehen. Aus einer unreifen Keimzelle wird durch Halbierung des Chromosomensatzes während der Reduktionsteilung eine reife Keimzelle. Dabei kommt es vor, daß ein Chromosomenpaar „verklebt", sich nicht voneinander trennen kann. Auf diese Weise können beim Mann und bei der Frau reife Keimzellen entstehen, die entweder 22 oder 24 Chromosomen enthalten. Je älter ein Mensch geworden ist, desto eher kommt es vor, daß ein Chromosomenpaar sich nicht trennen kann. Nach der Befruchtung entsteht also ein Keimling mit 45 oder 47 Chromosomen. Da das Fehlen eines Chromosoms mit Ausnahme des

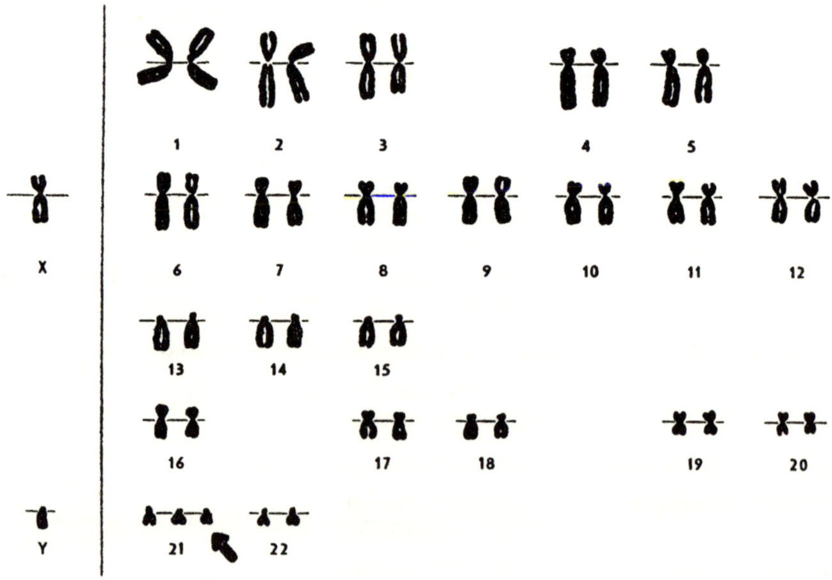

Abb. 1: Chromosomensatz eines Jungen mit Downsyndrom (Trisomie 21)

Y-Chromosoms bzw. des 2. X-Chromosoms mit dem Leben nicht vereinbar ist, sterben die Keimlinge oft schon ab, bevor die Frau gemerkt hat, daß eine Befruchtung stattgefunden hatte. Sind in der Zygote 47 oder mehr Chromosomen vorhanden, so sind bisher nur Geschlechtschromosomen und einige Autosomen bekanntgeworden, deren 3- oder mehrfaches Vorhandensein mit dem Leben vereinbar ist. Die *Überzahl von Autosomen* ist immer mit schwersten körperlichen Mängeln und meistens einer erheblich eingeschränkten Lebenserwartung verbunden.

Unter den *Autosomenaberrationen* ist am häufigsten – etwa einmal auf 300–500 Geburten – das **Down-Syndrom** (Mongolismus, s. S. 29). Das Chromosom Nr. 21 kommt dreifach vor, man spricht von Trisomie 21. Zwei wesentlich seltenere Trisomien sind die **Trisomie 13–15** bzw. die **Trisomie 18.** Zu den autosomalen Aberrationen gehört auch das **Katzenschreisyndrom.** Hier liegt keine Trisomie vor, sondern es fehlt ein Teil des kurzen Arms des Chromosoms Nr. 5. Das jämmerliche Weinen der Neugeborenen hört sich wie das Schreien einer Katze an. Die Kinder haben einen verminderten Kopfumfang, einen weiten Augenabstand und sind hochgradig schwachsinnig.

Bei der *Überzahl von Geschlechtschromosomen* fehlen körperliche Mißbildungen oder sie stehen doch wenigstens nicht im Vordergrund. Die Betroffenen sind aber häufig schwachsinnig.

Das Y-Chromosom nimmt eine Sonderstellung ein. Es dient möglicherweise als einziges ausschließlich der Geschlechtsdifferenzierung. Es ist verantwortlich für die Entwicklung des Hodens. Fehlt es, so entwickelt sich ein weiblich aussehender Mensch. Abgesehen von der XX-Konstellation der normalen Frau gibt es Menschen, die nur 1 X-Chromosom haben (XO-Situation). Sie sind oft schon nach der Geburt durch Ödeme an Hand- und Fußrücken sowie Hautfalten an den seitlichen Halspartien erkennbar. Später fallen Minderwuchs und sexueller Infantilismus auf. Es sind nur Spuren von Keimdrüsengewebe vorhanden, man spricht von **Gonadendysgenesie** (Ullrich-Turner-Syndrom). Ist das Y-Chromosom vorhanden, so entwickelt sich auf jeden Fall ein männlich aussehendes Individuum, auch wenn es mit 2, 3 oder gar 4 X-Chromosomen zusammen vorkommt. Ein zusätzliches Y-Chromosom beeinflußt die sexuelle Differenzierung nicht. Solche Männer sind fast immer über 180 cm groß, sie neigen zu Gewalttätigkeit: unter Gefängnisinsassen ist der XYY-Mann häufiger anzutreffen als in der Durchschnittsbevölkerung (Häufigkeit 1 : 500 bis 800). Individuen ohne X-Chromosom sind nicht lebensfähig.

Chromosomenbrüche können zu verschiedenen Mißbildungen und Schwachsinn führen. Entweder geht ein Bruchstück verloren, oder aber Bruchstücke von verschiedenen Chromosomen heilen vertauscht wieder an. In diesem letzten Fall spricht man von *Translokation.* – So kann es vorkommen, daß ein Chromosom Nr. 21 mit einem Bruchstück eines Chromosoms der Gruppe Nr. 13–15 verklebt. Menschen mit einem solchen verklebten Chromosom sind phänotypisch, ihrer Erscheinung nach, gesund, denn sie haben nur *fehlerhaft verteiltes* Chromosomenmaterial, man spricht von „balancierter" Translokation. Bleibt außer dem „verklebten" Chromosom Nr. 21 auch das isoliert gebliebene Chromosom Nr. 21 nach der Reduktionsteilung in der Eizelle, so wird die befruchtete Eizelle 2 reguläre Chromosomen Nr. 21 enthalten und 1 zusätzliches Chromosom Nr. 21, eben das mit einem der Chromosomen Nr. 13–15 verklebten. Man spricht von **Translokations-Mongolismus** bzw. **Translokations-Trisomie.** Translokationen verschiedener Art können in einer Familie gehäuft auftreten. Bei Trisomien sind darum Chromosomenanalysen notwendig. Liegt eine Translokationstrisomie vor, so wird man bei den Eltern eines solchen Kindes nach einer balancierten Translokation suchen. Menschen mit einer balancierten Translokation sind selten. Bei ihnen besteht ein erhöhtes Risiko, kranke Nachkommen zu haben. Sie sollten sich möglichst nicht fortpflanzen.

3. Blastopathien

Blastopathien werden in der Regel von der Mutter nicht bemerkt. Es handelt sich um Veränderungen des Keimlings während der ersten Zellteilungen, auf dem Wege durch den Eileiter in die Gebärmutter vor der Einnistung (Nidation). Man schätzt, daß etwa 40% aller Keimlinge, die nicht lebend geboren werden, in dieser Phase absterben. Ist der Schaden nicht tödlich, so entstehen durch Regeneration totale oder teilweise Doppelbildungen, große Spaltbildungen oder es fehlen ganze Körperteile.

4. Embryopathien

Treffen Virus-Infektionen, z.B. Röteln oder Medikamente den Embryo, so entwickeln sich charakteristische Defekte, wenn der Embryo nicht abstirbt. **Je früher in der Embryogenese der Schaden einwirkt, desto häufiger wird der Embryo ausgestoßen.**

a) Die Rötelnembryopathie

Der Defekt, der durch diese Virusinfektion entsteht, ist abhängig vom Zeitpunkt der Infektion. Am häufigsten beobachtet man Störungen

der Augenentwicklung (Linsentrübung = Katarakt, zu kleine Augen = Mikrophthalmus),
oder Ohrenentwicklung (Innenohrtaubheit),
der Herzentwicklung (angeborene Herzfehler, meist offener Ductus Botalli) und
der Gehirnentwicklung (Mikrozephalus mit Debilität).

Etwa 50% der Frauen, die während der ersten 3 Schwangerschaftsmonate Röteln durchmachen, bringen ein geschädigtes Kind zur Welt. Macht die Mutter die Rötelnerkrankung nach dem 3. Schwangerschaftsmonat durch – man spricht dann von Fetopathie –, entstehen zwar keine Mißbildungen mehr, aber evtl. eine Gehirnentzündung mit nachfolgender Störung der Gehirnentwicklung.

Wichtig für die Entbindungsklinik und Kinderklinik ist, daß die Neugeborenen bis zum 3. Lebensmonat hochinfektiös sein können. Das Rötelnvirus ist in Rachen, Stuhl und Urin nachzuweisen.

Behandeln kann man bestenfalls den Herzfehler und die Katarakt. Es kommt deshalb darauf an, die Rötelninfektion während der Schwangerschaft zu vermeiden:

Es wäre wünschenswert, daß alle Mädchen in der Kindheit infiziert werden (Kinderkaffeeklatsch bei einem rötelnkranken Kind im frühen Exanthemstadium). Hat eine junge Frau vor einer möglichen Schwangerschaft noch keine Röteln durchgemacht, so ist eine zuverlässige Schutzimpfung zu empfehlen (s. S. 116). Ist aber schon eine Infektion eingetreten, so kann man nur in den ersten Tagen der Inkubationszeit mit großen Dosen von Rubella-γ-Globulin i.m. einen Teil der Mütter vor dem Ausbruch der Erkrankung bewahren.

b) Strahlenembryopathie

Ob der Embryo durch Strahlen geschädigt werden kann, hängt von der Dosis ab. Bei Dosen von 100 r oder mehr muß man mit Linsentrübung (Katarakt), Wachstumshemmung und Mikrozephalie rechnen. Es wird aber angenommen, daß auch geringere Strahlendosen – etwa 10–30 r – Störungen im Bereich des zentralen Nervensystems verursachen können, nur sind sie bei der Geburt äußerlich noch nicht erkennbar.
Zu den bei der Geburt noch nicht erkennbaren Schäden gehören auch die später sich entwickelnden bösartigen Tumoren und die Leukämie. Ein Zusammenhang ist statistisch gesichert.
Unter Berücksichtigung des modernen Strahlenschutzes werden die genannten Dosen nur ausnahmsweise erreicht. Röntgenuntersuchungen der Nieren mit mehreren Aufnahmen, des Beckens bzw. der Beckenorgane bewirken eine Strahlenbelastung in der Größenordnung von 0,3 bis 0,5 r. Solche Untersuchungen dürfen aber nur vorgenommen werden, wenn keine Schwangerschaft vorliegt, möglichst nur in der 1. Woche nach der Menstruation. Aber auch unabhängig von einer Schwangerschaft können Röntgenstrahlen an den Keimdrüsen Schäden verursachen. Es gilt als gesichert, daß Chromosomenbrüche (s. S. 15) und Trisomien (z.B. Down-Syndrom s. S. 15) vermehrt bei Müttern auftreten, die vor der Konzeption ionisierenden Strahlen ausgesetzt waren. Das ist vor allem zu bedenken bei Menschen, die häufig kleineren Strahlendosen ausgesetzt sind, weil sich die Strahlendosis bei Bestrahlung der Keimdrüsen addiert, z.B. Pflegepersonal, das Patienten in der Röntgenabteilung halten muß, oder das sich in der Nähe eines Operationstisches aufhält, an dem gerade eine Röntgenuntersuchung stattfindet, oder das in der Nähe steht, wenn mit einem transportablen Röntgengerät Aufnahmen oder Durchleuchtungen gemacht werden.

c) Embryopathien durch Medikamente

Erst seit der Verwendung von Thalidomid wissen wir genau, daß chemische Substanzen mit sehr geringer akuter und verhältnismäßig geringer chronischer Toxizität Mißbildungen erzeugen können, und zwar in Abhängigkeit vom Tag der Einwirkung. Für die Berechnung wird der 1. Tag der letzten Menstruation zugrunde gelegt. Nahm die Mutter etwa um den 35. Tag Thalidomid, so entwickelten sich weder Ohrmuschel noch Innenohr normal, um den 40. Tag genommen entstanden hochgradige Verkürzungen an den Armen und um den 45. Tag genommen auch an den Beinen. Während die äußeren Mißbildungen als Dysmelie (gr. melos das Glied) unmittelbar nach der Geburt auffielen, wurden die zahlreichen inneren Mißbildungen an Herz, Darm, Gallenblase, Nieren, Uterus und Augen erst später bemerkt.
Muß eine Frau wegen einer Epilepsie Hydantoin nehmen und setzt sie diese Behandlung während der Frühschwangerschaft fort, so können bei dem Kind folgende Besonderheiten beobachtet werden: Frühgeburt, Dystrophie, Minderwuchs, Mikrozephalie, Epikanthus und auffallender Gesichtsausdruck durch verbreiterte Nasenwurzel, aufwärts gerichtete Nasenspitze und Ptose (hängende Oberlider).
Schon länger war bekannt und auch zu erwarten, daß Zytostatika Fruchttod oder Mißbildungen verursachen können.

d) Embryopathien durch Hormone

Auch synthetische *Gestagene* bzw. *androgene Hormone* können zu Störungen der normalen Entwicklung führen. Sie verursachen eine Vermännlichung weiblicher Embryo-

nen, und zwar um so vollständiger je früher diese Hormone einwirken. Das kann dazu führen, daß ein durch Chromatinuntersuchung eindeutig als weiblich identifiziertes Kind wie ein Junge mit Kryptorchismus aussieht und zunächst standesamtlich falsch eingetragen wird.
An dieser Stelle muß noch der *Diabetes mellitus* genannt werden, weil man aus der Statistik weiß, daß Kinder diabetischer Mütter – etwas häufiger als es nach dem Durchschnitt zu erwarten wäre – Mißbildungen haben, vor allem am Skelett. Die Kinder fallen nach der Geburt durch ihr hohes Gewicht und durch ihre Überlänge auf. Meist werden sie vorzeitig geboren oder man macht eine Sectio caesarea, weil die Absterberate nach der 36. Schwangerschaftswoche ansteigt.
Möglicherweise haben auch *Schilddrüsenunter- oder -überfunktion* einen Einfluß auf die Entwicklung der Frucht, da Frauen mit diesen Erkrankungen häufiger Aborte haben.

e) Embryopathie durch Alkohol

Diese schwere Schädigung des Embryos wurde zuerst 1973 in den USA systematisch untersucht. Trinkt eine Frau während der ersten drei Schwangerschaftsmonate mehr als 80 g Alkohol täglich – das sind etwa 1½ Liter Bier, etwa 1 Flasche = 0,7 Liter Wein oder etwa 0,4 Liter hochprozentiger Getränke – so verursacht der über die Plazenta an den Embryo weitergegebene Alkohol eine Störung in der Entwicklung vieler Gewebe. Als Folge davon wird stets ein untergewichtiges, minderwüchsiges Kind geboren. Sehr häufig haben diese Kinder: Mikrozephalie, statomotorische Entwicklungsverzögerung, Mikrogenie (zu kleiner Unterkiefer), auffallend stark ausgeprägte Mund-Nasen-Falten, schmales Lippenrot, kurzen Nasenrücken und ein- oder beidseitige Ptose (hängendes Oberlid). Andere Anomalien kommen weniger häufig vor. – Die Schädigung des Gehirns ist irreparabel, eine Besserung der geistigen Entwicklung durch liebevolle Zuwendung möglich. Dies ist problematisch, weil eine alkoholsüchtige Mutter eher zur Vernachlässigung ihres Kindes neigt. Eine Prophylaxe ist kaum möglich, da Alkoholikerinnen oft Regelanomalien haben und die Schwangerschaft deshalb erst im 3. bis 4. Schwangerschaftsmonat bemerken. Ein Schwangerschaftsabbruch ist möglich, hat aber jenseits des 3. Monats ein erhöhtes Risiko.

5. Fetopathien

Fetopathien werden vor allem durch *Infektionen* hervorgerufen, wobei der entstehende Schaden mehr von der Art des Erregers als von dem Zeitpunkt der Infektion abhängt. Als Erreger kommen in Frage: Treponema pallida f. d. Lues, Toxoplasma Gondii f. d. Toxoplasmose, mycobacterium tuberculosis f. d. Tuberkulose, Listeria monocytogenes f. d. Listerose und Viren, die die Zytomegalie oder Röteln verursachen.
Strahlenbelastung während der Fetalzeit kann Mikrozephalie verursachen.
Blutgruppenunverträglichkeit (morbus haemolyticus neonatorum oder fetale Erythroblastose, s. S. 37) ist eine Erkrankung, die sich meist erst nach der Geburt manifestiert. Sie kann aber auch schon vor der Geburt zu Schäden, ja sogar zum Fruchttod führen (s. S. 37).
Schließlich sei erwähnt, daß instrumentelle *Abtreibungsversuche*, z. B. im 3. Schwangerschaftsmonat zu Verstümmelungen führen können. Die Frucht wird nicht so stark geschädigt, daß sie abstirbt, sie entwickelt sich weiter, so daß das reife Neugeborene z. B. ohne Arme geboren wird.

B. Die Neugeborenenphysiologie

Wenn es in den letzten Jahren gelungen ist, die Säuglingssterblichkeit zu senken, so deshalb, weil die neuen Erkenntnisse nicht nur für ärztliche Entscheidungen, sondern ganz besonders für die Beobachtung und Pflege der Neugeborenen Bedeutung haben. Ohne Verständnis für die Zusammenhänge der normalen Vorgänge ist es unmöglich, kranken oder geschädigten Neugeborenen erfolgreich zu helfen. Die Besonderheiten beim Neugeborenen betreffen:

1. Umstellung von intrauterinem auf extrauterines Leben
2. Atmung
3. Herz- und Kreislauffunktion
4. Wärmehaushalt
5. Blut
6. Verdauungskanal
7. Urin
8. Hormonale Schwangerschaftsreaktion
9. Physiologische Gewichtsabnahme
10. Haut
11. Nabel
12. Neurologischer Status
13. Apgar-Index

1. Umstellung von intrauterinem auf extrauterines Leben

Nach der Geburt des Kindes wird die Nabelschnur durchtrennt und die körperliche Verbindung zwischen Mutter (Plazenta) und Kind unterbrochen. Bis dahin war der Fetus in der Gebärmutter vor mechanischen Schäden geschützt, die Temperatur blieb konstant, über die Plazenta wurden ihm bereits aufgespaltene Nährstoffe zugeführt, und die im Stoffwechsel des Fetus entstehenden Schlackenstoffe konnten über die Plazenta durch die Mutter ausgeschieden werden. Die Lungenalveolen waren noch nicht entfaltet, der Bronchialbaum noch mit Fruchtwasser gefüllt, die Durchblutung der Lunge war so gering, daß sie gerade für die Versorgung des Lungengewebes ausreichte, der größte Teil des Blutes entleerte sich aus dem rechten Herzventrikel über den Ductus Arteriosus Botalli sogleich in die Aorta (fetaler Kreislauf).

Nun aber, von der Durchtrennung der Nabelschnur an, muß das Neugeborene seinen Wärmehaushalt selber regulieren und der wechselnden Außentemperatur anpassen, Kreislauf, Lunge, Magen-Darm-Kanal müssen eine neue selbständige Leistung vollbringen. Es ist wunderbar, daß diese komplizierten, ineinandergreifenden Vorgänge fast immer störungsfrei ablaufen. Ist aber in diesem Gefüge auch nur eine nicht einwandfrei funktionierende schwache Stelle, so können alle anderen gesunden Funktionen so geschädigt werden, daß es zur Katastrophe kommt: zum Tod des Kindes.

Es ist verständlich, daß diese radikalste Änderung des Lebensraumes mit dem höchsten Risiko, mit der höchsten Sterblichkeit im Leben eines Menschen verbunden ist. Wenn es in den letzten Jahren gelungen ist, die Sterblichkeit der Neugeborenen weiter zu senken, so nur, weil es gelungen ist, tieferen Einblick in die normalen Vorgänge zu gewinnen, die Zeichen, die auf eine Störung hinweisen, richtig zu deuten, und angemessene Maßnahmen zu ergreifen, die Störung zu kompensieren. Die Sterblichkeit ist in den ersten 3 Lebenstagen am höchsten, sie wird geringer bis zum Ablauf des 1. Monats. In diesen ersten 4 Wochen vollzieht sich die fast vollständige *Umstellung auf das extrauterine Leben*. Dieser Zeitabschnitt wird als *Neugeborenenperiode* bezeichnet. Mit Hilfe von speziellen Untersuchungen läßt sich allerdings zeigen, daß einige Organfunktionen erst im Laufe des 1. Lebensjahres ausreifen.

2. Die Atmung

Die Atmung setzt ein, sobald die Sauerstoffversorgung von der Plazenta her unterbrochen wird. Die erste Reaktion des Neugeborenen auf diesen Sauerstoffmangel besteht in einer maximalen Erweiterung des Thoraxraumes durch Zwerchfellsenkung und Rippenhebung. Es entsteht ein Sog, der kräftig genug ist, das im Bronchialbaum befindliche Fruchtwasser zusammen mit der ersten Luft in die Lungenperipherie zu saugen. Dabei entfaltet sich ein Teil der Alveolen, ein Teil aber bleibt noch atelektatisch. Die erste Ausatmung ist meist als erster Schrei zu hören. Erst im Laufe der weiteren Atemzüge gelingt es mit Hilfe eines Anti-Atelektase-Faktors durch langsame Resorption des Fruchtwassers die noch nicht entfalteten Partien der Lunge nach und nach mit Luft zu füllen. Eine wichtige Voraussetzung für die vollständige Belüftung und Sauerstoffsättigung ist eine ausreichende Lungendurchblutung, die aber erst nach Verschluß des Foramen ovale und des Ductus Botalli am 2.–4. Lebenstag gewährleistet wird.
Ein gewisser Sauerstoffmangel läßt sich während der Phase der Umstellung nicht vermeiden. Einerseits steigt der Kohlensäurespiegel im Blut, andererseits entstehen im intermediären Stoffwechsel bei der Energiegewinnung ohne Sauerstoff saure Stoffwechselprodukte. Mit dieser Mischung aus respiratorischer und metabolischer Azidose wird das Neugeborene meist innerhalb eines halben Tages fertig. Die normale Atemfrequenz beträgt in den ersten Stunden 40–60 pro Min., am Ende des 1. Lebenstages 40–50 pro Min. Atmet das Neugeborene schneller, so liegt mit größter Wahrscheinlichkeit eine Störung vor. Um solche Störungen rechtzeitig zu erkennen, ist die häufige Kontrolle der Atemfrequenz unerläßlich, vor allem bei solchen Kindern, bei denen die Atmung etwas verzögert eingesetzt hat.

3. Die Herz-Kreislauffunktion

Die Herz-Kreislauffunktion wird durch die wechselnden Druckverhältnisse im Herzen verändert. Die ersten Atemzüge erweiterten die Lungengefäße, der Druck im rechten Herzen – bis jetzt stärker als im linken – nimmt ab. Der Druckwechsel führt zum Verschluß des Foramen ovale. Die Wandmuskulatur des Ductus Botalli zieht sich infolge des höheren Sauerstoffgehaltes im Blut langsam zusammen, so daß bei den meisten Neugeborenen 2–4 Tage nach der Geburt der Ductus Botalli geschlossen ist und das Blut wie beim Erwachsenen kreist. Die Herzfrequenz beträgt etwa 120–150 pro Min., darf aber bis 180 pro Min. ansteigen. Meist sinkt sie innerhalb der ersten Lebensstunden auf Werte um 120–130 pro Min., schwankt aber in den ersten Wochen noch sehr. Als Zeichen einer mäßigen peripheren Durchblutung finden wir häufig bläulich verfärbte Hände und Füße, gelegentlich auch als Zeichen der mangelhaften Sauerstoffversorgung Ödeme.

4. Wärmehaushalt

Das Neugeborene reguliert seinen Wärmehaushalt ähnlich wie der Erwachsene durch Wärmeproduktion im intermediären Stoffwechsel und Wärmeabstrahlung durch Erweiterung der Hautgefäße bzw. Wärmeisolierung durch Verminderung der Hautdurchblutung. Diese verminderte Durchblutung ist beim schlafenden Säugling besonders gut zu beobachten, er sieht blasser aus als gewöhnlich. Wird aber beim Erwachsenen – wenn er friert – zusätzliche Wärme benötigt, so erzeugt er sie durch Muskelaktivität, entweder durch Bewegungen oder durch Zittern. Außerdem kann der Erwachsene, wenn es ihm zu warm wird z.B. seine Kleidung ablegen, um die Abstrahlung zu verbessern. Das Neugeborene kann nicht zittern und ist in bezug auf seine Wärmeabstrahlung von den Kenntnissen seiner Pflegerin abhängig. Es ist wärmelabil. Die Körpertemperatur kann unter Umständen auf über 39 Grad steigen, weil die Umgebungstemperatur zu hoch ist (Zimmertemperatur, Wärmeflaschen) oder nicht genügend Flüssigkeit gegeben wird. Untertemperatur kommt beim reifen ausgetragenen Säugling seltener vor. Er hat die Fähigkeit, mit Hilfe eines speziell dafür angelegten braunen Fettgewebes, das sich vor allem am Rumpf befindet, unter Sauerstoffverbrauch Wärme zu bilden. Man kann also durch absichtliche Unterkühlung des Neugeborenen – anders als beim Erwachsenen – nicht eine Drosselung des Stoffwechsels, sondern nur eine Vermehrung des Sauerstoff-Bedarfs erreichen.
Die Schwester muß dafür sorgen, daß die Säuglinge nicht zu warm angezogen oder zugedeckt sind und daß die Raumtemperatur so hoch ist – nicht über 24 Grad –, daß Hyperthermien vermieden werden. Man sollte zu vermeiden suchen, daß Säuglinge schwitzen. **Im Neugeborenenalter verursachen Infektionskrankheiten fast nie Fieber.**

5. Blut

Während der Fetalzeit werden im kindlichen Organismus in den Blutbildungsstätten Leber und Milz Erythrozyten gebildet, die eine kürzere Überlebenszeit haben, die mehr Hämoglobin und andersartiges Hämoglobin enthalten, als die Erythrozyten Erwachsener. Die fetalen Erythrozyten enthalten fetales Hämoglobin (Hämoglobin F); es ist für die geringere Sauerstoffsättigung im Plazentarblut besser geeignet. Nach der Geburt werden diese Erythrozyten abgebaut, so daß Bilirubin als Abbauprodukt dieser großen Erythrozyten anfällt. Das Bilirubin wird mit Hilfe der Glukuronyltransferase (GTF) an Glukuronsäure gekoppelt, um es auf diese Weise ausscheidungsfähig zu machen. Da die Leber dieses Ferment in den ersten Lebenstagen bei etwa der Hälfte aller Neugeborenen nicht in ausreichender Menge zur Verfügung stellen kann, wird das Bilirubin nicht vollständig ausgeschieden, die Kinder werden ikterisch. Dieser *„physiologische“ Neugeborenenikterus* beginnt meist am 2. oder 3. Lebenstag, erreicht am 4.–5. seinen Höhepunkt, um dann bis zum Ende der 2.–3. Lebenswoche zu verschwinden.

6. Der Verdauungskanal

Der Verdauungskanal war schon während der Fetalzeit in Tätigkeit. Fruchtwasser wurde ständig geschluckt und damit auch die darin schwimmenden Lanugohaare. Die wäßrigen Bestandteile des geschluckten Fruchtwassers wurden resorbiert und über die Plazenta ausgeschieden. Die Lanugohaare bildeten zusammen mit abgeschilferten Epithelien, eingedickter Galle und Schleimstoffen im Darm das zähe, grün-schwarze *Mekonium*, das Kindspech. Die erste Ausscheidung erfolgt während der ersten beiden Lebenstage. Nur dann geht ein Teil des Mekoniums *vor der Geburt* ab, wenn der Fetus einem Sauerstoffmangel ausgesetzt wurde; das Fruchtwasser wird dann grün.

Hat ein Fetus eine hochsitzende Atresie im Verdauungstrakt, z.B. eine *Ösophagusatresie*, so kann kein Fruchtwasser geschluckt, resorbiert und über die Plazenta ausgeschieden werden. Die Fruchtwasserzirkulation ist gestört. Es wird mehr Fruchtwasser gebildet, als abgegeben und es entsteht ein *Hydramnion*. Es gibt auch andere Gründe für die übermäßige Bildung von Fruchtwasser. Liegt aber ein Hydramnion vor, so muß das Neugeborene speziell auf das Vorliegen einer Ösophagusatresie untersucht werden.

Die *Darmperistaltik* setzt in vollem Umfang gleich nach der Geburt ein. Die beim Schreien geschluckte Luft erreicht innerhalb von 2 bis 3 Stunden den Dickdarm. Eine Röntgenaufnahme des Abdomens ermöglicht die Diagnose Darmatresie, weil die Luft nicht weiter transportiert werden kann.
In den ersten Tagen nach der Geburt wird der bis dahin sterile Darm von *Bakterien* besiedelt.
Die Ausscheidung des *Mekoniums* beginnt meist vor Ablauf der ersten 12 Lebensstunden, spätestens im Laufe des 2. Lebenstages und dauert etwa 3–4 Tage. Der Stuhl wird heller und enthält die erste verdaute Nahrung, man spricht von Übergangsstuhl.

Ist bis zum Ende des 1. Lebenstages noch kein Mekonium abgegangen, so muß man zu klären versuchen, z.B. mit einem kleinen Einlauf, ob ein Ausscheidungshindernis vorliegt, z.B. eine *Rektumatresie*. **Aber: Nur eine erfahrene Schwester darf wegen der Gefahr der Darmwandperforation beim Neugeborenen ein Darmrohr einführen.** Auf jeden Fall müssen bei Klinikentbindung die ersten Stühle auf der Temperaturkurve registriert werden, da sonst die Gefahr besteht, daß eine Rektumatresie zu spät entdeckt wird.

7. Urin

Die Nierenfunktion beginnt schon in der Gebärmutter. Deshalb entleeren die meisten Neugeborenen kurz nach der Geburt zum erstenmal Urin. Selten verzögert sich die Ausscheidung bis zum 2. Lebenstag. Das kommt vor allem dann vor, wenn Flüssigkeit in zu geringer Menge und zu spät gegeben wird. Die Nieren können noch nicht gut konzentrieren, aber gut verdünnen. Der Urin Neugeborener kann in den Windeln einen durch Harnsäurekristalle rosa gefärbten Fleck verursachen.

8. Hormonale Schwangerschaftsreaktion

Als *hormonale Schwangerschaftsreaktion* bezeichnen wir Schleim- und Blutabsonderungen aus der Vagina, Brustdrüsenschwellungen eventuell mit Absonderung von „Hexenmilch“ bei Knaben und Mädchen und Gesichtsakne innerhalb der ersten beiden Lebenswochen. Die „Hexenmilch“ ist ein guter Nährboden für Bakterien. Diese können leicht durch die Ausführungsgänge in den Drüsenkörper eindringen und eine Mastitis hervorrufen, die unbedingt mit Antibiotika behandelt werden muß. Mit Hilfe von Wattepackungen kann man versuchen, den Drüsenkörper vor Druck zu schützen.

9. Physiologische Gewichtsabnahme

Auch die *physiologische Gewichtsabnahme* von 7 bis 10% des Geburtsgewichts in den ersten 3–5 Lebenstagen hängt zum Teil von der rechtzeitigen und ausreichenden Flüssigkeitszufuhr ab. Es ist deutlich zu erkennen, wie die prall gespannte Haut des eben geborenen Säuglings innerhalb von 24 Stunden ihren Turgor verliert und faltig wird. Innerhalb von 10 bis 14 Tagen wird das Geburtsgewicht wieder erreicht.

10. Die Haut

Die Haut des Neugeborenen ist prall, rot und von Käseschmiere bedeckt. Diese weißen fettigen Massen schützen die Haut vor Austrocknung und müssen nicht abgebadet werden. Innerhalb der ersten Lebenswoche kommt es häufig zur Abschilferung der obersten Epithelschicht (physiologische Neugeborenenschuppung), die infolge von Austrocknung abgestoßen wird, zu flüchtigen Exanthemen, die keiner Behandlung bedürfen und zu Ödemen vor allem in der Genitalregion und an Händen und Füßen (s. unter 3).

Wird das Ödem sehr fest, so spricht man von *Sklerödem*. Die Ursache ist unbekannt. Meist findet es sich bei Kindern in schlechtem Allgemeinzustand.

Weiterhin erkennt man häufig im Gesicht, gelegentlich auch an den Ohrmuscheln hirsekorngroße weißlich aussehende Flecken. Es handelt sich um harmlose Talgstauungen, *Milien* genannt.
Gefäßerweiterungen oberhalb der Nasenwurzel, im Nacken und an den Augenlidern, der sogenannte Storchenbiß, dürfen nicht behandelt werden. Die Rötungen im Gesicht bilden sich meist innerhalb von Wochen, die im Nacken innerhalb von Monaten zurück.
Dunkelhäutige Neugeborene haben oft in der Lendengegend einen grau-blauen Fleck, „*Mongolenfleck*“ genannt, der bei hellhäutigen Kindern nur ausnahmsweise beobachtet wird.

11. Der Nabel

Die Nabelschnur muß vor dem Durchtrennen unterbunden werden. Man verwendet dazu eine Plastikklammer, die nur wenig oberhalb der Amnion-Haut-Grenze angelegt wird. Sie wird meist am 3.–4. Tag wieder entfernt, nachdem der Nabelschnurrest weitgehend mumifiziert ist. Je nach Nabelpflege fällt der Nabelschnurrest zwischen dem 5. und 14. Tag ab: je trockener er gehalten wird – z.B. mit Dermatolpuder® –, desto schneller fällt er ab. Gleichzeitig ist das Eintrocknen auch ein Schutz gegenüber Infektionen, denn Bakterien finden nur in der Feuchtigkeit einen Nährboden. Die Neugeborenen dürfen gebadet werden, wenn der Nabel anschließend getrocknet und gepudert wird.

Bleibt der Nabelgrund längere Zeit feucht, so ist wahrscheinlich ein *Nabelgranulom* entstanden, das man mit Höllensteinstift ätzen muß.

Normalerweise liegt die Amnion-Haut-Grenze etwas oberhalb des Niveaus der Bauchdecken. Die normale Haut kann die Nabelschnur 2–3 cm weit bedecken oder in der Umgebung des Nabels ist ein kleiner Bezirk frei von normaler Haut und nur mit Amnion (Eihaut) bedeckt: man spricht von *Haut-Nabel* bzw. *Amnion-Nabel*. Beide Nabeltypen sind harmlose Anomalien, die keiner besonderen Behandlung bedürfen.

12. Neurologischer Status

Der neurologische Status der Neugeborenen ist durch die Unreife des zentralen Nervensystems gekennzeichnet. Die Dichte des Blutkapillarnetzes in der Großhirnrinde beträgt nur etwa ein Drittel von der des Erwachsenen und die Wandstärke der Gefäße ist geringer, weil die Großhirnrinde noch weitgehend inaktiv ist. Erst mit zunehmendem Sauerstoffbedarf nimmt die Dichte des Kapillarnetzes zu. Außerdem sind die Plasmafortsätze der Nervenzellen, die Dendriten, die der Verbindung verschiedener Nervenzellen dienen, noch in der Entwicklung. Daher sind die Bewegungen der Neugeborenen unkoordiniert, ungezielt, überschießend, teilweise aber reflektorisch auslösbar. In Ruhe werden die Arme und Beine entsprechend der intrauterinen Stellung gebeugt gehalten, auch in Bauchlage.

Einige der *physiologischen Neugeborenenreflexe* zeigt das nachfolgende Schema:

Tabelle 3 Physiologische Neugeborenenreflexe*

Suchreflex	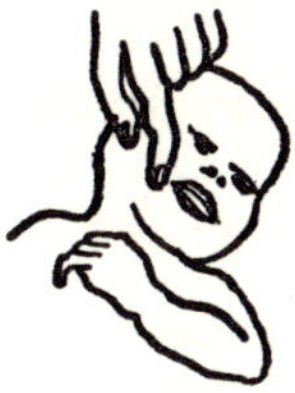	Auf Bestreichen der Wange wird der Mund verzogen, der Kopf zum Reiz hin gewendet *Sau*greflex durch Berühren der Lippen auslösbar *Schluck*reflex beim Füttern feststellbar
Greifreflex	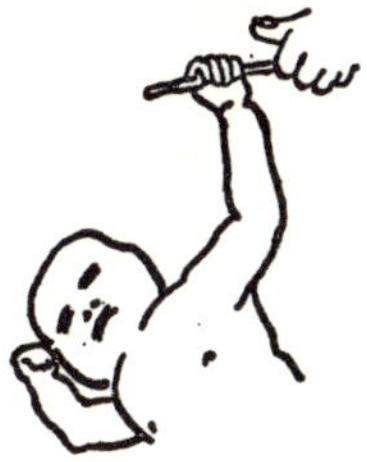	Nach Bestreichen der Hand-Innenfläche werden die Finger gebeugt und kräftig zur Faust geschlossen
Fluchtreflex	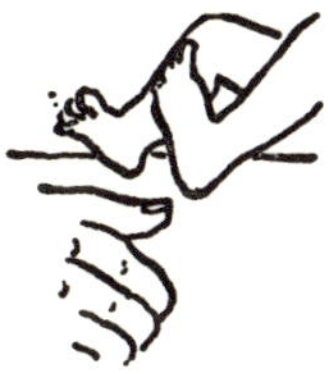	Nach leichtem Bestreichen der Fußsohle wird das Bein angezogen
Rückgratreflex	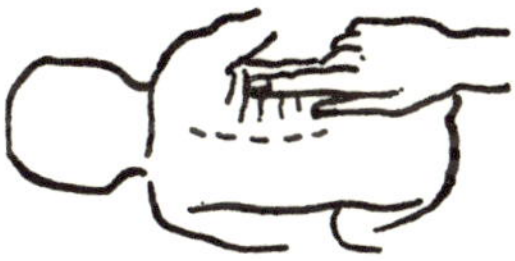	Beim Bestreichen des Rückens seitlich der Wirbelsäule in Längsrichtung biegt sich die Wirbelsäule: Die Konkavität ist der gereizten Seite zugewendet
Umklammerungsreflex (Moro)	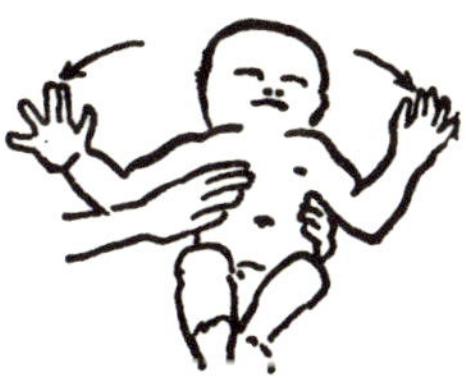	Beim plötzlichen Senken des in Rückenlage gehaltenen Kindes (oder bei Erschütterung der Unterlage) fahren die Arme auseinander, die Finger spreizen sich (I). Anschließend werden die Arme etwas langsamer über der Brust wieder zusammengeführt (II)
Schreitphänomen	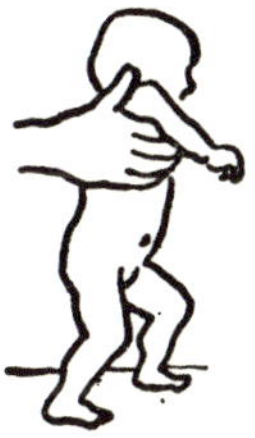	In senkrechter Haltung werden bei Berühren der Unterlage mit den Füßen Schreitbewegungen gemacht (Marche automatique)

* Aus *Kinderheilkunde*, hrsg. v. Harnack. Berlin-Heidelberg-New York: Springer 1968.

13. Apgar-Index

Zur Beurteilung von Neugeborenen unmittelbar nach der Geburt haben sich 5 von der Anästhesistin *Apgar* angegebene leicht zu prüfende Kriterien der Funktion des Herzens, der Lunge, des Gehirns und des Kreislaufs bewährt, denn sie erlauben in gewissen Grenzen eine Prognose. Die Untersuchung sollte 1, 5 und 15 Minuten nach der Geburt erfolgen. Liegt die Punktzahl bei 5 oder weniger, so besteht akute Lebensgefahr und es muß sofort eingegriffen werden. Bei Punktwerten zwischen 6 und 9 müssen die Neugeborenen besonders aufmerksam beobachtet werden. 70% aller Neugeborenen haben 7 Punkte oder mehr.

Tabelle 4 Beispiel eines bedrohten Kindes

Punktzahl	0	1	2	
A = Aussehen Hautfarbe	blaß oder blau ×	Stamm rosig Extremitäten blau	rosig	0
P = Puls oder Herzschlag	fehlt	unter 100/Min ×	über 100/Min	1
G = Grimassieren beim Absaugen	fehlt	grimassiert ×	schreit oder niest	1
A = Aktivität Muskeltonus	keine schlaff ×	träge mittel	aktiv gut	0
R = Respiration Atmung	fehlt	unregelmäßig ×	regelmäßig	1
Apgar-Index: 3				Summe: 3

Die Untersuchungsbefunde beim Neugeborenen werden entsprechend markiert; die zugehörige Punktzahl wird addiert.

C. Die Neugeborenenpathologie

Erst die Erkenntnisse der Neugeborenenphysiologie haben es ermöglicht, die Abweichungen vom Normalen zu erforschen und damit neue Wege der chirurgischen und internistischen Behandlung zu ermöglichen. Die Kinderchirurgie hat Standardoperationsmethoden entwickelt, die im Zusammenhang mit modernen Anästhesieverfahren, Infusionslösungen und Antibiotika gute Überlebenschancen bieten. Vor etwa 25 Jahren starben nach Operation einer Ösophagusatresie 60–80% der Neugeborenen, heute sind es bei den über 2500 g schweren Säuglingen nur 1–10%. Die internistische Behandlung wurde erst durch die Einführung neuer Medikamente und Infusionslösungen sowie maschineller Beatmung und Monitorüberwachung erfolgreich, z.B. bei Atemstörungen in den ersten Lebenstagen oder bei bakteriellen Infektionen.
Die pathologischen Veränderungen, die beim Neugeborenen auftreten können, sind folgende:

1. Erkennbare Mißbildungen
2. Geburtstraumen
3. Atemstörungen
4. Ikterus
5. Kernikterus
6. Abnorme Blutungsneigung
7. Methämoglobinämie
8. Krämpfe
9. Bakterielle Infektionen

1. Erkennbare Mißbildungen

Jedes Neugeborene muß von der Hebamme unmittelbar nach der Geburt auf äußerlich erkennbare Mißbildungen untersucht werden. Alle anderen Mißbildungen sollten so früh wie möglich erkannt werden, weil in manchen Fällen Operationen notwendig werden, die vom Neugeborenen in den ersten beiden Lebenstagen besser vertragen werden als später. Auf der Suche nach inneren Mißbildungen ist der Arzt fast immer auf die Erfahrung der Schwester angewiesen, denn sie macht ihn z.B. auf eine bestimmte Art von Erbrechen aufmerksam oder darauf, daß noch kein Mekonium entleert worden ist. Es ist deshalb notwendig, daß auch Schwestern die wichtigsten Mißbildungen kennen.
Mißbildungen können genetisch oder durch äußere Faktoren oder durch Kombination von beiden hervorgerufen sein. In den meisten Fällen wird sich die Ursache nicht klären lassen (s. auch Kapitel A).
Da das Schädelwachstum vom Wachstumsdruck des Gehirns abhängig ist, sind Störungen der Gehirnentwicklung meist äußerlich zu erkennen.
Die *Anenzephalie*, das Fehlen des Gehirns, ist offensichtlich leicht festzustellen und mit dem Leben nicht vereinbar.
Der *Mikrozephalus* entsteht meist als Folge intrauteriner Schäden durch Infektion, z.B. Toxoplasmose, oder durch schwere Sauerstoffmangelzustände, die zum Untergang von Gehirngewebe führen.
Der *Hydrozephalus* (s. S. 95) ist nicht nur am zu großen Kopfumfang, sondern auch an der weiten und oft vorgewölbten Fontanelle, an der vermehrten Venenzeichnung und am „Sonnenuntergangsphänomen" (die untere Hälfte der Iris wird vom Unterlid bedeckt) zu erkennen. Er entsteht vor allem durch eine Störung der Liquorzirkulation,

Abb. 2 In der ersten Lebenszeit erkennbare Fehlbildungen. In Mitteleuropa werden unter 10000 Geburten schätzungsweise 150–250 mißbildete Kinder beobachtet; darunter finden sich*:

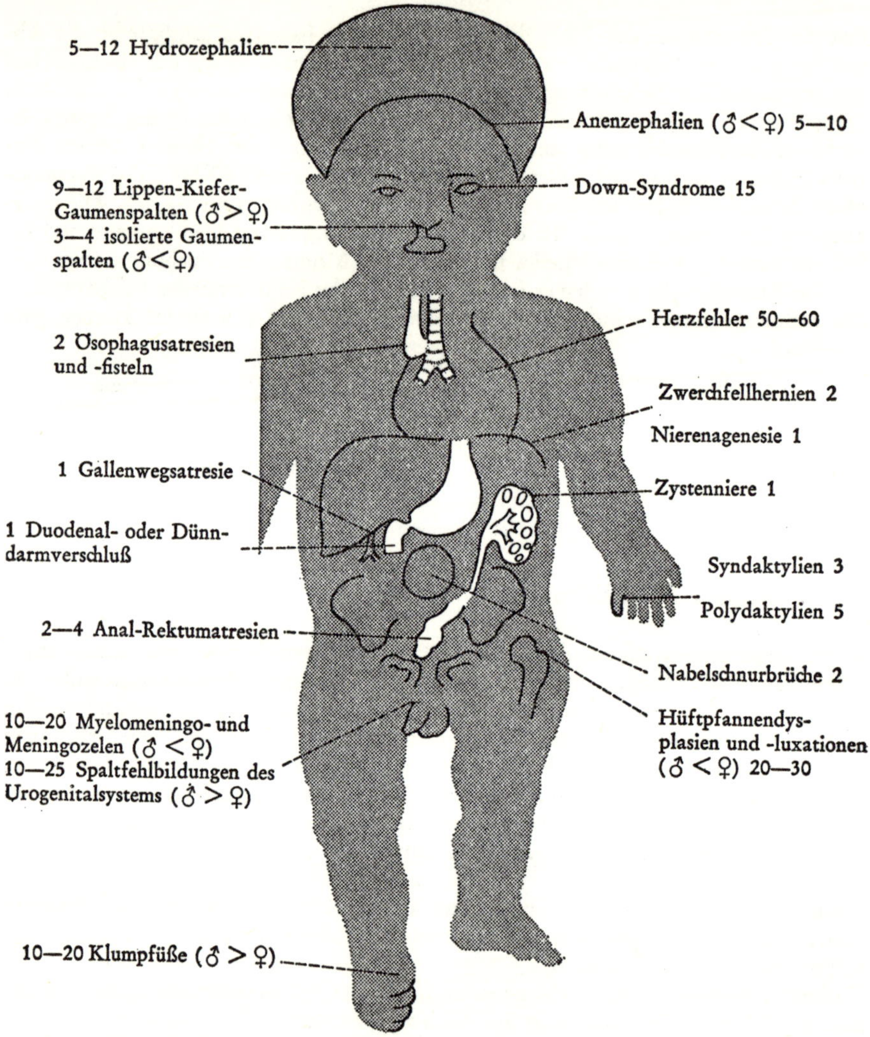

* Schema aus *Kinderheilkunde*, hrsg. v. Harnack. Berlin-Heidelberg-New York: Springer 1968.

sei es durch eine Abflußbehinderung, z.B. in Kombination mit einer Meningomyelozele (s. S. 30), sei es durch vermehrte Produktion. Ist die Diagnose gestellt, so muß eine Ventrikeldrainage (s. S. 96) angelegt werden, damit das abnorme Wachstum des Schädels zum Stillstand kommt. Spätestens nach einigen Jahren gleichen sich Liquorresorption und Liquorproduktion einander an. Die Kinder können sich normal entwickeln.

Die Diagnose *Down-Syndrom* oder *Trisomie 21* (bedauerlicherweise noch häufig als „Mongolismus" bezeichnet) (s. S. 15) ist in ausgeprägten Fällen gleich nach der Geburt leicht zu stellen, erkennbar an der mongoloiden Schrägstellung der Lidachsen, der Mongolenfalte über dem inneren Augenwinkel (Epikanthus), dem großen Augenabstand, dem flachen und ausdrucksarmen Gesicht, der großen, zwischen den Lippen fast immer sichtbaren Zunge, den mangelhaft modellierten Ohrmuscheln und der allgemeinen muskulären Hypotonie. Die Finger sind meist kurz, das Endglied des kleinen Fingers meist einwärts gekrümmt. Diese Fingeranomalien und die Vierfingerfurche können auch bei gesunden Menschen vorkommen. In den ersten Lebenstagen müssen die Pflegepersonen besonders auf Erbrechen achten, da diese Kinder häufig eine innere Duodenalatresie bzw. -stenose haben. Herzfehler kommen oft vor, auch ohne Herzgeräusch. Im Laufe der weiteren Entwicklung zeigt sich immer deutlicher die geistige und statische Retardierung. Die Kinder sind minderwüchsig und infektanfällig. Sie sind gutartig und in der Familie meist gut zu haben. Bei liebevoller und geduldiger Zuwendung im Elternhaus können einige beträchtliche Fortschritte machen. Es gibt große Städte, die Sonderschulen eingerichtet haben, um speziell diese Kinder zu fördern. Eine kausale Therapie gibt es nicht (Chromosomenaberration s. S. 14).

Die *Lippen-*, *Kiefer-*, *Gaumen-Spalten* kommen einzeln oder kombiniert, ein- oder doppelseitig vor. Die Spaltbildung kann sich als kleine Kerbe in der Oberlippe oder als Doppelung des Zäpfchens manifestieren. Selbst bei schweren Defekten treten Trinkschwierigkeiten meist nur anfänglich auf. Die Lippenspalten können im 3. Lebensmonat geschlossen werden, die Spalte im Kiefer in Form einer Kieferplastik mit 6 Monaten, die Spalte im weichen Gaumen mit 1–2 Jahren und die Spalte des harten Gaumens mit 5–6 Jahren. Die Sprachübungen sollen im Kleinkindesalter beginnen.

Die *Choanalatresie* kann in den ersten Lebensstunden lebensbedrohend sein, weil die Neugeborenen nicht durch den Mund atmen können. Mit Hilfe eines dünnen Katheters, der in die Nase eingeführt wird, läßt sich die Diagnose durch den fühlbaren Widerstand leicht stellen.

Ein pfeifendes Geräusch bei der Einatmung (inspiratorischer Stridor), vor allem beim Schreien der Neugeborenen, weist auf einen *connatalen Stridor* hin, der durch eine angeborene Weichheit des Kehlkopfgerüstes oder des Kehldeckels verursacht werden kann. Bei vielen Säuglingen verschwindet der Stridor in Bauchlage. Es empfiehlt sich, diese Kinder permanent in Bauchlage zu pflegen. Der Stridor pflegt im Verlauf des 1. oder 2. Lebensjahres zu verschwinden. Eine Behandlung ist nicht möglich. Erstickungsgefahr besteht selten.

Ein sehr ähnliches Geräusch kann durch Kompression der Trachea von außen entstehen. Dieser Stridor verschwindet nicht durch eine veränderte Kopfhaltung in Bauchlage. Als Ursache kommen in Frage *Thymushyperplasie*, *Gefäßanomalien* und *Struma connata*.

Beim *Nabelschnurbruch* findet man je nach Größe mehr oder weniger Eingeweide in die Nabelschnur verlagert. Durch die dünne Membran kann man unter Umständen außer dem Darm, Leber und Milz, in Ausnahmefällen sogar das Herz erkennen. Ist der Bruchsack kleiner als ein Apfel, so ist es möglich, den Inhalt operativ in die Bauchhöhle zurückzuverlegen. Die Operation kann gleich nach der Geburt vorgenommen werden. Ist er aber größer, so ist vorher eine länger dauernde Mercurochrompinselung erforderlich, die zu einer langsamen Schrumpfung und teilweisen Überhäutung des Bruchsackes führt. Die Operation ist meist erst mit 1–2 Jahren möglich.

Verschließt sich nach Abfall des Nabelschnurrestes der Nabelring nicht, kann ein *Nabel-*

bruch auftreten. Er ist immer von normaler Haut bedeckt. Durch den offengebliebenen Nabelring entsteht beim Pressen, z. B. beim Schreien oder Husten, ein Bruchsack, der eine Darmschlinge enthalten kann. Er läßt sich im allgemeinen leicht reponieren. Erfahrungsgemäß bilden sich kirschgroße oder kleinere Brüche ohne Behandlung zurück. Sind die Brüche größer, so können die Säuglinge in den ersten Monaten operiert werden. Eine Heftpflasterbehandlung ist m. E. nicht notwendig bzw. wenig erfolgversprechend.

Spaltbildungen der Wirbelsäule kommen am häufigsten im Lendenbereich vor. Ist die Spalte von normaler, meist behaarter, gelegentlich überpigmentierter Haut bedeckt, so spricht man von *Spina bifida occulta*. Liegen die Häute des Rückenmarks mehr oder weniger sackartig aufgetrieben frei, so handelt es sich um eine *Meningozele*, enthält der Sack außerdem Nervengewebe oder stülpt sich das Nervengewebe ohne schützende Häute nach außen vor, so spricht man von einer *Meningomyelozele*. In diesen Fällen oder nach Platzen einer Meningozele ist eine sterile Pflege ganz besonders wichtig, da leicht eine Meningitis entsteht. Ist das Rückenmark nicht beteiligt, fehlen neurologische Ausfälle. Bei der Meningomyelozele im Lendenbereich findet man mehr oder weniger stark ausgeprägte Ausfälle, wie schlaffe Lähmung der Beine, Sensibilitätsstörungen und Blasen-Mastdarmlähmung.

Infolge einer Einklemmung von Kleinhirnteilen und der Medulla oblongata in den Spinalkanal entsteht eine Störung der Liquorzirkulation, die zur *Entstehung eines Hydrozephalus* (s. S. 95) führt. Diese Mißbildung ist häufig mit Meningomyelozelen kombiniert. Eine Ventrikeldrainage ist erforderlich. Die Behandlung der geschlossenen Zelen ist nicht eilig. Offene Zelen sollten – falls überhaupt möglich – unmittelbar nach der Geburt operiert werden. Liegt eine Blasen-Mastdarmlähmung vor, so entsteht immer eine aufsteigende Harnwegsinfektion, die eine ständige prophylaktische Behandlung mit Antibiotika erfordert.

Die *Analatresie* sollte bei der ersten Temperaturmessung kurz nach der Geburt bemerkt werden.

Die *Hüftgelenksluxation* entsteht als Folge einer Fehlentwicklung der Hüftgelenkspfanne. Sie kommt am häufigsten bei weiblichen Säuglingen nach Entbindung aus Steißlage vor. Innerhalb der 1. Lebenswoche sollte jedes Neugeborene darauf untersucht werden. Nur in dieser Zeit ist das Ortolani-Zeichen auslösbar. Ist es positiv, so müssen die Säuglinge Spreizhöschen tragen. Durch das Spreizen der Oberschenkel kann sich die Hüftgelenkspfanne normal entwickeln. So läßt sich in vielen Fällen die Entstehung einer Hüftgelenksluxation vermeiden.

Angeborene Fußanomalien bedürfen von den ersten Lebenstagen an der redressierenden Behandlung entsprechend den orthopädischen Anweisungen. Hackenfußstellungen sind meist durch intrauterine Haltung bedingt und bilden sich häufig spontan zurück.

Mißbildungen der inneren Organe sind oft durch ihre fehlerhafte Funktion zu erkennen. Unwegsamkeiten des Magen-Darm-Kanals sind durch Erbrechen, Auftreibung des Abdomens oder fehlende Stuhlentleerung zu vermuten.

Die *Ösophagusatresie* sollte nicht erst bei der ersten Mahlzeit entdeckt werden. Als wichtiges Hinweiszeichen gilt das Hydramnion; meist werden die Kinder vorzeitig geboren. Sie haben schon gleich nach der Geburt schaumigen Speichel vor Nase und Mund und sind wegen der Aspiration von Speichel dyspnoisch und zyanotisch. Beim Versuch, eine Sonde durch die Nase einzuführen, stößt man nach 10–12 cm auf einen Widerstand. Die Röntgenuntersuchung, am besten ohne Kontrastmittel, nur mit Luft, keinesfalls aber mit Barium, klärt die Diagnose. Immer sollte das Abdomen auf der

Röntgenaufnahme zu sehen sein. Meist besteht eine Verbindung zwischen der Bifurkation der Trachea und dem unteren Stumpf des Ösophagus. In diesen Fällen enthält der Magen-Darm-Kanal Luft aus der Trachea. Umgekehrt aber kann auch Magensaft mit Salzsäure in den Bronchialbaum fließen und dort schwere Schäden verursachen. Bis zur Operation, die deshalb möglichst sofort durchgeführt werden sollte, muß ununterbrochen der Speichel abgesaugt werden.

Die *Duodenalatresie* verursacht in den ersten Lebenstagen Erbrechen, das gallig ist, falls die Atresie unterhalb der Vaterschen Papille liegt. Im Mekonium fehlen, wie bei allen Verschlüssen des Magen-Darm-Kanals, die Lanugohaare (s. S. 22). Da auch die Luft nur bis zum atretischen Darmabschnitt vordringen kann, ist der Oberbauch aufgetrieben und der Mittel- und Unterbauch eingefallen. Auf einer Abdomen-Übersichtsaufnahme im Hängen ohne Kontrastmittel erkennt man zwei Flüssigkeitsspiegel und über ihnen je eine große Luftblase. Sollte die Luft einmal vor der Röntgenuntersuchung durch die Speiseröhre abgegangen sein, so kann man mit Hilfe einer Sonde und einer Spritze, am besten in linker Seitenlage, den Magen und das erweiterte Duodenum wieder auffüllen. Die Operation, die eine Verbindung zwischen Magen und Jejunum schafft, sollte so früh wie möglich vorgenommen werden, weil die Kinder Erbrochenes leicht aspirieren können.

Die *Duodenalstenose* kann so geringfügig sein, daß sie keiner Therapie bedarf. Bis zur hochgradigen Stenose, die sofort operiert werden muß, gibt es alle Übergänge. Es gibt innere Stenosen, die durch eine unvollständige Kanalisation des in der frühen Embryonalzeit kompakten Darmstranges entstehen und äußere, die meist in Kombination mit einer unvollständigen Rotation des Darmes (Malrotation I oder II) während der Embryonalzeit oder auch durch embryonale Stränge (Briden) das Lumen des Duodenums einengen. Die Symptomatik hängt vom Grad der Stenose ab. Ist das Duodenum unterhalb der Vaterschen Papille stenosiert, so wird das Erbrochene gallig sein. Der Oberbauch ist aufgetrieben, der Unterbauch aber nicht eingesunken, weil die Darmschlingen Luft enthalten. Deshalb ist jetzt auch eine Röntgenuntersuchung mit Kontrastmittel erforderlich, um Lage und Grad der Stenosierung darzustellen.

Je tiefer eine *Jejunal-* oder *Ileumatresie* oder *-stenose* sitzt, desto größer ist der Teil des Abdomens, der aufgetrieben ist.

Die *Gallengangsatresie* kann intrahepatisch oder an jeder beliebigen Stelle extrahepatisch als Entwicklungsstörung vorkommen. Die Diagnose ist relativ leicht zu stellen, wenn die Schwester registriert, daß das Mekonium heller als gewöhnlich ist und die nachfolgenden Stühle grau-weiß bis lehmfarben sind. In der 1. oder 2. Lebenswoche beginnt der Verschlußikterus, der langsam intensiver wird und schließlich die Haut grünlichgelb aussehen läßt (Biliverdinikterus). Die ins Blut zurückgestaute Galle enthält Bilirubin in harnfähiger Form, der Urin ist also dunkel und die Bilirubinprobe positiv. Bilirubin wird auch über die Darmwand dem Stuhl beigemischt, so daß dieser langsam brauner wird. Die in der Galle enthaltene Gallensäure führt zu einem intensiven Juckreiz der ganzen Haut. Die Aktivität der Transaminasen im Serum ist anfangs geringfügig erhöht, steigt aber mit zunehmender Leberzellschädigung. Die alkalische Phosphatase ist erhöht. Das Krankheitsbild endet – wenn eine Operation wegen fehlender Gallengänge nicht möglich ist – mit den Zeichen der portalen Hypertension als Folge einer biliären Leberzirrhose. Zur Klärung der anatomischen Situation sollte die Operation im 1. spätestens im 2. Lebensmonat vorgenommen werden. Nur selten ist ein galleführender extrahepatischer Gang vorhanden. Man muß versuchen, diesen oder eine eventuell vorhandene Gallenblase mit dem Lumen des Duodenums zu verbinden.

Die *Hymenalatresie*, das Fehlen einer Öffnung im Hymen, kann bei Neugeborenen zusammen mit einer hormonalen Schwangerschaftsreaktion zu erheblichen Stauungen mit tumorartiger Vorwölbung in die Vulva führen. Die frühzeitige Diagnose ist aber auch ohne Symptomatik wichtig, weil in der Menarche bei den ersten Regelblutungen die Beschwerden oft falsch gedeutet werden. Das Menstruationsblut staut sich in der Gebärmutter und gelangt unter Umständen durch die Eileiter in die Bauchhöhle. Die Eileiter verkleben nach der Blutpassage und eine Schwangerschaft wird unmöglich.
Die *Vaginalatresie* mit oder ohne Verklebung der kleinen Schamlippen ist manchmal kombiniert mit einer Aplasie der Vagina und des Uterus. Eine frühzeitige Untersuchung des Geschlechtschromatins muß klären, ob es sich um ein Mädchen, ein Kind mit Turner-Syndrom oder um einen Jungen handelt. Operative Eingriffe sind oft erst vor Beginn der Pubertät möglich. Isolierte Verwachsungen der kleinen Schamlippen können gleich gelöst werden.

2. Geburtstraumen

Nach der Geburt erkennt man den führenden Teil des Schädels an der *Geburtsgeschwulst*. Es handelt sich um eine ödematöse Schwellung mit kleinen Blutungen, die durch die Abschnürung der Blutgefäße an den mütterlichen Weichteilen und Ansammlung von Plasma, Lymphe und Blut entsteht und blaurot aussieht. Sie verschwindet innerhalb weniger Tage.
Das *Kephalhämatom* (Kopfblutgeschwulst) dagegen ist nach dem Tastbefund eine Schwellung, die offenbar Flüssigkeit enthält. Außerdem überschreitet die Ausdehnung der Schwellung niemals eine Schädelnaht, denn es handelt sich um eine Abscherzerreißung von Blutgefäßen zwischen Schädelknochen und Periost. Im Laufe der ersten Tage kann sich die Schwellung noch vergrößern. Alle Knochen des Schädeldaches können betroffen sein, am häufigsten aber das os parietale. Meist ist eine Behandlung nicht erforderlich. Die spontane Rückbildung braucht in einigen Fällen 2–3 Monate. Die Begrenzung bleibt gelegentlich längere Zeit als harter Knochenwall tastbar. Nur bei großen Kephalhämatomen ist eine Entleerung durch Punktion erforderlich, weil erstens das Blut der Zirkulation entzogen ist – es entsteht eine Anämie – und weil zweitens das zusätzlich entstehende Bilirubin eine Hyperbilirubinämie verursachen kann. Bei der Punktion muß man steril arbeiten, weil der subperiostale, bluthaltige Raum ein hervorragender Nährboden für Bakterien ist. Nach der Punktion verhindert ein Druckverband eine neue Blutung.
Gelegentlich ist während der Geburt eine extreme Bewegung zwischen Kopf und Rumpf unvermeidbar. Dabei kann ein Blutgefäß im M. sternocleidomastoideus (Kopfnicker) zerreißen. Die entstehende Blutansammlung im Muskelbauch ist meist erst nach einigen Tagen als etwa kirschgroße, derbe, nicht schmerzhafte Schwellung zu tasten und verursacht einen muskulären *Schiefhals*. Die Diagnose wird gestellt, wenn auffällt, daß der Säugling den Kopf nur in einer Richtung drehen kann: z.B. Blickrichtung nach links bei Hämatom rechts. Krankengymnastische Behandlung ist erforderlich und führt fast immer zum Ziel. In hartnäckigen Fällen ist im 2. Lebenshalbjahr eine Operation notwendig, um Deformierungen des übrigen Skeletts durch die einseitige Lagerung zu verhüten.
Die *Adiponecrosis subcutanea* (subkutane Fettgewebsnekrose) ist eine harmlose, knotenförmige, mehr oder weniger ausgedehnte Verdickung des subkutanen Fettgewebes,

die sich im Laufe der ersten Lebenstage nach schweren Geburten vor allem am Rücken und am Gesäß dicker Säuglinge entwickelt. Die rötlich-bläulich verfärbten Knoten sind mit der Oberhaut verbacken. Eine Behandlung ist nicht erforderlich. Man muß diese Veränderungen kennen, damit man sie nicht für eine Phlegmone hält.
Lähmung *peripherer Nerven* betreffen die mimische Muskulatur des Gesichtes (musculus facialis), die Schulter- und Oberarmmuskulatur oder die Unterarm- und Handmuskulatur.

- Die *Fazialisparese* ist beim Schreien gut zu erkennen, weil nur der gesunde Mundwinkel verzogen wird. Ist auch der obere Anteil dieses Muskels betroffen, so kann das Auge auf der kranken Seite nicht geschlossen werden. Die Hornhaut muß durch gelegentliches Einstreichen von z. B. Bepanthen®-Augensalbe vor der Austrocknung bewahrt werden. Laufende augenärztliche Kontrolle der Hornhaut ist unerläßlich. Die periphere Fazialisparese kommt meist nach Zangenentbindungen vor und hat eine gute Prognose.
- Die *Lähmung der Schulter- und Oberarmmuskulatur* ist leicht an der etwas tiefer stehenden Schulter und dem schlaff hängenden, gestreckten und innenrotierten Arm zu erkennen. Die Beweglichkeit der Finger ist erhalten. Die Bewegung des Armes ist nicht schmerzhaft. Das ist deshalb wichtig, weil die ähnlich aussehende durch Klavikula- oder Humerusfraktur verursachte Scheinlähmung bei Bewegung schmerzhaft ist. Die echte Lähmung entsteht meist bei Entbindung aus Steißlage durch Quetschung oder Zerrung der Nerven kurz nach Austritt aus dem Halsmark. Da der für die Bewegung des Zwerchfells zuständige Nervus phrenicus in enger Nachbarschaft aus dem Halsmark austritt, wird er gelegentlich mitgeschädigt. Die betroffenen Säuglinge haben eine angestrengte Atmung. Die Röntgenaufnahme zeigt einen Zwerchfellhochstand auf der Seite der Armlähmung. Von Anfang an muß der gelähmte Arm in seiner Schonhaltung fixiert werden. Es ist die Armhaltung, die schlafende Säuglinge meist einnehmen: beide Unterarme rechts und links neben dem Kopf. Im Alter von 4 Wochen beginnen Massage und elektrische Reizung der betroffenen Muskeln. Heilung tritt oft erst nach ½ Jahr ein, gelegentlich bleiben Dauerschäden zurück.
- Ungünstiger ist die Prognose bei der *Unterarmlähmung*, die an der Beugung im Ellenbogengelenk und der „Fallhand" leicht zu erkennen ist. Hierbei sind die etwas tiefer aus dem Halsmark austretenden Nerven geschädigt. Die Finger müssen von Anfang an geschient werden, damit sich keine Kontrakturen entwickeln. Die physikalische Therapie muß früh beginnen und lange durchgehalten werden. In aussichtslosen Fällen wird man eine Nervenplastik versuchen.

Knochenbrüche sind an der Schonhaltung der betroffenen Extremität und an der durch ein Hämatom verursachten Schwellung zu erkennen. Humerus und Femur sind meist betroffen. Die Klavikulafraktur wird oft übersehen. Sie bedarf keiner Behandlung. Die Prognose der Frakturen ist wegen der ausgezeichneten und raschen Kallusbildung sehr gut.
Blutungen im Bereich des zentralen Nervensystems entstehen durch Gefäßrisse. Fördernde Faktoren sind perinataler Sauerstoffmangel, schwere Geburt, leichte Zerreißbarkeit des Gewebes vor allem bei Frühgeborenen, rasche Druckschwankungen bei Sturzgeburt oder Kaiserschnitt, verformende Gewalteinwirkungen und Gerinnungsstörungen.
Es kann ins Gehirngewebe bluten, in den Subarachnoidalraum und in den Subduralraum.

Die Diagnose gründet sich auf verschiedenartige allgemeine Zeichen, die schon gleich nach der Geburt vorhanden sein, oder im Laufe der ersten 3 Lebenstage entstehen können. Die Neugeborenen sind auffallend schlaff, die Atemfrequenz ist erhöht und unregelmäßig oder es wiederholen sich apnoische Anfälle mit Zyanose, Schluck- und Saugreflex fehlen oft. Unauffällige Zuckungen des Gesichts oder der Hände können ebenso hinweisend sein, wie generalisierte Krampfanfälle (s. S. 94); manche Säuglinge schreien schrill und sind unruhig, während andere teilnahmslos und bewegungsarm, wimmernd oder mit ängstlich starrem Gesichtsausdruck im Bett liegen.
Ist im Zusammenhang mit einem dieser Zeichen die Pulsfrequenz verlangsamt und die Fontanelle gespannt oder vorgewölbt, so könnte es sich um eine subdurale Blutung handeln. Zur Klärung der Diagnose läßt sich eine vorsichtige Lumbalpunktion oder eine Fontanellenpunktion vielfach nicht vermeiden, schon um sicher zu sein, daß es sich nicht um eine bakterielle Infektion, z.B. eine Meningitis, handelt.
Im Vordergrund der Behandlung steht die Ruhigstellung, da jedes Pressen und Schreien die Blutung vermehren kann. Die Säuglinge sollen möglichst wenig gestört und stark sediert werden. Durch Vitamin K und Frischplasma versucht man die Blutungsneigung zu vermindern. Viele Kinder sterben in den ersten Tagen. Bei den meisten Überlebenden bilden sich die anfangs beobachteten Zeichen innerhalb von einigen Wochen zurück. Trotzdem muß die Prognose sehr vorsichtig gestellt werden, da eine große Zahl dieser Kinder früher oder später ein zerebrales Anfallsleiden (s. S. 94), Intelligenzdefekte oder spastische Lähmungen (s. S. 91) (Zerebralparesen, Cerebral palsy, Littlesche Krankheit, zerebrale Kinderlähmung) entwickeln. Die Spätfolgen der geburtstraumatischen Hirnschäden beginnen so geringfügig, daß sie der Mutter anfangs entgehen. Nach der Entlassung dieser Kinder aus der Klinik müssen sie für die Eltern und den behandelnden Arzt als *Risikokinder* deklariert werden. Das hat zur Folge, daß sie alle 4–6 Wochen neurologisch auf Frühzeichen durchuntersucht werden müssen. Werden Hinweiszeichen gefunden, muß sofort die sachgemäße krankengymnastische Frühbehandlung begonnen werden. Nur dann ist Hoffnung, daß der Schaden möglichst klein bleibt.

3. Atemstörungen

In der Frauenklinik, unmittelbar nach der Geburt, wird als Teil des Apgar-Schemas zur Beurteilung des Neugeborenen die Art der Atmung registriert.
Die Atmung spiegelt am zuverlässigsten den Zustand des Kindes wider. Ist sie gestört, so sind Maßnahmen stets in dieser Reihenfolge notwendig:

A Atemwege frei machen

B Beatmen

C Cirkulation (Herzmassage)

D Drogen

Bei einem *Apgar-Wert unter 3* muß das Kind rasch abgenabelt werden. Zur Blutvolumenvermehrung wird die Nabelschnur vorher zum Kind hin ausgestrichen. Nach Absaugen beginnt man sogleich mit der Maskenbeatmung bzw. nach der Intubation, mit der endotrachealen Beatmung. Man verwendet dazu kleine, leichte, sich selbst

entfaltende Beatmungsbeutel, die mit oder ohne Sauerstoff sowohl für Masken- als auch Tubusbeatmung geeignet sind. Je schneller die Spontanatmung beginnt, desto größer ist die Chance, ohne Infusion von Pufferlösungen auszukommen. Setzt die Spontanatmung nicht ein, so entsteht eine Azidose, die respiratorisch (durch unzureichende Ventilation) **und** metabolisch (durch Entstehung von sauren Stoffwechselprodukten, z.B. Milchsäure) bedingt ist. Intravenöse Glukose und Natriumbicarbonatinfusionen sind deshalb notwendig. Setzt auch dann keine Spontanatmung ein, so ist die Verlegung mit einem Neugeborenen-Notarzt-Dienst in eine Neugeborenen-Intensiv-Pflege-Station zur Reanimation (Wiederbelebung) und maschinellen Dauerbeatmung erforderlich. Während des Transportes sorgt ein erfahrener Kinderarzt für die fortlaufende Überwachung des gefährdeten Kindes.
Bei einem *Apgar-Wert zwischen 3 und 6* 1 Minute nach der Geburt genügt oft schon das Absaugen von Nase, Mund, Rachen und Trachea, um eine Spontanatmung zu erreichen. Bei manchen Neugeborenen ist zusätzlich eine Maskenbeatmung mit Beatmungsbeutel wichtig. Erst wenn auch dies nicht zum Ziel führt, folgt die intratracheale Beatmung.
Bei allen diesen Maßnahmen ist streng darauf zu achten, daß das Neugeborene vor Infektionen geschützt wird und keinen Wärmeverlust erleidet.

Die *Gefahr der Auskühlung* ist groß

1. weil die Haut feucht ist – es entsteht Verdunstungskälte
2. weil die Haut maximal durchblutet ist, erkennbar an der intensiven Rotfärbung – es wird Wärme abgestrahlt.

Ist das Neugeborene gleich nach der Geburt auffallend blaß, man spricht gelegentlich noch von „blasser Asphyxie", so handelt es sich um einen Schock, verursacht durch Volumenmangel. Meist hat das Neugeborene Blut verloren durch Placenta praevia oder bei Zerreißung des Placentarmembran durch Blutung in die Mutter (fetomaternale Transfusion) (s. S. 38).
Bis die Blutgruppe bestimmt ist, gibt man 5 ml pro kg eines Plasmaexpanders, später gruppengleiches Blut, vorzugsweise als Erythrozytenkonzentrat.
Für die Versorgung von Risikoneugeborenen wird man abhängig von den örtlichen Voraussetzungen unterschiedlich verfahren müssen. Am günstigsten ist es, wenn bei jeder Geburt ein mit Reanimationsmaßnahmen vertrauter Kinderarzt anwesend ist. Er übernimmt sofort die Versorgung und Überwachung des Neugeborenen. Falls nötig, bringt er das Kind in die nächste, entsprechend eingerichtete Kinderklinik. Während des Transportes im Spezialinkubator ist Absaugen und Beatmen mit und ohne Sauerstoff möglich.
Das notwendige Instrumentarium muß in einem Notfallkoffer ständig zur Verfügung stehen.
In der Kinderklinik: Wichtigste Maßnahme ist die Blutgasanalyse, insbesondere die Bestimmung des arteriellen Sauerstoffdrucks (p O_2) aus der Nabelarterie oder der Arteria radialis. Die fortlaufende p O_2-Messung ist transkutan (durch die Haut hindurch) möglich. Nach diesen Werten richten sich die weiteren therapeutischen Maßnahmen. Es kann sein, daß eine Langzeitbeatmung mit einem Beatmungsgerät notwendig ist.

Eine Atemstörung liegt vor bei:

- Apnoe (meist bei Frühgeborenen)
- Bradypnoe (Atemfrequenz unter 30/Min.)
- Tachypnoe (Atemfrequenz über 60/Min.)
- Dyspnoe

Zusätzliche Symptome der Atemstörung:

- Stridor mit Einziehungen, intercostal (in den Zwischenrippenräumen) und sternal (des Brustbeins)
- Exspiratorisches Stöhnen
- Nasenflügelatmung
- Haut blau oder blaß
- Muskeltonus vermindert oder fehlend
- Puls unter 100/Min., gelegentlich unter 50/Min. = Bradykardie, selten Herzstillstand.

Ursachen der Atemstörungen:

- Atemnotsyndrom (Mangel an Antiatelektasefaktor, vor allem bei Frühgeborenen)
- Aspiration von Mekonium
- intrakranielle Blutung
- angeborene Herzfehler
- Mißbildungen des zentralen Nervensystems
- Hypoglykämie, Hypokalzämie, Hypomangesiämie
- Elektrolytstörungen
- Unterkühlung
- Anämie
- Azidose
- Infektionen (Sepsis).

Die Behandlung muß, wenn möglich, kausal sein, d.h. die Ursache beseitigen.
Für die Beatmung gibt es zwei häufig angewendete Verfahren:

PEEP (positiver endexspiratorischer Druck)
CPAP (kontinuierlich positiver Atemwegsdruck)

PEEP verhindert die vollständige exspiratorische Entleerung der Lunge, so daß die Alveolen nicht mehr kollabieren können, d.h. es verhindert die Bildung von Atelektasen bzw. öffnet atelektatische Bezirke. Nur die offenen Alveolen sind gut durchblutet und für den Gasaustausch wirksam.
CPAP ist ein Überdruckverfahren zur Unterstützung der Spontanatmung, das antiatelektatisch wirkt und zusätzlich Sauerstoff zuführen kann: die Rückatmung von CO_2 wird durch konstanten Gasfluß verhindert.
Dieses Verfahren ist wichtig, wenn der Gasaustausch in den Alveolen, z.B. bei Auskleidung mit hyalinen Membranen, beeinträchtigt ist.
Bei beiden Verfahren entsteht leicht ein Pneumothorax, der durch Saugdrainage behandelt werden muß.

4. Ikterus

Die meisten Arten von Gelbsucht, die sich vom physiologischen Ikterus durch den Beginn, durch das Ausmaß oder durch die Dauer (Ikterus prolongatus) unterscheiden, sind hervorgerufen durch ein Mißverhältnis zwischen vermehrtem Anfall von Bilirubin und nicht ausreichend vorhandener Glukuronyltransferase (Ausnahme Gallengangsverschluß [s. S. 31]) und bedürfen der aufmerksamen Beobachtung, spezieller Diagnostik und vielfach der Therapie. Dieses Mißverhältnis kann entstehen

a) durch mangelhafte Bildung der Glukuronyltransferase (GTF), vor allem: Hyperbilirubinämie bei Frühgeborenen,

b) durch vermehrtes Bilirubinangebot bei normalerweise ausreichender Aktivität der GTF: Erythroblastosis fetalis, Kephalhämatom und andere Blutungen, angeborene hämolytische Anämien und Hämolyse bei Infektionen oder durch Medikamente und Gifte,

c) durch medikamentöse oder hormonale Hemmung der GTF bei normalem Bilirubinangebot.

Die *Hyperbilirubinämie* kommt besonders häufig bei Frühgeborenen vor, weil die Bildung einer ausreichenden Menge von GTF u.a. auch vom Reifezustand des Neugeborenen abhängt. Sie ist nichts anderes als ein verstärkter und verlängerter physiologischer Ikterus, der am 2.–3. Lebenstag beginnt, am 5.–7. Lebenstag mit mehr als 14 mg pro 100 ml meist seinen Höhepunkt erreicht, um dann langsam abzufallen. Wird bei Frühgeborenen 18 mg pro 100 ml überschritten oder beim reifen Neugeborenen 20 mg pro 100 ml, so droht die Gefahr, daß ein Kernikterus (s. S. 41) entsteht. Um den Kernikterus zu vermeiden, kann schon bei niedrigen Bilirubinwerten eine Phototherapie begonnen werden. Durch die Belichtung mit Licht von 425–475 nm Wellenlänge wird Bilirubin in der Haut abgebaut. Vorübergehende Hautreaktionen und Durchfälle kommen selten vor und sind bedeutungslos. Eine Austauschtransfusion mit gruppengleichem Blut ist kaum noch erforderlich.

Die *fetale Erythroblastose* ist die wichtigste Erkrankung mit vermehrtem Bilirubinangebot durch gesteigerte Hämolyse. Der Name stammt von den im peripheren Blut dieser Säuglinge besonders zahlreich gefundenen Erythroblasten, kernhaltigen, unreifen Erythrozyten. Sie werden aus den Blutbildungsstätten in die Blutbahn abgegeben, um die durch Hämolyse vorzeitig zerstörten Erythrozyten zu ersetzen. Die Hämolyse wird durch Antikörper ausgelöst, die im mütterlichen Organismus gebildet und durch die Plazenta auf den Fetus übertragen werden. Sie besetzen die Oberfläche der kindlichen Erythrozyten und zerstören ihre Hülle. Solche Antikörper können sich gegen den Rh-Faktor richten oder innerhalb des AB0-Systems entstehen; man spricht deshalb von Rh-Erythroblastose und AB0-Erythroblastose. Beide Formen kommen in Deutschland bei etwa 0,6% aller Neugeborenen vor. Nur in etwa 5% der Ehen, in denen die Mutter rh und der Vater Rh ist, erkranken die Kinder an einer Erythroblastose, in etwa 1–5% der Familien mit AB0-Konstellation. Die Rh-Erythroblastose verläuft schwerer als die AB0-Erythroblastose und führt in 10–15% der Fälle zu Hydrops und intrauterinem Fruchttod.

Die *Rh-Erythroblastose* kann nur dann entstehen, wenn eine Rh-negative Mutter Antikörper auf ihr Rh-positives Kind überträgt und diese die kindlichen Erythrozyten zerstören.

Wie kann eine Rh-negative Mutter ein Rh-positives Kind bekommen?
Alle Merkmale von Blutgruppen (A, B, 0, AB) und Blutfaktoren (rh/Rh) kommen stets paarig vor, d.h. jeder Mensch erbt ein Merkmal vom Vater und eins von der Mutter. Für das Rh-System entstehen 3 Möglichkeiten

Vater Rh – Rh Mutter	Vater Rh – rh Mutter	Vater rh – rh Mutter
Kind Rh Rh	Kind Rh rh	Kind rh rh
homozygot	heterozygot	homozygot

Dabei versteht man unter Rh das Vorhandensein des Rh-Faktors und unter rh das Fehlen des Rh-Faktors. Von jedem Rh-negativen Menschen weiß man, daß er homozygot – reinerbig ist – rh rh. Ist aber ein Mensch Rh-positiv, so kann er entweder von beiden Eltern den Rh-Faktor geerbt haben und er ist homozygot – reinerbig Rh Rh = Rh-positiv oder er kann nur von einem Elternteil den Rh-Faktor geerbt haben und er ist heterozygot – gemischterbig Rh rh = Rh-positiv.
Alle Kinder aus einer Vereinigung eines homozygot Rh-positiven Mannes und einer Rh-negativen Frau sind heterozygot Rh-positiv. Ist der Mann aber heterozygot Rh-positiv, so werden die Hälfte seiner Kinder Rh-negativ sein; bei diesen ist eine Erythroblastose unmöglich.

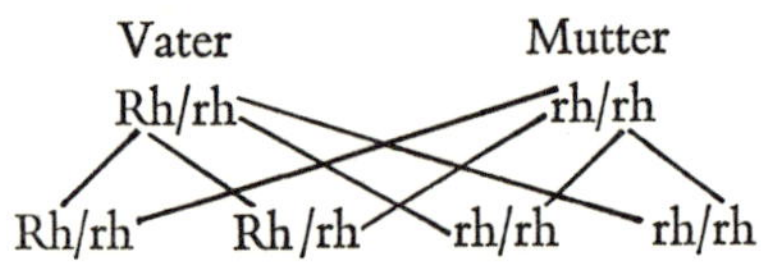

Wie kommt es zur Antikörperbildung?

Körperfremdes Eiweiß wirkt als Antigen und bewirkt die Bildung eines spezifischen, ausschließlich gegen dieses Antigen gerichteten Antikörpers. Fehlt bei einem Menschen ein Blutfaktor – ist er z.B. Rh-negativ – und wird ihm der Blutfaktor Rh übertragen – z.B. durch eine Bluttransfusion mit Blut eines Rh-positiven Menschen, so werden sich im Organismus dieses Menschen im Laufe von mehreren Tagen gegen Rh-positive Erythrozyten gerichtete Antikörper bilden. Dieser Prozeß ist nur durch serologische Untersuchungen erkennbar, aber nicht an einer krankhaften Reaktion des Menschen. Erhält er eine 2. Bluttransfusion mit Rh-positivem Blut, auch nach jahrelanger Pause, so ist der Organismus in der Lage, innerhalb von Minuten Antikörper in so großer Zahl zu bilden, daß alle transfundierten Rh-positiven Erythrozyten in kurzer Zeit hämolysiert, also durch die Antikörper zerstört werden: es entsteht der Transfusionsschock. Eine solche Sensibilisierung (1. Antikörperbildung) muß jeder Erythroblastose (2. Antikörperbildung mit Hämolyse) mindestens 4 Wochen vorausgehen.

Eine Sensibilisierung ist möglich

- durch eine frühere Blutübertragung mit Rh-positiven Erythrozyten,
- durch den Abort eines Rh-positiven Kindes,
- durch die Geburt eines Rh-positiven Kindes.

Sie wird ausgelöst schon durch einen sehr kleinen Einriß der Membran in der Plazenta, die den mütterlichen vom kindlichen Kreislauf trennt und durch Übertritt von kindlichen Erythrozyten in das mütterliche Blut. Eine Menge von 0,1 ml genügt. Der Einriß geschieht fast immer während der Geburt. Da die Antikörperbildung etwa 2 bis 3 Wochen dauert, wird das 1. Kind nicht geschädigt. Bekommt die Rh-negative Mutter ein 2. Rh-positives Kind, reißt wieder unter der Geburt oder früher die trennende Membran, treten wieder kindliche Erythrozyten auf die Mutter über, so werden innerhalb von Minuten in großer Menge Antikörper gebildet und durch die Plazenta auf das Kind übertragen. Die Antikörper besetzen die Oberfläche der Erythrozyten, zerstören sie und führen so die Hämolyse herbei, die beim Neugeborenen einerseits Anämie und andererseits vermehrtes Bilirubinangebot und schnell zunehmenden Ikterus verursachen. Selten kommt es vor, daß schon im Verlauf der ersten Schwangerschaft die Membran reißt und kindliche Erythrozyten auf die Mutter übergehen. Die Antikörperbildung wird bis zur Geburt abgeschlossen. Reißt die Membran während der Geburt ein zweites Mal, so entsteht eine Erythroblastose beim 1. Kind, ohne daß eine Sensibilisierung vor der Schwangerschaft stattgefunden hat.

Die *Diagnose* kann schon während der Schwangerschaft gestellt werden, wenn im Blut der Mutter Antikörper nachgewiesen werden. Sind sie vorhanden, so wird man mit Hilfe der Amniozentese, der Abpunktion durch die mütterlichen Bauchdecken hindurch, Fruchtwasser gewinnen. Je intensiver die Gelbfärbung des Fruchtwassers durch Bilirubinoid (bilirubinähnlicher Stoff) ist, desto niedriger ist der Hämoglobinspiegel des Fetus, und desto eher besteht die Gefahr des intrauterinen Fruchttodes. In einzelnen Fällen ist es gelungen, durch eine Bluttransfusion in die Bauchhöhle des Fetus, vor Ende des 8. Schwangerschaftsmonats sein Leben zu retten. Häufiger aber lösen die Manipulationen Wehen aus und der Fetus stirbt.

Wird die Bilirubinoidvermehrung während der letzten 4 Wochen vor dem errechneten Termin bemerkt, so kann man versuchen, das Kind durch vorzeitige Entbindung zu retten.

Haben keine Schwangeren-Vorsorgeuntersuchungen stattgefunden, so kann die Hebamme nach Abgang von gelbem Fruchtwasser durch die Geburt eines gelben, anämischen Säuglings überrascht werden. Leber und Milz sind infolge der maximalen Blutbildung vergrößert. Sie geben an das periphere Blut unreife Erythrozyten ab, die Erythroblasten. Auch die Zahl der Retikulozyten ist vermehrt. Die Diagnose wird bewiesen durch den Nachweis von Antikörpern an der Erythrozytenoberfläche mit Hilfe des *direkten Coombstestes.*

Das *klinische Bild* und die *Therapie* hängen vom Zeitpunkt des Antikörperübertrittes, von der Menge an übergetretenen Antikörpern und von der Leistungsfähigkeit der Leber ab. Wird der Fetus früh geschädigt, stirbt er ab, wird er später geschädigt, so entsteht der Hydrops congenitus, der Ikterus gravis oder die Anaemia neonatorum.

Beim *Hydrops*, der Wassersucht, sind die Neugeborenen hochgradig ödematös, die Körperhöhlen sind mit Flüssigkeit angefüllt, so daß die Lungen sich nicht entfalten können. Der Ikterus ist nicht sehr ausgeprägt, weil das vermehrt gebildete Bilirubin über die Plazenta ausgeschieden wurde. Durch Aszitespunktion und Aderlaß, darauffolgende Transfusion von Erythrozytenkonzentrat und spätere Austauschtransfusion kann man einige dieser Kinder retten.

Beim *Ikterus gravis* sind die Antikörper während der Geburt übertragen worden. Je mehr Antikörper übergetreten sind und je weniger leistungsfähig die Leber ist, desto früher beginnt der Ikterus, unter Umständen wird das Kind schon ikterisch geboren. Eine sofortige Austauschtransfusion mit der 2–3fachen Blutmenge des Kindes = etwa 200–300 ml pro kg Körpergewicht ist notwendig. Fast immer wird zur Austauschtransfusion Rh-negatives Blut gebraucht. Steigt der Bilirubinspiegel nach der Austauschtransfusion auf Werte über 20 mg pro 100 ml, so ist eine wiederholte Austauschtransfusion notwendig, um die Entstehung eines Kernikterus (s. S. 41) zu verhindern. *Anaemia neonatorum* heißt die leichteste Form der fetalen Erythroblastose. Meist ist die übergetretene Antikörpermenge gering und die Leistungsfähigkeit der Leber besonders gut, da genügend GTF zur Verfügung steht, um das vermehrt anfallende Bilirubin zu entgiften. Die Neugeborenen werden rasch anämisch. Es genügt eine Bluttransfusion meist mit Rh-negativem Blut.

Zur *Prophylaxe* kann man die Tatsache ausnutzen, daß zwischen dem Übertritt der Rh-positiven Erythrozyten auf die Mutter und der Antikörperbildung im mütterlichen Organismus mehrere Tage vergehen. Die kindlichen Erythrozyten kann man im mütterlichen Blut wegen ihres Gehaltes an fetalem Hämoglobin erkennen. Daraus läßt sich die Menge des übergetretenen Blutes genügend genau bestimmen. Übersteigt sie 0,1 ml, so injiziert man der Mutter Rh-Antikörper und vernichtet die Rh-positiven Erythrozyten, bevor sie eine Sensibilisierung verursacht haben: „Anti-D-Prophylaxe". – Hat eine Frau schon Antikörper gebildet, so ist eine Prophylaxe nicht mehr möglich.

Die *AB 0-Erythroblastose* verläuft weniger stürmisch. Intrauterine Gefahren gibt es nicht; eine pränatale Diagnostik ist deshalb nicht notwendig. Die stets notwendige Blutgruppenbestimmung unmittelbar nach der Geburt deckt in manchen Fällen eine Blutgruppenkonstellation zwischen Mutter und Kind auf, die die **Voraussetzung für die Entstehung einer AB 0-Erythroblastose ist:**

<table>
<tr><th>Blutgruppe der Mutter</th><th>Blutgruppe des Kindes</th><th></th></tr>
<tr><td>0</td><td>A oder B</td><td></td></tr>
<tr><td>A</td><td>B</td><td rowspan="2">selten</td></tr>
<tr><td>B</td><td>A</td></tr>
</table>

Diese Konstellation entsteht ähnlich wie im Rh-System: das Kind erbt die Eigenschaft A oder B vom Vater. Jeder Mensch mit der Blutgruppe 0 besitzt in seinem Plasma Antikörper gegen A und B und wird deshalb bei einer Bluttransfusion mit A- oder B-Blut eine hämolytische Transfusionsreaktion bekommen. Treten nun während der Geburt kindliche Erythrozyten in den mütterlichen Kreislauf über, so stehen – da eine vorherige Sensibilisierung nicht nötig war – in kürzester Zeit frisch vermehrte Antikörper zur Verfügung, die auf das Kind übergehen können. Häufig hat deshalb schon das 1. Kind eine AB 0-Erythroblastose. Die von der Mutter übertragenen Antikörper können von den kindlichen Erythrozyten nicht so fest gebunden werden, wie die Rh-Antikörper. Ihr Nachweis mit dem direkten Coombstest ist deshalb meist nicht möglich. Bei Frühgeborenen ist das Bindungsvermögen noch geringer, die AB 0-Erythroblastose ist deshalb bei ihnen selten, denn nur genügend fest gebundene Antikörper vermögen einen Erythrozyten zu hämolysieren. Ist nun die Blutgruppenkonstellation gegeben und eine AB 0-Erythroblastose durch spezielle Tests nicht auszuschließen, so wird man besonders achten müssen auf:

- Beginn des Ikterus,
- Intensität des Ikterus und
- Entstehung einer Anämie mit Vermehrung der Retikulozyten.

Leber und Milz sind meist nicht vergrößert. **Die Indikation zur Austauschtrans-**

fusion hängt nur von der Höhe des Bilirubinspiegels ab: 10 mg pro 100 ml am 1. Lebenstag, 15–20 mg pro 100 ml nach dem 1. Lebenstag. Nur bei jeder 3.–4. AB0-Erythroblastose ist eine Austauschtransfusion notwendig.

Situation	Austauschblut
Mutter 0 oder B – Kind A	A_2 oder 0 frei von Anti-A-Lysinen
Mutter 0 oder A – Kind B	0 frei von Anti-B-Lysinen

Die *Hemmung der GTF durch Medikamente* (Barbitursäurepräparate, Sulfonamide, Chloramphenicol) *oder durch Hormone* (z.B. Pregnandiol) ist selten. Es kann vorkommen, daß mit der Muttermilch Pregnandiol auf den Säugling übergeht. Da Pregnandiol mit Hilfe der GTF entgiftet werden muß und Vorrang vor der Entgiftung des Bilirubins hat, kann es zu einer Bilirubinstauung und einem Ikterus prolongatus (verlängerter Ikterus) kommen. Ungewöhnlich kurz nach dem Nahrungswechsel verschwindet der Ikterus.
Andere Gründe für einen Ikterus, der bis zur 3. Lebenswoche noch nicht abgeklungen ist, sind *Hypothyreose*, *Virus hepatitis* und *Galaktosämie*.

5. Kernikterus

Ein Kernikterus droht grundsätzlich, wenn der Bilirubinwert im Serum einen individuellen Grenzwert überschreitet. Nach allgemeiner Übereinkunft liegt die Sicherheitsgrenze für Frühgeborene bei 18 mg pro 100 ml und bei reifen Neugeborenen bei 20 mg pro 100 ml. Die Gefahr eines Kernikterus ist in den ersten 5 Lebenstagen größer, als im Laufe der 2. Lebenswoche.
Unter Kernikterus versteht man eine Gelbfärbung der Gehirnkerne durch Bilirubin. Als Gehirnkerne bezeichneten die alten Anatomen die Nervenzellansammlungen im Stammhirn, die für den geordneten Ablauf aller Bewegungen sorgen. Grundsätzlich können alle Nervenzellen, also die gesamte graue Substanz des Groß- und Kleinhirns und des Rückenmarks durch das Eindringen des Bilirubins geschädigt werden. Besteht bei dem Neugeborenen eine Azidose oder ein Sauerstoffmangel oder werden bestimmte Medikamente wie Salizylsäure-Präparate oder Sulfonamide gegeben, so dringt Bilirubin noch leichter in die Nervenzelle ein. Der beobachtenden Schwester werden bei dem anfangs noch lebhaften und gut trinkenden Neugeborenen folgende *Symptome* auffallen: es wird

- bewegungsarm,
- apathisch,
- mag nicht mehr trinken,
- hält den Kopf stark nach hinten gebeugt (Opisthotonushaltung);

später kommen hinzu:

- vorgewölbte Fontanelle,
- schrilles Schreien und
- zerebrale Krampfanfälle.

Bei vielen Neugeborenen sind die Schäden so ausgedehnt, daß sie daran sterben. Bleiben die Kinder am Leben, so behalten sie *Dauerschäden*, die davon abhängen, welche Nervenzellgebiete durch das Bilirubin zerstört wurden. Fast immer verhindern unwillkürliche, teils wurmförmige, teils einschießende Bewegungen den geordneten Ablauf einer gewollten Bewegung. Diese als *Choreoathetose* und *Ataxie* (s. S. 92) bezeichneten Störungen sind an den oberen Extremitäten meist stärker ausgeprägt. Die Kinder sind nicht in der Lage, bei geschlossenen Augen den gestreckten Arm zügig so zu beugen, daß der ausgestreckte Zeigefinger die Nasenspitze trifft (Finger-Nasen-Versuch), oder die Ferse auf die Kniescheibe des anderen Beines aufzusetzen (Knie-Hacken-Versuch). *Geistige Retardierung, zerebrales Anfallsleiden, Augenmuskellähmungen, Sprachstörungen und Schwerhörigkeit* kommen oft hinzu. Nur der rechtzeitige Austausch des Blutes kann die Entstehung eines Kernikterus verhindern. Die Indikation zur Bluttransfusion ist gegeben, wenn innerhalb der ersten 5 Lebenstage der Bilirubinspiegel bei Frühgeborenen 18 mg pro 100 ml und bei reifen Neugeborenen 20 mg pro 100 ml übersteigt. Ist das Kind schon älter, so kann man warten, bis der Bilirubinspiegel 20 mg pro 100 ml bzw. 22 mg pro 100 ml erreicht hat. Auf jeden Fall aber muß das Blut ausgetauscht werden, wenn klinische Zeichen auf einen beginnenden Kernikterus hinweisen, auch wenn der Bilirubinspiegel niedriger ist.

6. Abnorme Blutungsneigung

Bei 3% der Neugeborenen kommt eine abnorme Blutungsneigung vor.
Sie ist meist bedingt durch eine *Verminderung der Blutgerinnungsfaktoren*, zu deren Bildung in der Leber Vitamin K erforderlich ist. Die Blutungsneigung kommt sehr viel seltener vor, wenn allen Früh- und Neugeborenen prophylaktisch am 1. Lebenstag 1 mg Vitamin K injiziert wird.
Bei Frühgeborenen ist die Leber noch unreif und es entstehen leichter Spontanblutungen in den Magen-Darm-Kanal (Hämatemesis, melaena vera) oder aus Nase oder Nabelwunde. Meist ist eine Behandlung nicht erforderlich. Die Blutungen können ausnahmsweise zu starken Blutverlusten führen, so daß eine Frischbluttransfusion notwendig wird. Außerdem wird Vitamin K jetzt in der Dosierung von 1 mg pro kg injiziert.

Hinweise auf großen Blutverlust sind:

- blaß-graues Aussehen,
- schwacher frequenter Puls,
- schnelle Atmung und
- Unruhe.

Bei Hämatemesis und Melaena am 2. oder 3. Lebenstag kann es sich um die Ausscheidung von mütterlichem Blut handeln, das während der Geburt verschluckt worden ist. Einige Tage später kann es sich auch um Blut handeln, das aus Rhagaden oder Schrunden der Brust gesaugt wurde. Man kann die mütterlichen Erythrozyten an dem Hämoglobin-A-Gehalt der Erwachsenenerythrozyten (engl.: *a*dult = erwachsen) erkennen, während im kindlichen Blut zahlreiche Erythrozyten vorkommen, in denen sich Hämoglobin F, das *f*etale Hämoglobin, befindet. Das Hämoglobin F ist gegenüber Alkalien, z.B. Natronlauge = NaOH, widerstandsfähiger als Hämoglobin A. Enthält das Blut kindliche Erythrozyten spricht man von *melaena vera*, enthält es mütterliche Erythrozyten von *melaena spuria*.
Seltener führen *venöse Stauungen* während der Geburt zum Blutaustritt aus den Gefäßen

und damit zu kleinen punktförmigen Blutungen in die Haut (Petechien) oder zu größeren Blutungen unter die Haut (Suffusionen). Man findet sie meist im Gesicht einschließlich der Augenbindehaut und an Kopf und Nacken.

Sind die petechialen Blutungen ausgedehnt am ganzen Körper zu finden, so handelt es sich meist um eine *Thrombozytopenie*, die durch Infektionen (Sepsis, Lues, Zytomegalie) oder sehr selten vorkommende Antikörper bedingt ist.

7. Methämoglobinämie

Die Erythrozyten der Neugeborenen und der jungen Säuglinge bilden unter dem Einfluß von phenacetinhaltigen Medikamenten, Anilinfarben und Nitriten besonders leicht *Methämoglobin*. Die Säuglinge sehen bräunlich zyanotisch aus und sind gemessen am Grad der Zyanose relativ wenig beeinträchtigt. Sind mehr als zwei Drittel des Hämoglobins in Methämoglobin umgewandelt, so verschlechtert sich der Zustand des Säuglings sehr schnell. Die sofortige intravenöse Injektion von Methylenblau oder Vitamin C reduziert Methämoglobin zu Hämoglobin.

Die Methämoglobinbildung muß verhindert werden:

1. Phenacetinhaltige Medikamente sind in den ersten 3 Lebensmonaten verboten.
2. Zur Kennzeichnung von Säuglingswindeln in Kliniken darf keine anilinhaltige Stempelfarbe verwendet werden.
3. Nitrit ist gelegentlich in Brunnenwasser enthalten. Mit diesem Wasser darf keine Säuglingsnahrung hergestellt werden. Außerdem kann durch Bakterien das im Spinat enthaltene Nitrat in Nitrit umgewandelt werden. Spinat darf deshalb nicht aufbewahrt und wieder aufgewärmt werden.

8. Krämpfe

Krämpfe sind in der Neugeborenenperiode schwer zu erkennen. Generalisierte Krampfanfälle, wie sie später beobachtet werden, sind selten. Die beobachtende Schwester muß achten auf:

- Zuckungen einer Hand, eines Augenlides,
- plötzlich einsetzende Speichelsekretion,
- Nystagmus und
- Wechsel der Hautfarbe.

An der Art der Krämpfe kann man die Ursachen nicht erkennen.

Ursachen:

zerebrale Schäden (geburtsbedingte Schäden durch Blutungen oder Sauerstoffmangel, Mißbildungen, z.B. Hydrozephalus, und Entzündungen, z.B. Meningitis, Toxoplasmose)

Hypoglykämie (Geburtsbedingte Schädigung der Stoffwechselzentren, Diabetes der Mutter, angeborene Stoffwechselstörungen)

Hypokalzämien (geburtsbedingte Schädigung der Stoffwechselzentren, Unterfunktion der Epithelkörperchen (Hypoparathyreoidismus)

Verschiedene, z.B. Kernikterus, Vitamin-B-6-Mangel, Urämie.

Die zerebralen Schäden kommen am häufigsten vor. Blutungen oder perinataler Sauerstoffmangel führen zum Untergang von Gehirngewebe und zu Funktionsausfällen und Störungen, die dem betroffenen Gehirngebiet entsprechen. Zur Unterdrückung der Krämpfe gibt man am besten Chloralhydrat, z.B. in Form von Rectiolen oder Barbitursäurepräparate. Im Falle der Entzündungen muß selbstverständlich entsprechend behandelt werden.

Hypoglykämie und *Hypokalzämie* sind nur durch Bestimmung von Zucker bzw. Kalzium im Serum zu erkennen und müssen deshalb bei jedem Neugeborenen-Krampf ausgeschlossen werden. Ist der Blutzuckerspiegel bei reifen Neugeborenen niedriger als 30 mg pro 100 ml bzw. bei Frühgeborenen niedriger als 20 mg pro 100 ml, so ist eine sofortige intravenöse Injektion von 20%iger Glukoselösung erforderlich. Eine intravenöse Behandlung mit 5–10 ml einer 10%igen Kalziumglukonatlösung ist notwendig, wenn der Kalziumspiegel im Blut niedriger als 3 mäq pro Liter ist. Im Laufe der folgenden Woche erhalten die Neugeborenen oral täglich 1 g Kalziumchlorid.
Der *Vitamin-B-Mangel* kommt außerordentlich selten vor. Bei einer ausreichenden lebenslangen Behandlung mit Vitamin-B-6-Präparaten entwickeln sich die Kinder normal.

9. Bakterielle Infektionen

Bei bakteriellen Infektionen in der Neugeborenenperiode darf man nicht die bei älteren Kindern oder Erwachsenen bekannten Symptome erwarten. *Allgemeinsymptome entstehen rasch:*

- die Säuglinge bewegen sich weniger,
- trinken schlechter,
- sehen blasser aus,
- haben eine erhöhte Atemfrequenz, eventuell
- Erbrechen und
- einen aufgetriebenen Leib.

Bei Meningitis können die sonst charakteristischen Zeichen wie Nackensteifigkeit, vorgewölbte Fontanelle, schrilles Schreien und Krämpfe fehlen. In Zweifelsfällen ist deshalb eine Lumbalpunktion unbedingt notwendig. Wird der Liquor normal gefunden, waren schon vorher der Urinstatus und die Röntgenaufnahme des Thorax normal, so wird man nach Anfertigung einer Blutkultur mit einer möglichst viele Erreger treffenden antibiotischen Behandlung beginnen müssen: z.B. mit Cefalotin und Ampiclox® bzw. Totocillin®. Diese Antibiotika wirken bakterizid, d.h. sie töten die Erreger ab. Das ist wichtig, weil der Organismus nur über eine sehr schwache Abwehr verfügt. Die häufigsten Erreger sind Kolibakterien und Staphylokokken, aber auch andere Bakterien und Viren spielen eine wichtige Rolle. Die *häufigsten Erkrankungen sind:*

- *Harnwegsinfekte* (gleich häufig bei männlichen und weiblichen Neugeborenen),
- *Meningitis,*
- *Pneumonie,*
- *Enteritis,*
- *Osteomyelitis* und
- *Sepsis.*

Einige lokalisierte Infektionen sind

a)

Nabelinfektionen. Nach Abfall des Nabelschnurrestes ist der Nabelgrund feucht und ein guter Nährboden für alle Arten von Bakterien. Er muß durch Behandlung mit 70%igem Alkohol und einem antiseptischen Puder getrocknet werden. Gelingt es nicht, so hat sich oft ein *Nabelgranulom* entwickelt, das mit einem Höllensteinstift geätzt werden muß. Eine Infektion kann sich auf den Nabelgrund beschränken, z.B., wenn der Nabel näßt und seine Umgebung reizlos ist. Es genügt eine Behandlung mit 70%igem Alkohol und antiseptischem Puder (z.B. Dermatol®-Puder). Gelegentlich breitet sich die Infektion in der Umgebung aus und man erkennt eine Rötung des druckempfindlichen, derb infiltrierten Bezirks. Da die Infektion entlang der Nabelvene fortschreiten und schließlich zur Sepsis führen kann, ist eine gezielte, antibiotische Behandlung so rasch wie möglich notwendig.
Sehr selten kommen die *Nabeldiphtherie* mit grau-weißen, haftenden Belägen auf hochrotem Grund und *Nabeltetanus* vor mit wenig verändertem Nabelgrund und einige Tage später auftretender Kieferklemme mit vorgeschobenen Lippen (Karpfenmund) und Krämpfen.

b)

Die Haut der Neugeborenen ist nicht genügend widerstandsfähig gegenüber dem Eindringen von Erregern. Staphylokokken sind meist die Erreger des *Pemphigoids.* Die Eiterblasen entstehen am häufigsten am Unterbauch und an der Innenseite der Oberschenkel, wo die Haut durch die ständige Berührung mit Urin geschädigt ist. Das die Bläschen bedeckende Häutchen ist sehr dünn und zerreißt leicht. Der Staphylokokkeneiter wird verschmiert und erzeugt an vielen Stellen neue Eiterblasen. **Der hochinfektiöse Eiter kann leicht auf andere Säuglinge übertragen werden!** Sind nur wenige Bläschen vorhanden, so öffnet man sie durch einmaliges Darüberstreichen mit einem alkoholgetränkten Wattetupfer. Der rote Grund wird mit antiseptischem Puder ausgetrocknet. Bei ausgedehntem Befall sind Behandlung mit Antibiotika und Kaliumpermanganat-Bädern notwendig. Die Infektion muß ernstgenommen werden, weil sie Ausgangspunkt einer schweren Allgemeininfektion, z.B. einer Osteomyelitis oder Pneumonie (s. S. 108), werden kann.
Bei massiver Staphylokokkeninfektion der Haut entsteht die auf den ganzen Körper ausgedehnte *Rittersche Krankheit,* die Dermatitis exfoliativa neonatorum. Über großen Flächen löst sich die Oberhaut, darunter sieht die Haut krebsrot, wie verbrüht, aus. Auch die Mundschleimhaut kann betroffen sein. Durch die moderne Antibiotika-Behandlung konnte die Sterblichkeit von früher 50% wesentlich reduziert werden.
Fast alle *Abszesse* in der Neugeborenen-Periode entstehen an den Ausführungsgängen von Schweißdrüsen, vor allem am Hinterkopf, am Rücken und am Gesäß aus kleinsten Pusteln. Antibiotische Behandlung ist indiziert.
Die *kleinsten Pusteln* im Gesicht, meist schlimmer auf der Seite, auf der der Säugling gerade gelegen hat, bilden sich fast immer nach einigen Wochen spontan zurück.
Eine Abszedierung kann als Folge einer *Brustdrüsenentzündung* (Mastitis) bei weiblichen und männlichen Neugeborenen entstehen (s. S. 22). Behandlung: Stichinzision und Antibiotika.
Die eitrige *Nagelbettentzündung* kommt beim Neugeborenen häufiger vor als später. Die Entstehung wird durch unsachgemäßes Schneiden der Nägel gefördert.

Besonders bösartig verläuft die *Phlegmone* beim Neugeborenen. Sie schreitet zusehends fort und führt innerhalb weniger Stunden zur Nekrose des Unterhautgewebes. Rasche, wirksame Behandlung, z.B. mit Oxacillin, ist notwendig.

c)

Die eitrige Bindehautentzündung, durch Gonokokken verursacht, ist auf Grund der Credéschen Prophylaxe sehr selten geworden. Bei nicht rechtzeitiger Behandlung mit Penicillin können die Neugeborenen blind werden.
Nicht selten aber ist die oft sterile, gelegentlich durch Staphylokokken hervorgerufene Konjuntivitis der Neugeborenen, die durch eine *Tränennasengangstenose* hervorgerufen und unterhalten wird. Das betroffene Auge tränt und ist nach dem Schlafen dick verkrustet. In Seitenlage kann die bakterienhaltige Tränenflüssigkeit über den Nasenrücken in das andere Auge fließen und, falls es gesund war, infizieren. Ist der Tränennasengang durch eine nicht eitrige Entzündung zugeschwollen, so genügt eine 2- bis 3tägige Behandlung mit abschwellenden Tropfen z.B. Otriven®-Tropfen für Säuglinge, morgens und abends 1 Tropfen in den Bindehautsack. Bleibt die Abflußbehinderung bestehen, muß der Augenarzt den Gang sondieren, um ihn durchgängig zu machen.

d)

Der Unerfahrene hält Niesen im Neugeborenenalter für das erste Zeichen eines *Schnupfens*. Fast immer handelt es sich um Borken in der Nase, die die Nasenschleimhaut reizen oder um einen Reflex, der durch den Einfall von hellem Licht ins Auge ausgelöst wird. Bei Schnupfen läuft ein seröses oder eitriges Sekret aus der Nase, das gelegentlich auch blutig sein kann, z.B. bei Lues oder Diphtherie. Der Schnupfen muß ernstgenommen werden, weil die Neugeborenen zum Trinken eine freie Nasenatmung haben müssen. Abschwellende Tropfen, z.B. Otriven® für Säuglinge und eventuell Antibiotika sind indiziert.

e)

Die *Speicheldrüsenentzündung* und die *Zahnkeimentzündung* werden fast immer durch Staphylokokken verursacht. Sie entstehen am häufigsten bei abwehrschwachen Frühgeborenen hämatogen. Die Speicheldrüsenentzündung ist oft nur an der Schwellung der betroffenen Drüse zu erkennen. Hinweisende Allgemeinsymptome sind Bewegungsarmut, Blässe und Trinkschwäche, wie bei fast allen bakteriellen Infektionen in der Neugeburtsperiode. Außer diesen Zeichen entstehen bei der Zahnkeimentzündung, oft in Form einer Kieferosteomyelitis, die vorwiegend im Oberkiefer vorkommt, eine Schwellung der Wange, ein hochgradiges Lidödem und infolge Beteiligung des lockeren Gewebes hinter dem Augapfel eine Protrusio bulbi, der Augapfel wird nach vorne gedrückt. Beide Erkrankungen bedürfen intensiver antibiotischer Behandlung.

f)

Eine Entzündung der Scheide und des Scheidenvorhofes (Vulvovaginitis) ist selten und kann durch Gonokokken oder Trichomonaden, von der Mutter infiziert, hervorgerufen sein. Die Diagnose wird durch mikroskopische Untersuchung geklärt. Der Gonokokkenfluor wird mit Penicillin, der Trichonomadenfluor mit Klont® behandelt.

D. Abweichungen von normaler Tragzeit und normalem Geburtsgewicht

Wird ein Säugling abweichend von der Norm mit wesentlich höherem oder niedrigerem Gewicht oder nach verkürzter oder verlängerter Tragzeit geboren, so steigt das Geburtsrisiko. Eine besonders sorgfältige Beobachtung dieser Kinder ist notwendig. Die Diagnose kann schwierig sein, weil die Angaben der Mütter nicht zuverlässig genug sind, um den Geburtstermin genau zu bestimmen. Nach einer normalen Tragzeit von 40 Wochen sind im Durchschnitt Knaben 3,4 kg schwer und 51 cm lang und Mädchen 3,3 kg schwer und 50 cm lang. Man kennt folgende Abweichungen:

1. Übertragene Neugeborene
   (Über- und Untergewicht bei verlängerter Tragzeit)
2. Intrauterine Dystrophie
   (Untergewicht bei normaler oder wenig verkürzter Tragzeit)
3. Kinder diabetischer Mütter
   (zu hohes Gewicht bei normaler oder verkürzter Tragzeit)
4. Frühgeborene
   (2500 g oder weniger unabhängig von der Tragzeit)

1. Das übertragene Neugeborene

Verlängert sich die Tragzeit um etwa 2 Wochen, so werden die Neugeborenen größer und schwerer. Verlängert sie sich weiter, so ist die Plazenta nicht mehr fähig, den großen Fetus ausreichend zu versorgen und das Gewicht nimmt ab: die Neugeborenen

- sind lang und mager.

Hinweisend sind:

- grün-braunes Fruchtwasser wegen vorzeitigen Abgangs von Mekonium,
- fehlende oder verminderte Käseschmiere,
- rissige, großlamellär schuppende Haut,
- sehr lange Finger- und Zehennägel und
- ein festeres Schädeldach.

Die Säuglinge wirken wacher als normale Neugeborene. Frühzeitige und ausreichende Flüssigkeitszufuhr ist notwendig.

2. Die intrauterine Dystrophie

Besonders häufig ist bei Müttern, die während der Schwangerschaft geraucht oder Alkohol getrunken haben und bei älteren Erstgebärenden oder Müttern mit Schwangerschaftstoxikose die Plazenta zu klein oder durch Kalkinfarkte in ihrer Funktion so beeinträchtigt, daß der Fetus nicht ausreichend ernährt werden kann. Die dystrophen Neugeborenen werden nach normaler oder wenig verkürzter Tragzeit mit zu niedrigem Gewicht geboren. Da ihre Glykogenvorräte schon intrauterin beansprucht wurden, neigen sie zu Hypoglykämien. Eine frühzeitige intravenöse Behandlung mit 10%iger Glukoselösung zusätzlich zur Muttermilch bzw. zur adaptierten Milch ist erforderlich. Diese Kinder nehmen dann innerhalb der ersten Lebenstage wenig oder gar nicht an Gewicht ab.

3. Kinder diabetischer Mütter

Die Kinder diabetischer Mütter wiegen bei der Geburt oft mehr als 5000 g, haben ein hochrotes „Vollmondgesicht" und ein sehr stark entwickeltes subkutanes Fettgewebe. Sie sind besonders gefährdet, weil sie während der letzten 4 Wochen der Schwangerschaft oft absterben (sie werden deshalb meist nach der 36. Schwangerschaftswoche durch Kaiserschnitt entbunden), weil sie häufiger als Säuglinge gesunder Mütter

- Mißbildungen haben und

weil sie nach der Geburt zu

- Zyanose,
- Atemnotsyndrom,
- Hypoglykämie und
- Hyperbilirubinämie neigen.

Die besonders bedrohlichen hypoglykämischen Zustände sind Folge der im Pankreas vermehrten Insulin bildenden Zellen. Hochdosierte intravenöse Glukose- oder Fruktoseinfusionen bei niedrigem Blutzuckerspiegel verhindern die Hypoglykämie.

4. Frühgeborene

5–10% aller Neugeborenen sind Frühgeborene. Nach internationaler Übereinkunft sind es Säuglinge, die 2500 g wiegen oder weniger. Diese Definition ist sinnvoll, weil Säuglinge mit einem Gewicht unter 2500 g einer besonderen Pflege bedürfen. (Eine Aufzucht ist bisher nicht möglich, wenn das Frühgeborene weniger als etwa 600 g wiegt.) Die Tragzeit bleibt unberücksichtigt, weil sie oft nicht genau zu ermitteln ist. Ein Teil wiegt weniger als 2500 g bei normaler Tragzeit, ein anderer Teil wiegt über 2500 g und ist sicher vor der 37. Schwangerschaftswoche geboren. Bei Mehrlingsschwangerschaft ist die Tragzeit oft verkürzt. Auf rund 80 Schwangerschaften entfällt eine Zwillingsschwangerschaft. Wegen der langen Geburtsdauer und der vorzeitigen Lösung der Plazenta wird der 2. Zwilling leicht durch Sauerstoffmangel geschädigt und er entwickelt häufiger ein Atemnotsyndrom.
Die *Ursachen für eine Frühgeburt* können sowohl bei der Mutter als auch bei dem Kinde liegen.

Von seiten der Mutter sind es:

- schwere Erkrankungen wie Herzfehler, Nierenerkrankungen, Gestosen (Erkrankungen, die in direkter Beziehung zur Schwangerschaft stehen),
- Infektionskrankheiten wie Lues, Tuberkulose, Toxoplasmose, Listeriose,
- Anomalien der Geburtswege und des Halteapparates der Frucht wie placenta praevia, Myome, Cervixinsuffizienz,
- körperliche Überbelastung oder seelische Erschütterungen (unverheiratete Mütter haben rund doppelt so häufig Frühgeburten wie verheiratete),
- Nikotin-Abusus,
- späte Abtreibungsversuche.

Manche Mütter bekommen ohne erkennbare Ursache immer wieder Frühgeborene: man spricht von „habitueller Frühgeburt".

Von seiten des Kindes sind es:

- Mehrlingsgeburten (wahrscheinlich durch schnellere Volumenzunahme im Uterus),
- Mißbildungen des Fetus,
- Infektionskrankheiten des Fetus wie Lues, Toxoplasmose.

Die Säuglingssterblichkeit konnte in den letzten Jahren entscheidend gesenkt werden. Die Sterblichkeit der Frühgeborenen ist daran mit etwa 50% beteiligt. Gelingt es, die Frühgeborenensterblichkeit durch bessere Aufzuchtbedingungen zu senken und die Zahl der Frühgeborenen zu vermindern, am wirksamsten durch eine gut organisierte Schwangerschaftsfürsorge, so wird man die allgemeine Säuglingssterblichkeit weiter senken können.

Bei der Betrachtung eines Frühgeborenen erkennt man die **Zeichen der Unreife,** durch die es sich vom Reifgeborenen unterscheidet:

- geringeres *Gewicht*, verminderte *Länge*, relativ *großer Kopf*,
- mangelhaft ausgebildetes, *subkutanes Fettgewebe*, dadurch faltige Haut,
- rote *Haut* teilweise mit *Lanugobehaarung* bedeckt, Hände und Füße oft bläulich verfärbt,
- mangelhafte *Knorpeleinlagerung* in den Ohrmuscheln,
- die *Fingernägel* überragen nicht die Fingerkuppen,
- die *Pupillarmembran* ist noch vorhanden, so daß bei sehr unreifen Frühgeborenen die Grenze zwischen Iris und Pupille nicht klar zu erkennen ist,
- die großen *Schamlippen* bedecken nicht die kleinen, die Klitoris wirkt relativ groß; die *Hoden* sind nicht immer vollständig deszendiert.

Für die Aufzucht und Pflege der Frühgeborenen spielt die *Unreife der Organe und ihrer Funktionen* eine entscheidende Rolle.

Schwierigkeiten der Atemregulation entstehen weniger durch die Unreife des zentralen Nervensystems und damit des *Atemzentrums,* sondern vor allem durch die mangelhafte Ausbildung der elastischen Fasern der Alveolen und des Kapillarnetzes. Die Entfaltung der Alveolen unmittelbar nach der Geburt ist durch die Verminderung oder das *Fehlen des Antiatelektasefaktors* erschwert – es bleiben Teile der Lunge atelektatisch. Die Atemfrequenz beträgt anfangs 40–60 pro Min. Sie muß eine volle Minute lang gezählt werden, weil Perioden flacher Atmung mit Serien von tiefen Atemzügen abwechseln und immer wieder Atempausen eingeschaltet sind.

Die *Wärmeregulation* ist erschwert, weil das Frühgeborene wenig Möglichkeiten hat, Wärme zu produzieren, und weil die Wärmeabgabe durch die relativ große Körperoberfläche und das mangelhaft ausgebildete, isolierende subkutane Fettgewebe erleichtert wird. Aber es droht nicht nur Unterkühlung, sondern auch Überhitzung bei zu hoher Umgebungstemperatur. Die relativ geringe Menge Schweiß, die ein Frühgeborenes bilden kann, kühlt nicht, weil sie nicht verdunsten kann, im Inkubator wegen der angefeuchteten Luft und im Bett wegen der Bekleidung.

Die *Nahrungsaufnahme* und *-verwertung* ist durch das geringe Fassungsvermögen des Magens und die sich erst langsam entwickelnde Aktivität der Fermente des Magen-Darm-Kanals beeinträchtigt. Häufig – z.B. 10mal pro Tag – werden kleine Mahlzeiten gefüttert bzw. sondiert, wenn Saug- und Schluckreflex nur schwach ausgebildet sind oder fehlen.

Die leichte *Störanfälligkeit des Wasserhaushalts,* die Hydrolabilität, zeigt sich bei Frühgeborenen häufiger als bei reifen Neugeborenen in der Neigung zur Ödembildung,

aber auch zur Austrocknung mit Gewichtsabnahme, wenn nicht rechtzeitig in ausreichender Menge Flüssigkeit zugeführt wird. Wird das ödematöse Gewebe teigig hart, so spricht man von Sklerödem. Die Prognose ist nicht gut.
Antikörper sind wegen der vorzeitigen Geburt nur in ungenügender Menge von der Mutter auf das Kind übertragen worden. Außerdem verläuft die Antikörperproduktion bei Frühgeborenen langsamer, sie sind *infektanfällig*.
Die *Aufzucht von Frühgeborenen* ist außerordentlich aufwendig. (Der erstrebenswerte Schwesternschlüssel müßte ebenso hoch sein wie bei Intensivpflegestationen, 1 : 1.) Sie erfordert ein hohes Maß an Erfahrung und speziellen Kenntnissen. Wegen der besonderen apparativen Ausrüstung und der Notwendigkeit einer äußerst präzise funktionierenden Infektionsprophylaxe ist die Einrichtung von Frühgeborenenzentren für größere Gebiete bzw. von vollständig abgetrennten Frühgeborenenstationen erforderlich. Niemand darf sie betreten, der dort nicht beschäftigt ist. Peinliche Sauberkeit und äußerste Sorgfalt stellen an das Pflegepersonal hohe Anforderungen.
Fast überall stehen für den Transport von der Frauenklinik bzw. bei Hausentbindungen von der Wohnung zur Frühgeborenenstation *Transportinkubatoren* zur Verfügung, in denen die Frühgeborenen mit Wärme und Sauerstoff versorgt werden können. Eine Unterkühlung muß unter allen Umständen zu jedem Zeitpunkt vermieden werden. Darauf muß auch bei der Untersuchung und bei allen pflegerischen und therapeutischen Handlungen geachtet werden. Wärmelampen sind sehr nützlich. Auf das erste Reinigungsbad wird verzichtet.
Frühgeborene, die weniger als 1800 g wiegen, werden am besten im *Inkubator* gepflegt. Sie sind nackt nur mit einer Windel versehen und können sich ungehindert bewegen, was Kreislauf und Atmung zugute kommt.
Wechsel der Hautfarbe, des Verhaltens, der Puls- und Atemfrequenz können leicht beobachtet werden.
Wärme und Luftfeuchtigkeit werden konstant gehalten. Konstante Temperaturen zwischen 30 und 33 Grad verhindern Unterkühlung und Überwärmung. Eine Luftfeuchtigkeit von 70 bis 90% vor allem in den ersten Tagen und bei Atemschwierigkeiten verhindert, daß die Atemwege austrocknen und daß unnötig Wasser verlorengeht. Der „unmerkliche" Wasserverlust (perspiratio insensibilis) kann beträchtlich sein, da ja alle ausgeatmete Luft wasserdampfgesättigt ist.
Zusätzliche Sauerstoffversorgung ist leicht möglich. Sie muß aber mindestens einmal täglich mit einem Sauerstoffmeßgerät kontrolliert werden, damit die Konzentration 40% nicht überschreitet. Bei allgemeiner Zyanose darf mehr Sauerstoff gegeben werden, aber nur solange sie anhält.
Die Plastikhaube des Inkubators sollte nur geöffnet werden, wenn ein Neugeborenes hinein- oder herausgelegt wird. Alle pflegerischen und ärztlichen Maßnahmen einschließlich Austauschtransfusion müssen im Inkubator vorgenommen werden. Durch diese *strenge Isolierung* ist bei gewissenhafter Händedesinfektion und Kittelpflege eine Infektion praktisch unmöglich, zumal die vom Inkubator angesaugte Außenluft einen Bakterienfilter passieren muß.
Sind die Frühgeborenen von zusätzlicher Sauerstoffzufuhr, konstanter Temperatur und Luftfeuchtigkeit einigermaßen unabhängig geworden, so werden sie im Bett gepflegt. Besonders geeignet sind *Wärmebetten*, um größere Temperaturschwankungen zu vermeiden. Stehen keine Wärmebetten zur Verfügung, so müssen eventuell Wärmeflaschen neben das Neugeborene gelegt werden. Die Wassertemperatur soll 40 Grad nicht übersteigen. Die Wärmeflaschen müssen in ein Tuch gewickelt und sicher verschlossen

sein. Verbrühungen können leichter als beim älteren Säugling oder beim größeren Kind auftreten.
Den unreifen Frühgeborenen fehlt oft nicht nur der Saug-, sondern auch der Schluckreflex. Um Aspirationen zu vermeiden, muß *die Nahrung* durch eine sterile Kunststoffsonde gegeben werden, die durch die Nase eingeführt wird und 5–6 Tage liegen bleiben darf. Sie darf nicht wieder verwendet werden. Wegen der geringen Magenkapazität muß die Nahrungsmenge auf 10–12 Mahlzeiten verteilt werden. Die erste Nahrung wird bei Frühgeborenen über 2000 g 4 Stunden nach der Geburt gegeben und soll aus 2–3 ml steriler 10%iger Glukoselösung bestehen. 12 Stunden nach der Geburt beginnt die Ernährung mit Milch, am besten mit einer geeigneten Kuhmilch (z. B. Humana O®). Ist für die Aufzucht Muttermilch vorhanden, so sollte sie wegen des hohen Antikörpergehaltes auch wirklich verwendet werden.
Die ersten beiden Mahlzeiten erhält das Frühgeborene über 2000 g als Dextroneonat® 6 ml/kg, danach eine spezielle Frühgeborenen-Nahrung, z. B. Humana O®, meb® auf 10 Mahlzeiten verteilt. Die Gesamtflüssigkeitsmenge beträgt

während der ersten 24 Stunden	60 ml/kg
während des zweiten Tages	90 ml/kg
während des dritten Tages	120 ml/kg
während des vierten Tages	150 ml/kg

(dieses Schema wird auch bei Kindern diabetischer Mütter angewandt).

Die Nahrungsmenge wird zügig gesteigert, so daß sie am 10. Lebenstag etwa $^1/_6$–$^1/_5$ des Körpergewichtes beträgt. Frühgeborene unter 2000 g Geburtsgewicht sollten während der ersten 24 Stunden intravenöse Infusionen von 5–10%iger Glukoselösung erhalten, mit denen man unmittelbar nach der Aufnahme beginnt. Vom 2. Tag an müssen Aminosäurelösungen evtl. auch Fettemulsionen infundiert werden, damit der Kalorienbedarf gedeckt wird. Je niedriger das Geburtsgewicht war, desto länger ist eine intravenöse Ernährung notwendig. Mit Hilfe eines Infusomaten läßt sich die Tagesmenge von 100–150 ml pro kg Körpergewicht gleichmäßig verteilt in eine Kopfvene injizieren (nicht Nabelvene wegen Thrombosegefahr!). Gleichzeitig langsamer Übergang auf eine Frühgeborenen-Nahrung. Atemnotsyndrome, hyaline Membranen und Hyperbilirubinämien entstehen so seltener, Ödeme bilden sich nicht. Die anfängliche Gewichtsabnahme ist minimal. Ohne Infusionstherapie übersteigt sie oft 10% des Geburtsgewichtes, das bei größeren Frühgeborenen nach 2 Wochen, bei kleineren nach 3 Wochen erreicht wird.

Unter den **Krankheiten der Frühgeborenen** kennen wir:

das *Atemnotsyndrom*. Es entsteht durch Mangel an Antiatelektasefaktor und erfordert rasche Behandlung auf einer Neugeborenen-Intensiv-Station (s. S. 36). Aber auch *Mekoniumaspiration* und nachfolgende *Pneumonie* bedrohen das Leben, denn es ist oft unmöglich, die Bronchien ausreichend abzusaugen.
Die *Hyperbilirubinämie* und der *Ikterus prolongatus* entstehen vor allem durch die Unreife der Leber und die dadurch bedingte mangelhafte Bildung der Glukuronyltransferase. Eine frühzeitige Phototherapie erübrigt fast immer eine Austauschtransfusion, die zur Vermeidung eines Kernikterus bei einem Bilirubinspiegel von 18 mg pro 100 ml notwendig würde; besteht aber eine Azidose, so muß das Blut schon eher ausgetauscht werden. Schwere allgemeine *bakterielle Infektionen* (s. S. 44) sind meist

nur an Untertemperatur, am mangelhaften Trinken und Gedeihen erkennbar. Schmerzäußerungen, Fieber und Leukozytose fehlen fast immer. Sie können leicht wegen der Abwehrschwäche aus kleinen Hauteiterungen entstehen.
Die *retrolentale Fibroplasie* entsteht besonders leicht, wenn die Sauerstoffkonzentration im Inkubator 40% übersteigt und dann plötzlich gesenkt wird, obwohl das Frühgeborene nicht zyanotisch ist. Im Glaskörper hinter der Linse entsteht durch ungeordnete Gefäßwucherungen eine Membran, die sich meist nicht zurückbildet. Die Kinder sind blind.
Die Frühgeborenenanämie erreicht ihren Höhepunkt um die 6.–8. Lebenswoche. Hämoglobinspiegel von 8 bis 9 g pro Prozent sind nicht selten. Als Zeichen einer guten Blutbildung findet man eine erhöhte Retikulozytenzahl. Eine kleine Bluttransfusion wird nur ausnahmsweise nötig sein. Da die Eisenvorräte von Frühgeborenen sehr gering sind, entwickelt sich im Anschluß an die Frühgeborenenanämie eine *Eisenmangelanämie*. Eine Eisenbehandlung von der 6. Lebenswoche an verhindert ihre Entwicklung.
Wegen des raschen Wachstums ist der Bedarf an Vitamin D hoch. Um eine *Rachitis* zu vermeiden, müssen ab der 2. Lebenswoche täglich 1000–1500 E gegeben werden. Eine Stoßbehandlung ist nicht so wirksam.
Leistenbrüche kommen bei Frühgeborenen oft vor und müssen operiert werden.
Nabelbrüche bedürfen keiner sofortigen Behandlung, weil sich die kleinen fast immer zurückbilden, während die großen (größer als eine Kirsche) auch dann später operiert werden müssen, wenn sie vorbehandelt wurden.

Die Ergebnisse der Frühgeborenenaufzucht hängen vom Geburtsgewicht und von der Ursache der vorzeitigen Geburt ab: z.B. haben Zwillinge bei gleichem Geburtsgewicht eine bessere Chance. Die statische und geistige Entwicklung vollzieht sich um so langsamer, je unreifer das Frühgeborene war, am auffälligsten, wenn das Geburtsgewicht unter 1000 g lag. Unter den Bedingungen einer modernen Neonatologie beträgt die Sterblichkeit etwa 20% bei weiter abnehmender Zahl von Dauerschäden! Dabei muß bedacht werden, daß zerebrale Schäden zu 90% durch schädigende Einflüsse während der Schwangerschaft entstehen und nur zu 10% durch perinatale Schäden. Insgesamt sind die Ergebnisse ermutigend – aber Vieles muß noch verbessert werden.

E. Die normale körperliche und seelische Entwicklung

In der befruchteten Eizelle ist die gesamte Information enthalten, die aus einer einzigen Zelle durch Zellteilung den komplizierten menschlichen Organismus nach einem bestimmten Bauplan entstehen läßt. Teils nebeneinander, teils nacheinander entstehen Gewebsverbände für spezielle Aufgaben, entwickeln sich Organe und mit ihnen Funktionen, die sinnvoll ineinandergreifen und sich wandeln, reifen, um den Organismus lebensfähig zu erhalten. Was aber aus dem Menschen werden wird, hängt nicht nur von seiner Erbsubstanz ab, sondern auch von der Summe aller Umweltfaktoren, die ihn vom 1. Lebenstag an beeinflussen. Diese **Prägung durch das Milieu** geschieht durch jeden Menschen, der mit einem Kind zu tun hat, auch durch jede Pflegeperson. Da durch falsches Verhalten dauerhafter Schaden angerichtet werden kann, ist es so wichtig, daß Kinder außerhalb der Familie nur von Menschen betreut werden, die eine besondere Ausbildung erhalten haben, seien es Lehrer oder Pflegepersonen in Heimen, die einen länger dauernden Einfluß haben oder z.B. Krankenschwestern, die mit Kindern meist nur kürzer zu tun haben.
Wenn bei vielen Gelegenheiten im Leben eines Menschen gefragt wird, ob er normal entwickelt ist, so wird man die äußere Gestalt, die körperliche und geistige Leistungsfähigkeit, sowie sein Verhalten in seiner Umgebung berücksichtigen müssen. Den Maßstab zur Beurteilung erhält man durch Untersuchung einer möglichst großen Zahl „normaler" Menschen unter vergleichbaren Bedingungen. Es wird immer und für alle Kriterien eine mehr oder weniger große Schwankungsbreite des Normalen geben. Dies zu bedenken ist ganz besonders wichtig bei der Beurteilung von Verhaltensweisen älterer Kinder und Jugendlicher, die auf der Suche nach ihrem „eigenen Weg" sind.

Die Einzelheiten werden nach der folgenden Einteilung besprochen:

1. *Die körperliche Entwicklung*
   Gewicht, Länge, Kopfumfang
   Akzeleration
   Entwicklung der Körperproportionen
   Entwicklung des Skeletts
   Entwicklung der Zähne
   Statisch-motorische Entwicklung
   Normale Pubertätsentwicklung
2. *Die seelische Entwicklung*
   des Neugeborenen
   des Säuglings
   des Kleinkindes
   des Schulkindes vor der Pubertät
   des Schulkindes während der Pubertät
   des Jugendlichen

1. Die körperliche Entwicklung

Reife männliche Neugeborene sind im Durchschnitt 3400 g schwer und 51 cm lang. Weibliche Neugeborene sind 100 g leichter und 1 cm kürzer. Die Streuungsbreite des normalen Geburtsgewichtes liegt zwischen 2500 g und 4500 g, die der normalen Länge zwischen 48 und 54 cm. Säuglinge werden im Liegen gemessen, auch unmittelbar nach der Geburt, nicht mit dem Kopf nach unten hängend. Ist ein Neugeborenes schwerer als 4500 g, so kann es sein, daß seine Mutter einen Diabetes hat oder in den nächsten Jahren bekommen wird. Das Geburtsgewicht steigt mit der Zahl der Geburten, die eine Frau gehabt hat.
Der Kopfumfang wird über Stirn und Hinterhauptbein gemessen und muß im Laufe des 1. Lebensjahres mehrfach kontrolliert werden, weil er infolge einer perinatalen Schädigung besonders schnell (Hydrozephalus) oder besonders langsam (Mikrozephalus) wachsen kann. Das normale Wachstum des Hirnschädels ist von der Entwicklung des Gehirns abhängig. Es wächst im 1. Lebensjahr sehr rasch, so daß der Kopfumfang um 12 cm zunimmt. Mit einer weiteren Zunahme des Umfangs von 10 cm ist die Kopfgröße des Erwachsenen erreicht. Die kleine Fontanelle zwischen Pfeil- und

Tabelle 5 Durchschnittsgrößen und -gewichte von Knaben und Mädchen*

Knaben			Mädchen	
kg	cm	Jahre	cm	kg
3,4	51,0	0	50,0	3,3
5,9	60,4	¼	59,4	5,5
7,9	66,9	½	65,4	7,3
9,3	71,9	¾	70,4	8,7
10,4	75,5	1	74,0	9,8
11,6	81,6	1½	80,0	11,3
12,6	86,6	2	85,4	12,4
14,4	95,5	3	94,3	14,1
16,4	103,0	4	102,3	16,0
18,5	110,0	5	109,5	18,0
20,9	116,7	6	116,3	20,2
23,3	122,9	7	122,3	22,8
25,9	128,0	8	127,4	25,5
28,7	133,3	9	132,6	28,3
31,7	138,2	10	137,7	31,6
34,9	143,0	11	143,2	35,5
38,1	147,5	12	149,2	40,0
42,8	153,5	13	155,3	45,1
48,4	160,4	14	159,5	49,9
54,7	167,0	15	162,3	53,5
60,5	172,4	16	163,7	55,9
64,2	174,9	17	164,4	57,0
66,1	176,3	18	164,9	57,4

Abweichungen um ± 1 Jahreszuwachs liegen im Bereich der normalen Streuung.

* Aus *Kinderheilkunde*, hrsg. v. Harnack. Berlin-Heidelberg-New York: Springer 1968.

Lambdanaht schließt sich meist im Laufe der ersten Lebenswochen, die große Fontanelle zwischen Pfeil- und Kranznaht mit 9–18 Monaten.
Das Gewicht wird auf die Körperlänge, nicht auf das Alter bezogen.
Nach dem raschen Wachstum im 1. Lebensjahr, wachsen die Kinder vom 3. bis 11. Lebensjahr gleichmäßig jährlich etwa 6 cm und nehmen etwa 2,5 kg an Gewicht zu. Der Pubertätswachstumsschub, die 2. Phase rascher Wachstumsgeschwindigkeit, beginnt durchschnittlich bei Mädchen mit 10 Jahren, bei Knaben mit 12 Jahren. Jeweils 6 Jahre später ist das Wachstum praktisch abgeschlossen. Bei der Feststellung der Norm bedenke man immer, daß große Eltern eher große Kinder, kleine Eltern eher kleine Kinder haben werden. Hat ein Elternteil einen besonders großen Kopfumfang, so können die Kinder abnorm große Köpfe haben.

Zur groben Orientierung dienen folgende Merkregeln:*

Tabelle 6 Merkregeln für Gewicht, Länge und Kopfumfang

Ein Kind wiegt bei der Geburt		3,3 kg	
Sein *Gewicht* hat sich	mit 4–5 Monaten verdoppelt	6,6 kg	
	mit 1 Jahr verdreifacht	10,0 kg	
	mit 6 Jahren versechsfacht	20,0 kg	
	mit 12 Jahren verzwölffacht	40,0 kg	
Ein Kind mißt bei der Geburt		50 cm	
Die *Länge* beträgt	mit 1 Jahr	75 cm	
	mit 4 Jahren	100 cm	
	mit 12 Jahren	150 cm	
			Zunahme um
Der *Kopfumfang* beträgt bei der Geburt		35 cm	
	mit 3 Monaten	41 cm	6 cm
	mit 6 Monaten	44 cm	3 cm
	mit 1 Jahr	47 cm	3 cm
	mit 3 Jahren	50 cm	3 cm
	mit 12 Jahren	53 cm	3 cm

* Aus *Kinderheilkunde*, hrsg. v. Harnack. Berlin-Heidelberg-New York: Springer 1968.

Als *Akzeleration* bezeichnet man die Entwicklungsbeschleunigung im Vergleich mit früheren Generationen. Die Geburtslänge hat sich in den letzten 100 Jahren nicht wesentlich geändert. Trotzdem sind die Einjährigen heute etwa 5 cm, die Sechsjährigen etwa 8 cm und die Zwölfjährigen etwa 12 cm größer als die Kinder vor 100 Jahren. Obwohl das Wachstum heute etwas früher endet, sind die Erwachsenen größer. Allein in den letzten 10 Jahren hat die Erwachsenengröße in Ländern mit hohem Lebensstandard um durchschnittlich 8 cm zugenommen. Nicht nur die körperliche und geschlechtliche Entwicklung ist beschleunigt (die Menarche tritt etwa 1–2 Jahre früher ein, als vor 100 Jahren), sondern auch die seelische. Durch die Entwicklungsbeschleunigung steigt meist auch die Leistungsfähigkeit. Die Akzeleration wird durch verschiedenartige Faktoren bewirkt: einer scheint der zunehmende Genuß eiweißhaltiger Nahrung zu sein.

Die *Entwicklung der Körperproportionen* im Laufe der ersten 25 Lebensjahre ist bedingt durch die unterschiedliche Wachstumsgeschwindigkeit einzelner Körperteile. Vor allem durch das Wachstum der Beine verschiebt sich der Mittelpunkt des Körpers nach unten und der Kopf wird verhältnismäßig klein (s. Abb. 3). Während der Pubertät entwickelt sich bei Knaben die Skelettmuskulatur besonders kräftig und bei Mädchen das subkutane Fettgewebe. Zusammen mit den übrigen *sekundären Geschlechtsmerkmalen* entsteht die männliche bzw. weibliche Körperform (s. Tab. 7).

Abb. 3

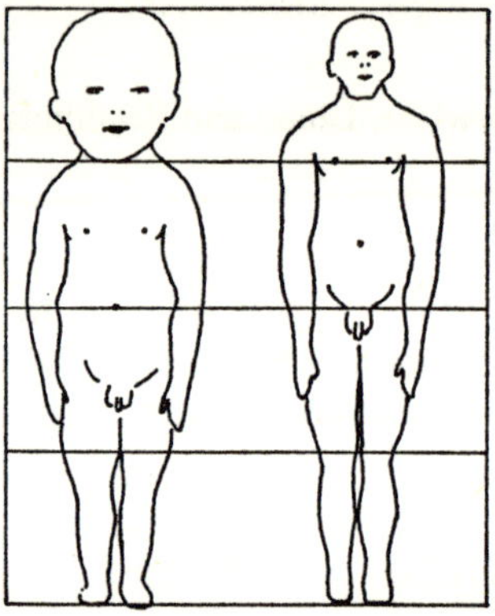

Neugeborenes *Erwachsener*

Änderung der Körperproportion von der Geburt bis zum Erwachsenenalter

Die Geschlechtsreife ist bei Mädchen mit der Menarche, bei Knaben mit dem ersten Samenerguß erreicht.

Die *Entwicklung des Skeletts* ist an all den Stellen des Körpers besonders leicht zu beurteilen, wo sich aus Knorpel – meist in der Nähe von Gelenken – Knochen entwickelt. Am genauesten und am einfachsten läßt sich das sogenannte Skelettalter an der Verknöcherung der Handwurzelknochen bestimmen. Auf einer Röntgenaufnahme der Hand erkennt man den Beginn der Verknöcherung (Knorpelgewebe ist nicht schattengebend) und die Entwicklung der Konturen der 8 Handwurzelknochen. Diese Entwicklung schließt mit der Pubertät ab.

Die *Entwicklung der Zähne* beginnt für die 20 Milchzähne in der 12. Schwangerschaftswoche, für die 32 bleibenden Zähne zur Zeit der Geburt. Die ersten Zähne – meist die unteren mittleren Schneidezähne – werden mit 5–8 Monaten sichtbar. Am Ende des 1. Lebensjahres sind alle 8 Schneidezähne durchgebrochen, kurz nach Ende des 2. Lebensjahres ist das Milchgebiß vollständig. Als erster bleibender Zahn kommt im Alter von 6 Jahren der Backenzahn Nr. 6. Die übrigen Zähne wechseln in etwa der gleichen

Tabelle 7 Normale Pubertätsentwicklung*

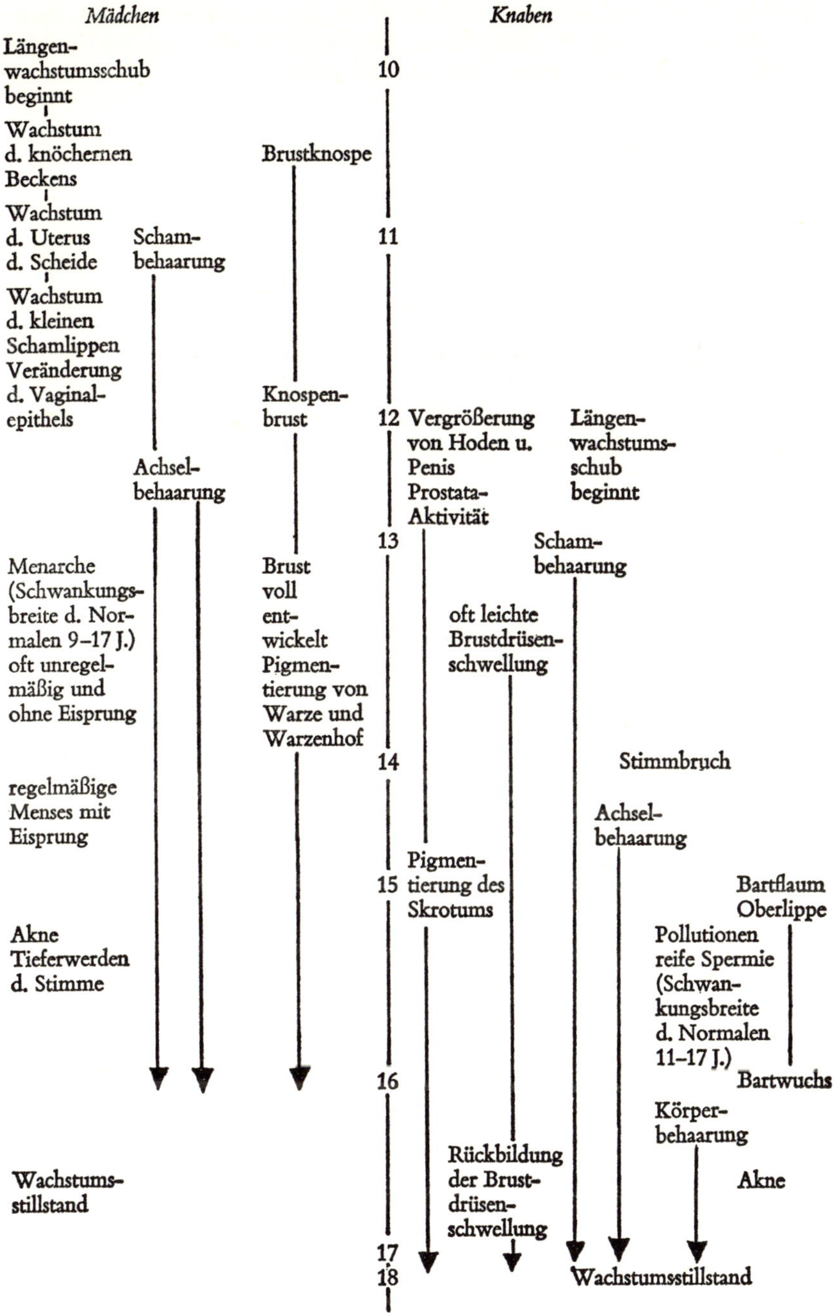

* Nach *Kinderheilkunde*, hrsg. v. Harnack. Berlin-Heidelberg-New York: Springer 1968.

Reihenfolge, wie die Milchzähne erschienen sind. Abgesehen von den hintersten Backenzähnen, den sogenannten Weisheitszähnen, deren Durchbruch unregelmäßig erfolgt, ist das bleibende Gebiß mit etwa 12 Jahren vollständig.

Abb. 4 *Reihenfolge des Durchbruchs* *Alter beim Durchbruch*

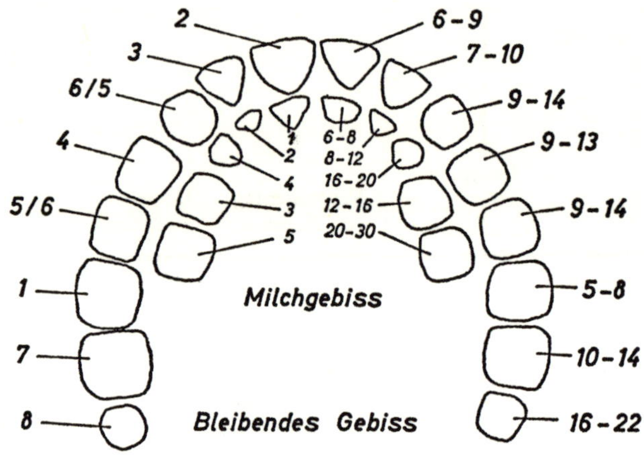

Milchgebiss und bleibendes Gebiss mit Reihenfolge des Durchbruchs und Alter beim Durchbruch des Zahnes

Die statisch-motorische Entwicklung

Das gesunde, reife Neugeborene kann in Bauchlage seinen Kopf so bewegen, daß die Atemwege frei bleiben. Die Bewegungen sind ungerichtet. Mit etwa 4 Monaten greift der Säugling nach Gegenständen, mit 6–8 Monaten sitzt er frei, mit 9–12 Monaten steht er, wenn auch meist nur mit Unterstützung. Mit 1–1½ Jahren kann das Kind frei laufen. Die Schwankungsbreite des Normalen ist beträchtlich. Aber auch Entwicklungsverzögerungen noch innerhalb der jeweiligen Zeitspanne können auf einen Schaden hinweisen. Je früher die Diagnose gestellt wird und je eher eine entsprechende Behandlung eingeleitet wird, desto günstiger ist die Prognose.

2. Die seelische Entwicklung

Je jünger das Kind ist, desto enger hängt die statisch-motorische Entwicklung mit der geistig-seelischen Entwicklung zusammen. Je größer die körperlichen Fähigkeiten und damit der Aktionsradius werden, desto intensiver und vielfältiger beeinflußt die Umwelt die seelische Entwicklung des Kindes.
Die Kindheit kann in Altersabschnitte unterteilt werden:

Die Neugeborenenperiode dauert bis zum Ende der 4. Lebenswoche. Es folgt bis zum Ende des 1. Lebensjahres das Säuglingsalter und bis zur Einschulung das Kleinkindesalter. Das Schulalter und die Pubertät schließen sich an.
Die seelische Entwicklung soll entsprechend diesen Altersabschnitten besprochen werden, obwohl sie kontinuierlich abläuft und eine klare Abgrenzung der einzelnen Entwicklungsphasen nicht möglich ist.
Das *Neugeborene* hat meist nur *eine* Beziehungsperson, die Mutter, mit der es beim Stillen und Baden durch intensiven Haut- und Schleimhautkontakt verbunden ist. Diese enge Verbindung ist für die Mutter und das Neugeborene, dessen Bedürfnisse durch den Kontakt mit dem Mund am wirksamsten befriedigt werden können, wichtig. Das Neugeborene kann sein Wohlbefinden nicht äußern, der Beobachter schließt es aus dem ruhigen Schlaf. Unbehagen ist am Schreien eindeutig zu erkennen. Alle Lebensvorgänge laufen unbewußt, d.h. triebhaft und reflektorisch ab. So ist das Neugeborene schutzlos und auf Hilfe von außen angewiesen.
Bald nach Ablauf der Neugeborenenperiode beginnt der *Säugling* zu lächeln, es ist das erste Anzeichen einer angenehmen Empfindung des Kindes und wird im Laufe einiger Wochen leichter und häufiger zu beobachten sein. Im engen Kontakt mit der Mutter entwickeln sich im Laufe des 1. Lebensjahres weitere Äußerungen des Wohlbefindens. Bis etwa zum 7. Monat reagiert der Säugling auf Zuwendung „positiv", unabhängig davon, welche Person sich ihm zuwendet. Von da ab erkennt er den kleinen Kreis der vertrauten Menschen und neigt dazu, jeden abzulehnen, der nicht zu diesem Kreis gehört; auch zunächst den Vater, wenn dieser zufällig 1 oder 2 Wochen während dieser Erkennungsphase nicht zu Hause ist. Die Ablehnung äußert der Säugling durch angstvolles Schreien. Aber nicht nur durch „fremde" Menschen werden in dieser Zeit Ängste ausgelöst, sondern auch durch andersartige Kopfbedeckung (z.B. Lockenwickler) der sonst wohlbekannten Mutter oder einfach durch die Abwesenheit der Mutter, sowie durch fremde Umgebung: man spricht vom „Fremdeln". Die Ängste dieses Alters müssen ernstgenommen und nach Möglichkeit vermieden werden.

Wiederholungen können die Angst des Säuglings verschlimmern, es kann Wochen dauern, ehe sich der Säugling an die beängstigende Situation gewöhnt hat. In sehr engem Zusammenhang damit scheinen auch die nächtlichen Angstschreie zu stehen, die in diesem Alter beginnen können und möglicherweise durch ein traumhaftes Nacherleben einer Angstsituation während des Wachseins verursacht werden. Im späteren Leben können solche Ängste zur Entwicklung von Verhaltensstörungen beitragen.

Mutter und Kind gehören zusammen und beide bedürfen der schützenden Hand des Vaters und des damit verbundenen Gefühls der Sicherheit.
Wächst ein Säugling *mutterlos* auf, so wird er sich nur dann „normal" entwickeln, wenn seine Umwelt nur aus einer oder zwei „Beziehungspersonen" besteht, und diese sich liebevoll mit ihm beschäftigen.

Entwicklungsstörungen können beim Kind entstehen:
bei länger andauernder Trennung von Mutter und Kind innerhalb der ersten 3 Lebensjahre und bei innerlicher Trennung von Mutter und Kind trotz körperlicher Nähe, also dann, wenn die Mutter ihr Kind ablehnt.

Gleichermaßen wichtig für Eltern wie für Pflegepersonen ist die Tatsache, daß Säuglinge nicht dressierbar sind. Es ist also sinnlos und falsch, die Reinlichkeitserziehung wie eine Dressur schon mit 6 oder 7 Monaten beginnen zu wollen, auch dann nicht, wenn der Säugling schon frei sitzen kann.

Im Anfang des folgenden Lebensabschnittes lernt das *Kleinkind* laufen. Damit wächst seine Möglichkeit, sich räumlich zu orientieren. Es wachsen aber auch die Gefahren, die mit der Eroberung der Umgebung verbunden sind (Unfälle). Zeitliche Zusammenhänge erkennt das Kind erst vom 4. Lebensjahr an. Das Gedächtnis nimmt bis zum Ende des Kleinkindesalters rasch zu, so daß das Kind noch vor der Einschulung ein kurzes Kinderbuch „vorlesen“ kann, wenn es ihm genügend oft vorgelesen worden ist. Wenn das Kind im Alter von etwa $1\frac{1}{2}$ Jahren auch nur wenige Worte sprechen kann, so ist sein Sprachverständnis doch schon so gut, daß Erwachsene sich nicht mehr in Anwesenheit des Kindes über das Kind unterhalten sollten.
Das *Fragealter* von etwa 2 bis 4 Jahren fordert von den Erwachsenen viel Ausdauer und Geduld, denn alle Fragen sollten korrekt und für das Kind verständlich beantwortet werden, auch die Frage, wo denn die kleinen Kinder herkämen.
Während des ganzen Kleinkindesalters spielt das *Imitationsbedürfnis* der Kinder eine große Rolle. Die Kinder beobachten genau und manche Eltern könnten mit weniger Strafe auskommen, wenn sie selbst ein besseres Beispiel gäben.

Gelegentlich fragen Eltern, ab wann ein Kind seine Zähne putzen soll. Sieht das Kind regelmäßig, daß sich die Eltern die Zähne putzen, wird es bald selbst den Wunsch haben, es auch tun zu dürfen.

Auch bei der *Erziehung zur Sauberkeit* kann man das Imitationsbedürfnis der Kinder ausnutzen; sie sollten also sehen, wie die Eltern das Klo benutzen. Mit Hilfe eines speziellen Einsatzes können auch kleine Kinder das Klo der Erwachsenen benutzen. Da auch Eltern keinen Topf benutzen, ist die Verwendung des Topfes für Kinder nicht so selbstverständlich, wie man es vielfach glaubt. Im allgemeinen werden Kinder im 3. Lebensjahr sauber und im 4. Lebensjahr trocken. **Unter keinen Umständen darf ein Kind länger als 5 Minuten auf dem Topf sitzen.**
Bereits gegen Ende des Säuglingsalters beginnt nicht selten *der Kampf ums Essen* zwischen Mutter und Kind, der in vielen Fällen bis ins Schulalter und sogar darüber hinaus andauert, und der immer zuungunsten der Mutter ausgeht. In der Regel weiß ein gesundes Kind, wieviel es essen muß, es sollte nie zum Essen gezwungen werden! Die Mutter bestimmt, *was* das Kind essen soll, das Kind bestimmt, *wieviel* es davon essen will! Etwa mit 4 Jahren kann sich das Kind bei Tisch selbst bedienen. Solange kein grober Ernährungsfehler gemacht wird (einseitige Ernährung), sollen Wünsche des Kindes berücksichtigt werden.
Um das 3. Lebensjahr versucht das Kind in der *Trotzphase* seine eigenen Grenzen und die seiner Umgebung zu finden. Der Trotz darf weder mit Schlägen noch mit anderen Mitteln gebrochen werden. Es ist gut, eine Trotzsituation nur wenig zu beachten. Liebevolles Verständnis einerseits und gelassene Beharrlichkeit andererseits helfen dem Kind, diese Phase zu überwinden.

Mit Lob erreicht man mehr als mit Strafen.

Im 2. Lebensjahr *spielen* viele Kinder nur kurz mit *einem* Spielzeug und häufig ist die Freude am Zerstören größer als am Aufbauen. Vom 3. bis 4. Lebensjahr an bis ins Schulalter hinein, können viele Kinder stundenlang ausdauernd und voller Phantasie spielen, bauen, malen und sie verstehen nicht, daß beispielsweise das Essen so wichtig sein kann, daß deshalb das Spiel unterbrochen werden muß. Das Spielzeug soll die Phantasie anregen, deshalb sollte automatisches Spielzeug vermieden werden. Spielzeug aus Blech ist wegen Verletzungsgefahr in Krankenhäusern verboten. Systematische Anleitung zum Spiel vermitteln gute Kindergärten, die vom 4. Lebensjahr an, den Kindern helfen, sich in die Gemeinschaft von Kindern einzuordnen. Anders als bei der unbeaufsichtigten Straßengemeinschaft kann sich das Kind nicht den sozialen Forderungen entziehen, es kann nicht einfach nach Hause laufen. Die Einführung eines Schulkindergartens für alle Kinder 1 Jahr vor der Einschulung ist wünschenswert.

Nach dem Besuch eines Kindergartens fällt es dem normal intelligenten *Schulkind* leichter, sich nach den Regeln der Schule zu richten, z.B. still zu sitzen und sich einzuordnen; Kinder ohne Kindergartenerfahrung finden es schwieriger, Einzelkinder – auch Kinder, deren Geschwister 6 Jahre jünger oder älter sind – müssen gelegentlich aus der Schule herausgenommen und 1 Jahr später wieder eingeschult werden. Die Anforderung an die Konzentrationsfähigkeit des Schulkindes wird vom Lehrer altersentsprechend gesteigert. Gleichzeitig wächst der Wunsch des Kindes zu lernen; es fordert zunehmend neue Information, es möchte so werden, wie seine Eltern, von denen es glaubt, daß sie alles wissen und können. Vielen Kindern fällt es schwer, auf einen Teil der Spielzeit zu verzichten, der für die Schulaufgaben notwendig ist. Intensives, konstruktives Einzelspiel wechselt periodisch und je nach Veranlagung mit begeistertem Gruppenspiel. Freundschaften können rasch wechseln; so intensiv heute ein bestimmtes Kind abgelehnt wird, so intensiv wird morgen der Wunsch nach seiner Nähe sein. Vom 8. bis 9. Lebensjahr an spielen Jungen und Mädchen nicht mehr miteinander, ihre Interessen sind zu unterschiedlich.

Mit dem Beginn der Schulzeit entwickelt sich das Schamgefühl. Es sollte soweit wie möglich respektiert werden, auch in Krankenhäusern.

Freilich werden Kinder wohl selten protestieren, wenn sie sich vollständig entkleiden müssen, aber dem aufmerksamen Beobachter wird es nicht entgehen, wie schwer es manchem Kind fällt, und er sollte darauf Rücksicht nehmen. Jungen und Mädchen sollten aus diesem Grund nicht mehr in *einem* Krankenzimmer liegen. Die Temperatur sollte besser nicht mehr rektal gemessen werden. Grundsätzlich sollte man bei Kindern *mindestens* so rücksichtsvoll sein, wie bei Erwachsenen!

Für den Aufenthalt von Kindern im Krankenhaus gibt es noch folgendes zu bedenken: Mit dem Beginn des Schulalters, oft schon etwas früher, ist das Kind fähig, Erklärungen, Begründungen zu verstehen. Man sollte sich deshalb mindestens ab dem 5. Lebensjahr geduldig bemühen, die Notwendigkeit bestimmter pflegerischer oder ärztlicher Eingriffe in verständlicher Form zu erläutern. Es ist immer wieder erstaunlich, wie dann auch schmerzhafte Eingriffe gut toleriert werden. Viele Kinder schreien und wehren sich nur aus Angst vor dem Unbekannten.

Mädchen beginnen etwa mit 10, Jungens etwa mit 12 Jahren beschleunigt zu wachsen: man spricht von *Präpubertätswachstumsschub*. Er zeigt an, daß in wenigen Monaten die ersten körperlichen Zeichen der beginnenden Pubertät zu erwarten sind.

In dieser Zeit lassen Knaben und Mädchen langsam ihre Kindheit zurück und es beginnt eine Periode der inneren und äußeren Unruhe, die etwa 2 Jahre später ihren Höhepunkt erreicht.

Der Beginn der *Pubertät* zeigt sich an der langsam zunehmenden Oppositionshaltung gegenüber allen Erwachsenen einschließlich der Eltern. Das Kind erkennt, daß die elterlichen Fähigkeiten begrenzt sind und schießt dabei leicht über das Ziel hinaus, indem es nun seine eigenen Fähigkeiten überschätzt. Im ständigen Auf und Ab seiner Empfindungen lernt das zum Jugendlichen heranreifende ältere Schulkind seine eigenen Grenzen und Möglichkeiten erkennen – ähnlich wie in der Trotzphase des Kleinkindesalters – und mit dem Ende der Flegeljahre entsteht ein neues Verhältnis zu den Eltern, das spätestens jetzt mehr auf Verstehen als auf Gehorsam aufgebaut ist.

In dieser stürmischen Phase entstehen bisher unbekannte Kräfte, vor allem beim Jungen.

Tabelle 8a

Wichtige Verhaltensmerkmale im 1. Lebensjahr

(Zusammengestellt nach GESELL 1962, 1964; BÜHLER-HETZER; BRECKENRIDGE-VINCENT; HELLBRÜGGE-LANGE, RUTENFRANZ)

Alter	Motorik	Feinmotorik	Schlafen und Wachen	Sinnesorgane	Sprache	Sozialer Kontakt
Neugeborene	Einzelbewegung (100 pro Minute) Massenbewegung (60 pro Minute) Moro-Reflex	spontane Greifbewegungen, Affenhand (Griff mit 4 Fingern)	Schlafen und Wachen über Tag und Nacht gleich, in kurzen Perioden Schlafdauer 16 bis 18 Std/die. Schlaf durch Hunger leicht zu stören	reagiert auf nasse Windel, auf Hautreize, auf extreme Licht- und Geräuscheinwirkungen	unbestimmte indirekte Äußerungen	soziale Bezogenheit ausschließlich über Reize der Haut und Schleimhäute
1 Monat	hebt vorübergehend, auf dem Bauch liegend, den Kopf, Seitenlage von Kopf und Arm	Hände wie zur Faust geschlossen, schließen sich bei Berührung, läßt Spielzeug sofort fallen, Griff mit 4 Fingern (ohne Daumen) = Affengriff	4—5 Schlafperioden in 24 Std über Tag und Nacht noch weitgehend gleich, Nachtschlaf überwiegt, Schlafdauer ca. 15 Std/die, nächtliche Fütterung verhindert Nachtschreien	reagiert auf optische und akustische Reize durch Hinwenden des Kopfes, sucht Licht des Fensters	wenige Kehllaute, schnorchelnde Geräusche bei Nacht	soziale Bezogenheit vorwiegend über Hautreize (Wohlbefinden im warmen Bad, Beruhigung durch Stillen, Aufnehmen und körperliche Berührung)
2 Monate	hebt den Kopf in Bauchlage hoch		Ausdehnung der nächtlichen Schlafperiode, Schlafdauer ca. 14 Std/die, bevorzugt Wachsein am Tage	lauscht auf Geräusche und Töne, lernt mit den Augen fixieren		Beginn einer freudigen Reaktion beim Anblick der Mutter
3 Monate	Freude am Strampeln, kann sich auf den Bauch drehen, steckt Zehen in den Mund	versucht mit den Fingern zu greifen	tagsüber gesteigerte Aktivität, ausgedehnter Nachtschlaf (10 Std/die), Schlafdauer ca. 13—14 Std/die, Dauer des Mittagsschlafes $1^1/_2$ Std, gegen 5.00 Uhr früh 40% wach	fixiert bewegte Gegenstände, verfolgt sie mit den Augen, betrachtet einen Gegenstand in seiner Hand, schaut die Hände vor seinem Gesicht an	zufälliges Auftreten von Lallen	reagiert mit Lächeln, wenn ihm ein Gesicht frontal zugewendet und bewegt wird
4 Monate	symmetrische Haltung, sitzt mit Unterstützung kürzere Zeit	betätigt die Arme, wenn es einen Gegenstand sieht, kann kratzen und greifen, hält mit 4 Fingern ohne Daumen und mit der Handfläche einen Gegenstand, schlägt Hände zusammen		nimmt Umgebung in Augenschein, blickt von der einen Hand zum Gegenstand, bemerkt kleine Kugeln auf dem Tisch, lauscht der menschlichen Stimme	gluckst, gurrt bei Zufriedenheit, Plappern und Schreien, in rascher Folge sich ablösend	bemerkt menschliche Stimmen, erkennt seine Mutter, lächelt seine Mutter an

Tabelle 8 a (Fortsetzung)

5 Monate	hält Kopf im Sitzen aufrecht, streckt Arm, auf dem Bauch liegend, aus	greift bei Berührung nach Gegenständen auf dem Tisch	deutlicher Unterschied des Nachtschlafes von Tagwachen, Nachtschlaf zwischen 19.00 und 5.00 Uhr (10 Std), Nickerchen am Vor- und Nachmittag von jeweils 1—$1^1/_2$ Std, Gesamtschlafdauer 13—14 Std/die	fixiert eine kleine Kugel, verfolgt, auf dem Rücken liegend, ein verlorengegangenes Spielzeug, vermag Farben zu unterscheiden	beschäftigt sich morgens und abends mit Lautbildung	weint, wenn Menschen von ihm fortgehen
6 Monate	rollt aus der Rükkenlage in die Bauchlage	beginnt mit dem Daumen zu greifen, noch geringe Fingerfertigkeit		unterscheidet Flasche von Gummipuppe	Konsonant „m—m" wird beim Schreien hörbar	Nachahmen von fröhlichen und erzürnten Gesichtsausdrücken
7 Monate	sitzt kurz allein, macht Anstrengungen, selbst zu stehen, strampelt fest	sehr beschäftigt mit den Händen, rappelt und schüttelt mit Spielzeug, greift mit der ganzen Hand, nimmt Spielzeug von der einen in die andere Hand	Wachen ausschließlich am Tag, Schlafen in den Nachtstunden zwischen 18.00 und 6.00 Uhr, in der Frühe sind um 5.00 Uhr 30% der Kinder wach, Mittagsschlaf von $1^1/_2$—2 Std zwischen 13.00 und 15.00 Uhr, Gesamtschlafdauer 12 bis 14 Std/die	betrachtet Gegenstände außerhalb seiner Reichweite, beobachtet neue Dinge seiner Umgebung	spricht mit seinem Spielzeug, Freude an der Lautbildung	aktives Kontaktsuchen, Angst beim Anblick von Fremden („Fremdeln")
8 Monate	dreht sich in Bauchlage	hält einen Gegenstand fest, greift nach ihm, zerbeißt, kaut und betrachtet Spielzeug		betrachtet und greift nach einem Gegenstand, schließt die Augen, wenn man einen Gegenstand an sein Gesicht bringt	bringt selbständig unartikulierte und hohe Quietschtöne heraus	organisiertes Versteckspielen
9 Monate	sitzt allein, richtet sich von allein wieder auf	steckt zwei Würfel ineinander, ißt selbständig Keks		schreit, um auf sich aufmerksam zu machen, oder wenn es gereizt oder behindert wird		fröhlich im Kreise der Familie, Fremden gegenüber scheu
10 Monate	zieht sich am Seitengeländer des Bettchens auf die Füße hoch, kriecht	hebt durch Zangen-Spreiz-Griff mit dem Daumen und Fingern einen Gegenstand hoch, läßt ihn ungeschickt fallen		beobachtet während des Spielens im Wagen gelegentlich seine Umgebung		hat Freude an der Familiengruppe, ist am liebsten mit einem Menschen allein, lenkt Aufmerksamkeit des Erwachsenen auf sich

Tabelle 8a (Schluß)

Alter	Motorik	Feinmotorik	Schlafen und Wachen	Sinnesorgane	Sprache	Sozialer Kontakt
11 Monate	dreht sich im Sitzen	nimmt Spielsachen vom Tisch auf den Stuhl, kann leicht loslassen	Aufwachen zwischen 5.00 und 7.00 Uhr, Mittagsschlaf 2—3 Std, Schlafdauer etwa 12 Std/die	beobachtet Autos, Hunde, Fußgänger	plappert Mama, Papa, Nana, Dada in verschiedenen Tonhöhen	spielt Kuckuck, da—da, ziemlich ängstlich in fremder Umgebung, reagiert auf seinen Namen und auf „nein, nein" (Verbot)

Tabelle 8b

Wichtige Verhaltensweisen im Kleinkindesalter

(nach Angaben von Bühler-Hetzer; Gesell 1962; Watson-Lowrey; Hellbrügge-Lange-Rutenfranz)

Alter	Motorik einschließlich Feinmotorik	Sprache	Spiele	Wahrnehmen der Umwelt	Sozialer Kontakt
1 Jahr	kriecht Stufen hinauf, geht an der Hand, steht für einen Augenblick allein, kann ein Kügelchen mit den Fingern halten	kann außer „Papa" und „Mama" 2 Wörter sprechen	turnt im Laufstall, zieht sich am Gitter hoch, tappt herum, legt ein Spielzeug in ein Gefäß und holt es wieder heraus	beobachtet vom Wagen aus Autos, Fußgänger, Hunde, betrachtet aus dem Fenster in Bewegung befindliche Autos, Bäume	unterschiedslose Zuneigung, wiederholt Dinge, über die man lacht, schreit, um auf sich aufmerksam zu machen, will manches selber tun
$1^1/_2$ Jahre	läuft allein, klettert auf den Stuhl, blättert mehrere Seiten zusammen in einem Buch um	Wortschatz: 10—20 Wörter, reagiert auf „winke-winke", „da", „eia", „Auto", unterstützt seine Wörter durch Gesten	wechselt gern das Spielzeug: Puppe, Teddy, Töpfe, spielt gerne allein, kurze Aufmerksamkeitsspanne, baut einen Turm aus 4 Bauklötzen, spielt mit dem Ball im Stehen	kurze Aufmerksamkeitsspanne, beobachtet die Tätigkeit Erwachsener, ahmt sie nach, betrachtet vom Fenster Leute, Flugzeuge usw.	wird zur Mutter liebevoller, drückt Puppe ans Herz, freut sich über „Kuckuck"-Spielen, Verstecken, roh im Umgang mit Kindern und Tieren, tritt, stupst, zieht sie
2 Jahre	läuft, ohne hinzufallen, geht mit Beinnachziehen die Treppe hinauf, setzt Spielzeug zusammen, kann eine Seite im Buch umblättern, den Türknopf drehen	spricht Sätze mit 3 Wörtern, Wortschatz: 100 bis 200 Wörter, benutzt manchmal Pronomen	beginnt ausdauernder zu spielen, spielt gerne mit Wagen, Autos und Rädern in Sand und Wasser	freut sich über einen in Bewegung befindlichen Gegenstand, findet ein Bild in einem Bilderbuch wieder	erkennbare Zuneigung zur Mutter, nicht eifersüchtig auf Spielzeug anderer, schlägt Kinder auf den Kopf, Annäherung an andere Kinder, umarmt sie zu fest, schlägt, klapst oder beißt sie u. U.

Tabelle 8 b (Fortsetzung)

$2^1/_2$ Jahre	geht auf Zehenspitzen, rennt beim Spaziergang vorwärts und bleibt zurück, malt vertikale und horizontale Linien	Wortschatz: 500 Wörter, benutzt die Sprache zu Selbstgesprächen, verwendet erstmalig „ich" „mich", „du"	macht einfache Bauten aus Bauklötzen, spielt gerne gleichzeitig mit mehreren Spielsachen, trennt sich nicht gerne von seinem Spiel	beobachtet von fern Autos und Eisenbahn, kennt bestimmte Dinge auf einem vertrauten Wege wieder, lauscht einfachen Erzählungen	Zuneigung in Form von Kußzeremonien, extreme Angriffslust gegen fremde und andere Kinder, macht vielfach Gegenstände entzwei, besteht auf festen Zeremonien, Eifersucht auf jüngere Geschwister
3 Jahre	kann kurze Zeit auf einem Fuß stehen, steigt mit beiden Beinen nacheinander die Treppen hinauf, kann einen Kreis nachmalen, einige Knöpfe aufknöpfen, Schuhe anziehen	fließende und sichere Sprachbeherrschung, läßt sich mit Worten lenken, interessiert sich für neue Wörter, beginnt mit $3^1/_2$ Jahren zu stottern	folgt beim Spiel seiner Phantasie, bleibt längere Zeit mit demselben Gegenstand beschäftigt	„kann Bilder in einem Buch lesen", beobachtet Tätigkeit der Mutter in der Küche, schaut bei Baustellen zu, kann einen Kreis nachmalen	freundlich, hilfreich, entgegenkommend, beginnt mit anderen Kindern zu spielen, weniger eifersüchtig auf jüngere Geschwister, körperliche Aggressivität läßt nach, dafür mehr Schimpfworte
4 Jahre	macht Sprünge auf der Treppe, übt gern Gleichgewicht, beansprucht mehr Raum, zeichnet Gegenstände mit wenigen Einzelheiten, kann ein Quadrat abzeichnen, benutzt Schere, bindet Schuhe	Wortschatz: über 1500 Wörter, erzählt Geschichten, fragt unentwegt „warum", „wie", gebraucht Schimpfworte, viele grammatikalische Fehler, kann 5 Richtungen voneinander unterscheiden	zeichnet gerne, entwirft mit Puppen und Baukasten Szenen aus dem Leben, läßt Werke bewundern, spielt Erwachsenenrollen	erkennt einzelne Buchstaben, kann ein Quadrat abzeichnen, kann eine oder mehrere Farben bestimmen	will mit anderen Kindern spielen, streitsüchtig, meidet Erwachsene, ungeduldig gegenüber jüngeren Geschwistern, eifersüchtig, wenn Vater und Mutter zusammen sind, Aggressivität vorwiegend in Worten
5 Jahre	hüpft und springt von einem Fuß auf den anderen, kann auf einem Fuß länger als 8 sec stehen, klettert auf Zäune, springt vom Tisch herab, zeichnet Menschen mit Kopf und Körper	Wortschatz: über 2000 Wörter, spricht grammatisch einigermaßen richtig, fragt: „wie schreibt man", definiert einfache Wörter	zeichnet nach seiner Vorstellung, zeigt mehr Ruhe und Ausdauer beim Spiel, spielt selbständig, Mädchen: mit Puppen, Haushaltsgegenständen, Knaben: mit Autos, Lastwagen, Bauklötzen, Kriegsspiele!	kennt 4 Farben, ein 5-Pfennig- und ein 10-Pfennigstück	angewiesen auf Gesellschaft und Unterstützung Erwachsener, starkes Familiengefühl, stolz auf die Mutter, weniger aggressiv, gelegentlich Koller, stampft mit den Füßen, knallt mit den Türen, bittet bei schwierigen Aufgaben um Hilfe, wenn notwendig

Tabelle 8 c **Verhaltensmerkmale jüngerer Schulkinder**
(nach Angaben von GESELL, 1958, 1964; WATSON-LOWREY)

Alter	Bewegung und Spiel: Jungen	Bewegung und Spiel: Mädchen	Affekte	Intellekt	Besitzdenken	Familie
6 Jahre	wildes Spielen, Klettern, Schaukeln, Interesse für Rollschuhe, Radfahren und ähnliche Spiele, fernerhin: Cowboy Räuber Gendarm	Spiel mit Puppen, erweitert durch Koffer, Mobilar usw.	schreit schnell los, weint bei Geringfügigkeiten, tapfer bei echten Verletzungen (kleiner „Schreihals")	Warum-Fragen, erfaßt Zusammenhänge, bekommt Zeitgefühl, großes Interesse für Zauberei, Märchen, lernt Wörter und Wortzusammenhänge lesen, Schreiben: häufig Verdrehungen in der Horizontalen, Buchstaben groß und ungleich, rechnet in Einern, Zehnern und Fünfern	hat gern Besitz, zeigt ihn in der Schule, verstreut seine Sachen im ganzen Haus, macht sie entzwei, weiß nicht, wo sie geblieben sind, sammelt zufällig alles Mögliche, eifersüchtig auf Besitz anderer	Eltern geben Maßstab für Gut und Böse, liebt oder haßt die Mutter, zunehmender Einfluß des Lehrers
7 Jahre	starkes Interesse für Schwimmen, lebhaftes Spiel im Freien, Laufen, Raufen, Auf-die-Bäume Klettern	Hopsen, Seilspringen, Rollschuhfahren	wechselnde Stimmung, weint bei scharfem Anreden oder einem kleinen Klaps, lernt in wesentlichen Dingen sich zusammennehmen	benutzt Zeitbegriffe, gute Beobachtungsfähigkeit, Leistung in der Schule abhängig von der Beziehung zum Lehrer, Schrift: groß, ungeschickt, liest oft mechanisch ohne Sinnerfassung, Vorliebe für Rechenspiele	geht mit manchen Gegenständen achtsamer um, besonders Mädchen mit ihrer Kleidung, tauscht und sammelt alles Mögliche, wachsendes Interesse für Geld	kommt mit Mutter und Vater gut aus, Mädchen schließen sich gern dem Vater an, stolz auf Zuhause, ziehen es anderen Familien vor, Eifersucht auf Geschwister, ältere werden bewundert
8 Jahre	macht Unterschied zwischen Arbeit und Spiel, Interesse an Gruppenspiel, Handball, Fußball, rennt wild umher, jagt, ringt, Absonderung der Knaben vom Spiel der Mädchen		empfindlich, leicht verletzt, besonders durch achtlose Worte, dramatisiert eigene Empfindungen	kennt Himmelsrichtungen, „rechts", „links", eidetische Begabung, liest noch laut, Anfänge von Geheimsprache, begreift Ursache-Wirkungs-Zusammenhänge, Rechnen: Multiplizieren, Dividieren	Interesse an Eigentum, will eigenen Aufbewahrungsplatz, leiht sich von anderen etwas aus und gibt es beschädigt zurück, sammelt Bildserien	wird unstet, bleibt ungern zu Hause, mag keine Hilfeleistungen im Haushalt, lieber außerhalb, Mutter steht im Mittelpunkt der Familie, Fremden gegenüber ungezwungen
9 Jahre	spielt und arbeitet so heftig, daß häufig vor Erschöpfung aufgegeben werden muß, beliebter Sport im Freien: Bergabfahren mit dem Rad, Schwimmen, Schlittschuhlaufen; balgen häufig miteinander	spielen mit Puppen	weint aus Ärger, Übermüdung, Verletztsein	willensgesteuerte Aufmerksamkeit, Vorliebe für technisch-praktische Betätigung, liest jetzt leise, gern Tier- und Abenteuerbücher, Sprachbeherrschung, schreibt schnell und gewandt, Interesse für Rechts-Abstrakta	Jungen interessieren sich allgemein für Geld und Tausch, weniger für Taschengeld	ist liebevoll zu den Eltern, prahlt mit ihnen, ärgert sich aber auch über sie

Tabelle 8 a **Aspekte und Verhaltensmerkmale während der Pubertätsentwicklung** (nach Angaben von GESELL 1958; WATSON-LOWREY)

Alter	Körperliche Aspekte		Bewegung und Spiel		Affekte	Besitzdenken	Familie
	Jungen	Mädchen	Jungen	Mädchen			
10 Jahre	Jungen und Mädchen sind im Durchschnitt gleich groß		noch starker Bewegungsdrang, auf die Bäume klettern		eine der glücklichsten Altersstufen, selten traurig, weint kaum	an Geld nicht interessiert, gibt es leicht aus, sammelt systematisch	fühlt sich mit der Familie eng verbunden, vertrauensvolles Verhältnis zur Mutter, verehrt den Vater, streitet mit jüngeren Geschwistern
	kräftiger Körperbau, Abrundung der Konturen an Kinn, Hals, Brust	deutlicher Längenwachstumsschub, Brustknospenentwicklung, erste Schamhaare	Wettrennen, Wettfahren, Cowboyspiel, „Unsinnmachen"	Seilspringen, Rollschuhlaufen, Hopsen			
11 Jahre	durchschnittlich 80% der Erwachsenengröße, erhebliches Knochenwachstum, Wachstum von Testis und Penis	durchschnittlich 90% der Erwachsenengröße, zunehmende Brustentwicklung, auffällige Beckenverbreiterung	Radfahren		tränenreichste Altersstufe zwischen 10 und 16, Hauptursache: Wut und Enttäuschung	Freude am Taschengeld, durch gelegentliche häusliche Dienstleistungen aufgebessert	starker Familiensinn, gegenüber Mutter und jüngeren Geschwistern grob und widerspenstig, Mädchen neigen zu Streit mit Eltern
			Indianer-Räuber-Spiel	manchmal noch Lust am Rollschuhlaufen, Hopsen, Seilspringen			
12 Jahre	erste Schamhaare, deutlicher Längenwachstumsschub	starker Wachstumsschub, anovulatorische Menses, Axillarbehaarung	klettern auf Bäume, spielen Fußball, Hockey, veranstalten Wettspiele usw.	verlieren Interesse an Bewegung und Sport, beginnen herumzulungern, herumzusitzen	gelegentlich traurig, vor allem über Disharmonie zwischen den Eltern, weint praktisch kaum	Aufstellen eines Etats, größeres Interesse am Taschengeld, beginnt zu sparen für bestimmte Dinge	weniger Interesse an der Familie, gutes Verhältnis zur Mutter und zum Vater, sehr schlechtes Verhältnis zu älteren, etwas besseres Verhältnis zu jüngeren Geschwistern
13 Jahre	leichte Brustdrüsenschwellung, deutliches Wachstum von Testis und Penis, Stimmbruchbeginn	Nachlassen des Längenwachstums, Übergang zur regelmäßigen Menses	erfüllt vom Sport (Fußballspiel, Leichtathletik, Wettkämpfe), machen Unsinn	körperliche Betätigung wird vernachlässigt, will vom Schulturnen befreit werden	relativ wenig glückliche Altersstufe, häufig deprimiert, vor allem nach Enttäuschungen, weint oft	beginnt, Geld sorgfältiger einzuteilen, möchte Geld verdienen	zieht sich von Familienunternehmen, besonders von der Mutter zurück, Jungen gehen lieber mit dem Vater aus, zärtliches Gefühl nur gegenüber jungen Geschwistern

Tabelle 8 d (Fortsetzung)

Alter	Körperliche Aspekte		Bewegung und Spiel		Affekte	Besitzdenken	Familie
	Jungen	Mädchen	Jungen	Mädchen			
14 Jahre	starker Wachstumsschub, Stimmbruch fortgeschritten, deutliche Brustdrüsenschwellung, Pubes-Behaarung weiblichen Typs	weitgehend Abschluß des Längenwachstums, im Aspekt mehr weibliche Formen, regelmäßige ovulatorische Menses	neben aktiven Sportarten (Fußballspiel), Interesse am Zusehen, Herumstehen	gelegentlich Spaziergänge (ins Kino gehen)	fröhlicher als mit 13, Ärger mit Lehrern, Mißverständnisse mit Freunden	individuelle Unterschiede in der Einteilung des Geldes treten hervor, möchte zum Geldverdienen aus der Schule heraus	will sich von der Familie absetzen, findet Mutter hoffnungslos altmodisch, kommt mit dem Vater besser aus, Verhältnis zu Geschwistern bessert sich
15 Jahre	männlicher Körperbau, Wachstum zu 95% abgeschlossen, Beginn Bartbehaarung, Sichtbarwerden des Schildknorpels	weibliche Körperformen, Acne	alle Sportarten (Fußball, usw.), will unbedingt Auto fahren	stundenlang regungsloses In-die-Gegend-Schauen; „irgendwohin gehen“	Unglücklichsein ist eine allgemeine Stimmung, weint selten	Umgang mit Geld und Besitz ähnelt mehr dem der Erwachsenen, einzelne Kinder noch nicht reif, mit Geld umzugehen	Jungen vertrauen sich gelegentlich der Mutter an, Verhältnis zum Vater etwas besser, streitet mit seinen Geschwistern
16 Jahre	Rückgang der Brustdrüsenschwellung, starke Bart-Oberlippenbehaarung, beginnende Körperbehaarung männlichen Typs, Acne	Wachstumsstillstand	ausdifferenzierte Bewegungsinteressen, aktiver Sport nur bei einem geringen Teil, bei Jungen überwiegt einfach „Herumstehen“		mehr glücklich als traurig, nur Mädchen weinen zuweilen	Umgang mit Geld und Besitz ähnelt mehr dem der Erwachsenen, einzelne Kinder noch nicht reif, mit Geld umzugehen	Verhältnis zur Familie leicht gebessert, meist noch Streit mit den Eltern

Seine stark zunehmende Muskulatur und seine wachsenden Kräfte reizen ihn zu Wettkämpfen. Erfolgreiche und intensive sportliche Betätigung bis zur Erschöpfung erhöht das Selbstgefühl. Dauerhafte Freundschaften unter Jungen und unter Mädchen werden geschlossen. Das Vertrauen des Freundes und das Vertrauen zum Freund sind wichtige Hilfen in dieser Zeit, die für viele Jugendliche die Gefahr der Vereinsamung und seelischer Krisen in sich birgt.

Die Sexualität ist vorwiegend geprägt durch das Gefühl unerklärlichen Trieben ausgeliefert zu sein und durch Neugier. Das innerliche Wechselspiel von Scheu und Hemmung und Überwindung der Hemmung gegenüber dem anderen Geschlecht findet unwissentlich Ausdruck in Geselligkeit, Tanz und neuen Gemeinsamkeiten.

Auf Grund ihrer seelischen Entwicklung ist es wünschenswert, daß Kinder auch während und kurz nach der Pubertät vom Kinderarzt betreut werden. Der Deutsche Ärztetag 1976 hat deshalb entschieden, daß Kinderärzte auch Jugendliche „bis zum Abschluß der somatischen (körperlichen) Reife“ behandeln sollen, sowohl in der Praxis als auch im Krankenhaus. Es ist im Krankenhaus günstiger, wenn die Jugendlichen in einem Zimmer einer Kinderstation untergebracht werden, weil sie sich oft liebevoll mit jüngeren Kindern beschäftigen. Das ist günstig für die Jugendlichen **und** für die jüngeren Kinder. Eine „Jugendlichen-Station“ ist kaum zu führen.

In den Tabellen auf Seiten 62–68* kann man sowohl die Entwicklung einer bestimmten Fähigkeit im Laufe der Jahre verfolgen, als auch feststellen, ob die Entwicklung in allen Bereichen zu einem bestimmten Zeitpunkt harmonisch verläuft.

* Aus: Th. Hellbrügge, *Handbuch d. Kinderheilkunde* Bd. II/1. Teil. Springer, Berlin 1966.

F. Der seelische Hospitalismus

Im Mittelalter soll nach zeitgenössischen Berichten Friedrich II. von Hohenstaufen mit Findelkindern – im Bestreben, die Ursprache der Menschen zu finden – den Versuch unternommen haben, die Kinder vom 1. Lebenstag an ohne jede menschliche Ansprache aufzuziehen: alle Kinder starben.

Diese extreme Situation zeigt, daß Kinder, vor allem im Säuglings- und Kleinkindesalter auf eine liebevolle Beziehungsperson angewiesen sind. Fehlt die dauernde liebevolle, fürsorgliche Pflege innerhalb der ersten 3 Lebensjahre, so entstehen nicht nur seelische, sondern auch körperliche Schäden, man spricht von *Verkümmerung*. Heimkinder sind hierfür ein gutes Beispiel, denn sie lernen im Vergleich mit in der Familie aufgezogenen Kindern später sitzen, stehen, laufen und man kann erst viel später „mit ihnen Kontakt aufnehmen". Viele von ihnen bleiben auch im späteren Leben verschlossene, manchmal unberechenbare Einzelgänger. Sie sind besonders gefährdet und können zur Asozialität, Kriminalität und Prostitution tendieren, weil es ihnen nicht gelingt, dauerhafte Beziehungen zu ihren Mitmenschen zu gewinnen. Bedeutungsvoll ist, daß der Intelligenzquotient des verkümmerten Kindes erheblich herabgesetzt sein kann, sich aber normalisiert, wenn das Kind psychotherapeutisch behandelt und seine Situation verbessert wird. Daß Heimkinder später nur ausnahmsweise ein Gymnasium besuchen können, ist wahrscheinlich häufig Folge des frühkindlichen Muttermangels bzw. Mutterverlustes (Deprivation).

In letzter Zeit wird zunehmend versucht, diese Erkenntnisse zu berücksichtigen: Heimwechsel soll soweit möglich vermieden werden, die Zahl der Pflegepersonen soll erhöht, ihre Ausbildung diesen Erkenntnissen angepaßt und ihre Qualifikation dadurch verbessert werden.

Das Kinderkrankenhaus spielt bei der Entstehung des seelischen Hospitalismus nur eine untergeordnete Rolle. Die Kinder sind meist nur so kurze Zeit der Obhut ihrer Eltern entzogen, daß keine dauerhaften Schäden entstehen. Ungünstiger ist die Situation der chronisch Kranken mit z.B. schweren Herzfehlern, Nephrose und Lähmungen. Ob bei ihnen Schäden entstehen können, hängt von der Konstitution z.B. vom Alter des Kindes und der Dauer des Mutterverlustes ab, entscheidend aber auch von der Findigkeit der Pflegepersonen, solche Schäden zu vermeiden.

Doch auch der kurzfristige Mutterverlust *kann* im Krankenhaus vom Säuglingsalter bis zum 5.–6. Lebensjahr zu einer typischen Symptomatik führen.

Unmittelbar nach der Trennung von Mutter und Kind wehrt sich in solchen Fällen das Kind, vor allem im 2.–4. Lebensjahr heftig durch *protestierendes Geschrei* so lange, bis es erschöpft einschläft. Sobald es erwacht und bemerkt, daß die Mutter fehlt, wird es sein jammerndes Rufen nach der Mutter wieder beginnen. Am 2. oder 3. Tag ist das Jammern leiser geworden und es folgt die *traurige Resignation*, die Apathie. Viele Kinder werden bewegungsärmer, sie sitzen oder liegen in ihren Betten und lehnen jegliches Spiel ab, sie sprechen kein Wort mehr und schauen mit großen traurigen Augen düster vor sich hin. Einige gewöhnen sich monotone Bewegungen an, indem sie in Rückenlage den Kopf hin- und herwerfen oder sie machen im Vierfüßlerstand schaukelnde Seitwärtsbewegungen mit dem Kopf, wie Raubtiere in ihrem Käfig, oder Rammbewegungen mit dem Kopf gegen die Gitterstäbe des Bettes. Erfordert die Krankheit einen längeren stationären Aufenthalt ohne mütterlichen Kontakt, so kann es als Zeichen beginnenden *Abbaus* vorkommen, daß das Kind bestimmte, kürzlich erworbene Fähigkeiten wieder verlernt.

Alle diese extremen Störungen könnten nicht entstehen, wenn die Mutter bei notwendigen Krankenhausaufenthalten des Kindes mit aufgenommen werden könnte. Da das in absehbarer Zeit nicht möglich sein wird – oder doch nur ganz ausnahmsweise –, kommt es darauf an, die Schwierigkeiten der Kinder zu lindern. Bei langwierigen Krankheiten ist es ratsam, die Mutter zu bitten, ihr Kind täglich zu besuchen, auch wenn der Abschiedsschmerz anfangs groß ist, mit der Zeit versteht das Kind, daß die Mutter bald wieder kommt. Bei kurzfristigem Krankenhausaufenthalt hilft nur die häufige liebevolle Zuwendung der Schwester, denn gerade bei den 1–4jährigen Kindern kann häufiges Besuchen zu einem immer wieder neu auftretenden Trennungstrauma führen. Am besten ist es, wenn ein Elternteil während der Wachperioden ständig anwesend ist. Bei ausreichender Schwesternbesetzung und möglichst wenig Schwesternwechsel innerhalb der Wachperiode des Kindes, liebevoller Pflege durch erfahrene Schwestern, die auch wissen, welche Wünsche des Kindes erfüllt werden können, und die es nicht unnötig im Bett halten, und anregenden Spielen mit einer Kindergärtnerin, wenn eben möglich im Spielzimmer, können Schäden vermieden werden.

G. Die Ernährung des Säuglings

Der Magen-Darm-Kanal des Neugeborenen ist auf Motorik und Resorption gut vorbereitet, denn das ständig geschluckte Fruchtwasser mußte weiter bewegt und schließlich resorbiert werden. (Wird es bei einer Atresie des Ösophagus oder des Duodenums nicht im Dünndarm resorbiert, entsteht bei der Mutter ein Hydramnion [s. S. 30]. Wichtiger Hinweis!) Dagegen ist die Bildung der Verdauungssäfte eine „werdende Funktion". Mono- und Disaccharide sind in den ersten Tagen auf Fermente nicht angewiesen, sie werden leicht resorbiert. Mit zunehmender Nahrungsmenge aber werden die Fermente vor allem im Pankreas so schnell gebildet, daß die Nahrung gut ausgenutzt wird. Lediglich die Gallensäure, die für die feine Emulgierung und die Verdauung der Fette notwendig ist, wird nur spärlich gebildet. Dieses Defizit wird bei Ernährung mit Muttermilch durch ihren Gehalt an Lipase ausgeglichen.
Der kindliche Organismus braucht – anders als der des Erwachsenen – Bausteine und Energielieferanten außer zum Ersatz untergegangener Zellen und zur Unterhaltung des Stoffwechsels auch solche für Gewebsneubildung, für das Wachstum. Bezogen auf das Gewicht braucht der junge Säugling deshalb dreimal so viel Kalorien, wie der Erwachsene. Kohlenhydrate, Fette, Eiweiße, Wasser, Salze und die Vitamine A, B, C, D und K müssen richtig zusammengesetzt und in ausreichender Menge zugeführt werden. Das Nahrungseiweiß muß alle für das Wachstum wichtigen Aminosäuren enthalten und das Nahrungsfett muß in einem bestimmten Verhältnis aus gesättigten und ungesättigten Fettsäuren bestehen. Die Muttermilch erfüllt diese Anforderungen am besten.

Die Einzelheiten werden nach der folgenden Einteilung besprochen:

1. Die natürliche Ernährung
   Die Produktion der Frauenmilch
   Stillhindernisse
   Stilltechnik
   Stillplan
   Das Abstillen
   Zusatzkost
   Übergang von 5 auf 4 Mahlzeiten
   Nahrungsmenge
2. Die künstliche Ernährung
   Angleichung der Kuhmilch an die Muttermilch (Verdünnung, Homogenisierung, Adaptation)
   Zubereitung der künstlichen Nahrung
   Technik der künstlichen Ernährung
   Zusatzkost

1. Die natürliche Ernährung

Die Muttermilch hat für den Säugling folgende Vorteile:

- enge körperliche und seelische Verbindung zwischen Mutter und Kind (allein aus diesem Grunde sollte man nicht aufhören, das Stillen zu propagieren),
- keimfreie Nahrung (sehr selten bakteriell bedingte Ernährungsstörungen),

- qualitativ und quantitativ optimale Zusammensetzung und deshalb leichte Verdaulichkeit.
- hoher Gehalt an Immunglobulinen, besonders in den ersten 12 Stunden nach der Geburt. Immunglobulin A (IgA) schützt die Mundschleimhaut direkt.

In den meisten Entbindungsabteilungen ist es heute möglich, daß der Vater bei der Geburt des Kindes anwesend ist. Unmittelbar nach der Geburt wird das Neugeborene, dessen Haut noch steril ist, auf den unbekleideten Körper der Mutter gelegt. Das ist wichtig, weil so die Haut des Kindes von den Bakterien der mütterlichen Haut besiedelt wird. Noch innerhalb der ersten halben Stunde sucht das Neugeborene die mütterliche Brust und saugt zum ersten Mal wenige Milliliter Kolostralmilch (Vormilch). Diese Milch enthält die Antikörper (Abwehrstoffe), die die Mutter gegen die auf ihrer Haut lebenden Bakterien gebildet hat. Das Neugeborene nimmt so die Antikörper auf, die es vor den mütterlichen Bakterien schützen. Ist die Haut des Neugeborenen bereits von bestimmten Bakterien besiedelt, haben es andere Erreger, z.B. Krankenhauskeime sehr schwer, eine Infektion zu verursachen. Die neonatale Infektion wird seltener.

Für die Mutter hat das Stillen den Vorteil, daß sich die Gebärmutter rascher verkleinert. Die *Produktion der Frauenmilch* ist während der Schwangerschaft durch Vergrößerung des Drüsenkörpers und Verbesserung seiner Durchblutung vorbereitet worden. Bereits in den letzten Monaten der Schwangerschaft entleeren sich oft durch die Einwirkung des Hormons Prolaktin aus der Brust sehr kleine Mengen Vormilch. Die in der Plazenta gebildeten Hormone Östrogen und Progesteron verhindern eine größere Milchproduktion. Ist die Plazenta nach der Geburt ausgestoßen, fällt diese hormonale Hemmung fort und die Milchproduktion beginnt. Sie wird in der Folgezeit durch die Saugaktivität des Kindes gesteuert. Die Milch schießt etwa 48 Stunden nach dem ersten Saugen ein, vorausgesetzt, daß das Kind weiter regelmäßig auf beiden Seiten saugt. Je früher das Neugeborene angelegt wird, desto eher erfolgt der Milcheinschuß. Von da an wird so viel Milch produziert wie das Kind braucht. Ob eine Mutter voll stillen kann, hängt vor allem von ihrem Wunsch ab. Daß eine Mutter überhaupt keine Milch bildet, ist extrem selten. Der Wunsch zu stillen allein genügt jedoch in vielen Fällen nicht. Sorgfältige und sachkundige Beratung und geduldige Hilfe nach der Entbindung sind notwendig. Wegen des Personalmangels in den geburtshilflichen Krankenhäusern unterbleibt diese zeitraubende Unterrichtung, hier und da wird zu reichlich künstliche Nahrung zugefüttert, die Neugeborenen saugen dann nicht kräftig genug, die Milchproduktion steigt nicht schnell genug und die Mütter resignieren. Etwa 75% der Neugeborenen in der Bundesrepublik werden in der 1. Woche gestillt und nur noch 30% einen Monat lang.

Wird eine Mutter mit ihrem 1. Kind aus der Frauenklinik entlassen, so findet sie sich oft ohne Hilfe überfordert. Die Anforderungen des Haushalts mit der körperlichen Arbeit und die Sorge um ihr Kind – ob sie alles richtig macht, ob das Schreien des Säuglings etwas Bedrohliches ankündigt, ob er auch satt wird, ob die Verdauung ausreichend ist – lassen die Milchproduktion schnell zurückgehen. Zu diesem Zeitpunkt gelingt es, z.B. in Mütterberatungsstellen, die Mutter zu beruhigen. Oft kann man sich hier mehr Zeit nehmen, als an irgendeiner anderen Stelle. Man wird der Mutter raten, die körperliche Hausarbeit nicht zu genau zu nehmen (z.B. nicht Fenster putzen, nicht Teppiche klopfen), den Ehemann zu bitten, gelegentlich einzukaufen, sich sein Frühstück selber zu machen, damit sie nach der 6-Uhr-Mahlzeit von 7 bis 9 Uhr noch einmal schlafen kann, sich auch möglichst nachmittags und abends von 20 bis 22 Uhr hinzulegen. Zu jeder Mahlzeit soll sie den Säugling auf beiden Seiten anlegen und dabei mit der Brust beginnen, die bei der vorhergehenden Mahlzeit zuletzt gegeben wurde. Manche Mutter glaubt, sie hätte dann für die nächste Mahlzeit zu wenig. Sie muß deshalb belehrt werden, daß die Milchmenge pro Mahlzeit größer wird, je öfter und je sorgfältiger die Brust entleert wird. Folgt die Mutter diesem Rat, so führt er innerhalb weniger Tage zum Ziel. Selbst Säuglinge, die neben künstlicher Nahrung nur noch zur Hälfte Muttermilch bekommen, können häufig bald wieder voll gestillt werden. Wichtig ist auch noch der Hinweis, daß bei manchen Müttern bei Wiedereinsetzen der Menses für 1 oder 2 Tage etwas weniger Milch gebildet wird, daß es aber nicht notwendig ist, künstliche Nahrung zuzufüttern.

Die Milchproduktion wird am nachhaltigsten beeinträchtigt durch

- Sorgen um das Kind,
- körperliche Überlastung und
- Übermüdung durch zu wenig Schlaf.

Man muß bedenken, daß eine Mutter 1 Stunde braucht, um ihr Kind fertig zu machen und zu füttern. Viele Mütter bleiben nach der 6-Uhr-Mahlzeit den ganzen Tag auf, um neben dem Kind die Hausarbeit zu schaffen. Nach der 22-Uhr-Mahlzeit wird es meist 23 Uhr, bis die Mutter zur Ruhe kommt. Häufig wird sie gegen 2 Uhr durch den schreienden Säugling geweckt und um 6 Uhr beginnt der nächste Tag. $5\frac{1}{2}$–6 Stunden Schlaf reichen bei normaler Belastung nicht aus, wieviel weniger kurz nach einer Entbindung!

Nach einer optimalen Beratung wird es unnötig sein, der Mutter eines der vielen Präparate zu empfehlen, die die Milchsekretion fördern sollen. Ebenso unwirksam ist die Steigerung der Flüssigkeitszufuhr bei der Mutter. Die Mutter soll entsprechend ihrem Durst trinken. Dabei spielt es keine Rolle, was sie trinkt. Sie soll trinken, was sie *gerne* trinkt! Zu bedenken ist aber folgendes: Alkohol, Kaffee und Tee sollte die Mutter mit *Maßen* und *nach* dem Stillen trinken, weil Koffein und Alkohol bis zur nächsten Mahlzeit abgebaut sind. Mancher Säugling wird wund, wenn die Mutter Saft von Zitrusfrüchten trinkt. Auch wenn es mit dem Trinken nichts zu tun hat, sei hier angefügt, daß beim Rauchen Nikotin mit der Muttermilch auf das Kind übergeht, ebenso wie Medikamente z.B. Hormone (Babypille), Abführmittel und Beruhigungsmittel. Sie dürfen nur auf besondere Anweisung des Arztes genommen werden.

Stillhindernisse von seiten der Mutter

Allgemein:

Aktive Tuberkulose (Mutter und Kind müssen voneinander getrennt werden) → künstliche Ernährung,

schwere Erkrankungen, wenn zu befürchten ist, daß sich der Zustand der Mutter durch das Stillen verschlechtert, z.B. Krebs, Herzinsuffizienz → künstliche Ernährung,

Geisteskrankheiten und Epilepsie, wenn es nicht möglich ist, die Mutter beim Stillen zu beaufsichtigen → abpumpen,

Infektionskrankheiten, z.B. Typhus, Keuchhusten, Diphtherie, Sepsis → künstliche Ernährung.

(es darf weiter gestillt werden, eventuell abgepumpt werden bei Scharlach oder eitriger Tonsillitis, wenn Mutter und Säugling mit Penicillin behandelt werden,

bei Mumps, Masern und Windpocken, weil der Säugling bereits infiziert ist, wenn bei der Mutter die Diagnose gestellt wird,
bei Erkältungskrankheiten mit wirksamem Mund- und Nasenschutz).

Lokal:

Flachwarzen	bessern sich durch Abpumpen nach einiger Zeit.
Hohlwarzen	Saughütchen verwenden oder abpumpen.
Rhagaden	1–2 Tage abpumpen. Nach dem Abpumpen bzw. später nach dem Stillen eventuell antibiotikahaltige Salben oder desinfizierenden Puder (z. B. Dermatol®) verwenden. 10 Minuten vor dem Abpumpen bzw. Anlegen Brustwarze reinigen und 10- bis 20%ige Anästhesinsalbe auftragen. Unmittelbar vor dem Anlegen wieder entfernen, da sonst auch die Mundschleimhaut des Säuglings betäubt wird.
Milchstauung (knotenförmige Verhärtung in der Brust)	Weiterstillen und Ausstreichen des Knotens zur Brustwarze hin. Eventuell Abpumpen.
Mastitis (meist durch Staphylokokken verursacht)	Viele Frauenärzte empfehlen weiterzustillen. Der Säugling darf nur die Milch der gesunden Brust bekommen. Die Milch der erkrankten Seite darf auch abgekocht nicht verfüttert werden, da die Staphylokokkentoxine hitzestabil sind. Muß die Mutter Antibiotika haben, sollte möglichst nur Penicillin verwendet werden, da es für den Säugling unschädlich ist.

Stillhindernisse von seiten des Kindes

Mißbildungen des Nasen-Rachenraums	meist nur vorübergehendes Hindernis. Eventuell Sondenernährung.
Saugschwäche bei Frühgeborenen, bei Säuglingen mit schweren Herzfehlern, Pneumonien oder Hirnschäden	Sondenernährung.
Schnupfen (Nasenatmung während des Trinkens behindert oder unmöglich)	Schleimhaut – abschwellende Nasentropfen, z. B. Otriven® für Säuglinge.

Stilltechnik

In den ersten Tagen nach der Entbindung wird meist im Liegen gestillt, später finden die Mütter es praktischer, im Sitzen die Brust zu geben. In jedem Fall ist es wichtig, daß Mutter und Kind entspannt sind. Am besten ist die Mutter mit ihrem Kind allein im Raum. Im *Liegen* muß der Oberkörper der Mutter etwas aufgerichtet und zu der

Seite gewendet werden, auf der der Säugling angelegt werden soll. Im *Sitzen* wird das Anliegen erleichtert, wenn der den Säugling haltende Arm auf eine Lehne aufgelegt werden kann. In jedem Fall soll bei senkrecht gehaltenen Unterschenkeln der Schoß tiefer liegen als die Knie. Ist der Sessel oder Stuhl nicht niedrig genug, so müssen die Füße auf eine Fußbank gestellt werden.

Unmittelbar *vor dem Stillen* muß die Mutter ihre Hände sorgfältig waschen und die Brustwarzen mit sterilem Mull und abgekochtem Wasser reinigen. In bequemer Position nimmt die Mutter den Säugling in den Arm und führt mit ihrer freien Hand den Kopf des Säuglings in die Nähe der Brust. Der Suchreflex – berührt die Brust eine Wange des Säuglings, wendet er reflektorisch seinen Mund der Brust zu – erleichtert es dem Säugling, die Brustwarze zu finden. Die Mutter muß wissen, daß der Warzenhof richtig gefaßt werden muß, und daß durch Druck mit dem Zeigefinger der freien Hand auf die Brust in der Nähe der kindlichen Nase die Nasenatmung freigehalten werden muß.

Zu Anfang einer Mahlzeit kann die Brust so prall gefüllt sein, daß es für den Säugling schwierig ist, den Warzenhof richtig zu fassen. Die Mutter sollte erst etwas Milch abdrücken.

Da während des Stillens bei vielen Frauen eine mehr oder weniger große Menge Milch aus der anderen Brust abtropft, sollte genügend saugfähiger steriler Mull vorgelegt werden. *Nach dem Stillen* muß der Säugling aufstoßen. Die Mutter muß die Brust wieder mit sterilem Mull und abgekochtem Wasser reinigen. Dauernde Salbenbehandlung ist nicht nur unnötig, sondern unzweckmäßig. Enthält die Salbe Antibiotika, so entsteht beim Säugling leicht ein Mundsoor (s. S. 146).

Stillplan

Fast alle Mütter *können* stillen und die meisten Mütter *wollen* stillen (etwa 70%). Um dieses Ziel besser zu erreichen, ist es notwendig, daß das Neugeborene innerhalb der ersten 30 Minuten nach der Geburt zum ersten Mal aus beiden Brüsten trinkt, und daß auf der Wochenstation „rooming-in“ (Mutter und Kind in *einem* Zimmer) durchgeführt wird. Während der ersten zwei Stunden nach der Geburt bleiben Mutter, Vater und Kind im Kreißsaal. Die Anwesenheit des Vaters vermittelt der Mutter ein Gefühl der Geborgenheit und ihm selbst den Beginn der Beziehung zu seinem Kind. Es ist *die Geburt der Familie*.

Von nun an sollten Mutter und Kind nur noch vorübergehend getrennt werden. Am besten steht das Bettchen des Kindes direkt neben dem Bett der Mutter, so daß die Mutter nicht aufzustehen braucht, um ihr Kind an sich zu nehmen. Sobald das Neugeborene sich vor Hunger oder aus Kontaktbedürfnis meldet, muß es die Mutter an sich nehmen. In den ersten beiden Tagen ist die Milchmenge so gering, daß das Kind tags und nachts alle 2–3 Stunden trinken will. Jedes Mal muß das Kind gestillt – still gemacht – werden, und stets, jeweils etwa 5 Minuten, an beiden Brüsten. Das Zufüttern einer adaptierten Nahrung soll vermieden werden. Die Nachfrage wird das Angebot regulieren. Da die jeweils getrunkenen Milchmengen sehr verschieden sind, ist das Wiegen vor und nach dem Stillen sinnlos. Eine tägliche Gewichtskontrolle genügt, um den Trend der Gewichtsveränderung zu erkennen. Das Geburtsgewicht wird nach anfänglichem Gewichtsverlust oft schon am 4. bis 5. Lebenstag wieder erreicht.

Fünf- bis sechsmal am Tag wird der Säugling hungrig werden. Es ist nicht notwendig, daß sich die Mutter sklavisch an eine bestimmte Zeit hält. Schläft der Säugling nach vier Stunden noch fest, und ist die Brust noch nicht unangenehm prall, so kann sie ruhig noch warten. Schreit der Säugling schon nach drei Stunden, offenbar hungrig, so kann sie auch schon eher beide Brüste geben. Während der ersten 2 Monate schreien viele Säuglinge nachts gegen 2 Uhr, weil sie Hunger haben. Sie sollten gestillt werden. Säuglinge können nicht dressiert werden, weder so, daß sie das Schreien lassen, wenn sie nichts bekommen, noch so, daß sie sich durch das Füttern „angewöhnen", längere Zeit nachts eine zusätzliche Mahlzeit zu fordern. In Verbindung mit dieser Nachtmahlzeit braucht der Säugling nicht trockengelegt zu werden!
Ohne Zweifel wäre das pünktliche Füttern für den Tagesablauf der Mutter praktisch. Hat sie aber in den ersten Wochen eine Hilfe, so daß sie sich nur um ihr Kind zu kümmern braucht, oder ist sie aus anderen Gründen in der Lage und bereit, eine gewisse Unregelmäßigkeit in Kauf zu nehmen, so wird sie ihr Kind nur stillen, wenn es Hunger hat und es nie zum Nähren wecken. Innerhalb weniger Wochen hat der Säugling ganz aus sich einen Rhythmus gefunden, der in den meisten Fällen dem obengenannten Fütterungsplan entspricht. – Dieses „*self-demand-feeding*" hat für den gesunden Säugling keinen Nachteil. Es scheint sogar die Milchproduktion anzuregen und die Stillfähigkeit zu verlängern. Eine Überfütterung ist im Gegensatz zur künstlichen Ernährung nicht möglich.
Die einzelne Mahlzeit soll auf keinen Fall länger als 20 Minuten dauern, etwa 15 Minuten an der einen Brust und 5 Minuten an der anderen Brust. Der gesunde Säugling trinkt in den ersten 10 Minuten etwa 80–90% der Gesamtmenge einer Brust. Saugt er nicht mehr, so soll er von der Brust abgenommen werden, weil sonst leicht Rhagaden entstehen können.
Enthält die Brust mehr Milch als der Säugling trinken mag, so muß die Mutter nur darauf achten, daß sich keine Knoten in der Brust bilden, als Zeichen einer Milchstauung. Diese Knoten müssen selbstverständlich ausgestrichen werden und es muß etwas Milch abgepumpt werden. In der Regel spielen sich Produktion und Bedarf ohne besondere Maßnahmen am besten ein. *Der Säugling trinkt genug*, wenn er ausreichend an Gewicht zunimmt. Viele Säuglinge nehmen in den ersten 2–3 Lebenswochen nach der physiologischen Gewichtsabnahme nur etwa 120–140 g zu, bis zum Ende des 3. Lebensmonats pro Woche etwa 200 g, im Laufe des 2. Vierteljahres pro Woche etwa 150 g, im 3. Vierteljahr pro Woche etwa 100 g und im 4. Vierteljahr pro Woche nur noch etwa 80 g.

Anfangsgewicht			3300 g
Gewichtszunahme in den ersten 3 Wochen	3 x 130 g	=	400 g
Gewichtszunahme in den folgenden 10 Wochen	10 x 200 g	=	2000 g
Gewichtszunahme im 2. Vierteljahr	13 x 150 g	=	2000 g
Gewichtszunahme im 3. Vierteljahr	13 x 100 g	=	1300 g
Gewichtszunahme im 4. Vierteljahr	13 x 80 g	=	1000 g
Gewicht mit 1 Jahr			10000 g

Manche Säuglinge gedeihen mit einer geringen Nahrungsmenge ausgezeichnet, manche trinken große Mengen und nehmen an Gewicht nicht viel mehr zu, als sie sollen. Orientiert man sich an der Gewichtszunahme, so genügt es in den ersten 3 Lebens-

wochen 2mal pro Woche, bis zum 3. Lebensmonat 1mal pro Woche und später in noch größeren Intervallen zu wiegen.
Das ist besonders wichtig beim „*Hunger an der Brust*". Der Mutter kann es leicht entgehen, daß sie zu wenig Nahrung hat. Denn die Neugeborenen schreien nicht, sie sind eher auffallend ruhig. Die Stühle sind substanzarm und grün: Hungerstühle. Durch die *Stillprobe* wird das Nahrungsdefizit bestimmt: 1 oder 2 Tage lang wird der gewickelte Säugling vor und nach jeder Mahlzeit gewogen. Entscheidend ist allein die Tagestrinkmenge. Die Milchmenge pro Mahlzeit kann z.B. zwischen 60 und 120 g variieren.
Aus zwei Gründen kann die Mutter gezwungen sein, Flaschennahrung zuzufüttern, d.h. Zwiemilch zu geben

1. weil sie nicht genug Milch hat, obwohl sie zu jeder Mahlzeit beide Brüste gibt
2. weil sie wegen Berufstätigkeit nach der Schonzeit nicht zu jeder Mahlzeit stillen kann.

Wie soll sich die Mutter verhalten:

Zu 1. sie stillt ihr Kind zu jeder Mahlzeit aus beiden Brüsten und füttert aus der Flasche eine adaptierte Milch nach, soviel das Kind mag.

Zu 2. sie stillt zwei oder drei Mahlzeiten ganz und gibt zu den übrigen Mahlzeiten adaptierte Milch nach Belieben (ad libitum).

Bei beiden Methoden hört die Milchproduktion bald ganz auf.

Das Abstillen

Das Abstillen sollte *langsam* geschehen. Die Gefahr einer Abstilldyspepsie beim Säugling spielt heute bei sachgemäßer Herstellung und Verfütterung einer geeigneten künstlichen Nahrung (s. dort) keine Rolle mehr.
Das *Abstillen über Monate* ist der physiologische Weg. 3–3½ Monate wird voll gestillt, zuerst 5mal, später nur 4mal täglich; in der 1. Hälfte des 4. Monats wird eine Brustmahlzeit durch einen Gemüsebrei ersetzt; zu Anfang des 5. Monats wird eine Brustmahlzeit durch einen Milch-Früchtebrei oder einen Zwieback-Obstbrei ersetzt, der aber Eiweiß in Form von Milch oder Quark enthalten muß; zu Anfang des 6. Monats wird eine Brustmahlzeit durch Vollmilch und gegen Ende des 6. Monats die letzte Brustmahlzeit durch Vollmilch ersetzt. Über den 8. Monat hinaus sollte nicht mehr gestillt werden, weil die Muttermilch den Eiweiß- und Mineralbedarf des Kindes nicht mehr decken kann.
Für manche Mutter, vor allem solche mit mehreren Kindern, die keine Hilfe im Haus haben, führt längeres Stillen langsam zu einer Verminderung ihrer Leistungsfähigkeit. Sie wird *innerhalb weniger Wochen abstillen*, d.h. alle 8–14 Tage eine Brustmahlzeit durch eine entsprechende Mahlzeit der künstlichen Ernährung ersetzen. Die Geschwindigkeit des Absetzens hängt vor allem von der Milchproduktion ab und den Beschwerden, die sich bei der Mutter einstellen können. Die Mutter wird leichter abstillen können, wenn sie versucht, weniger zu trinken und morgens nüchtern salinische Abführmittel zu nehmen (z.B. 1 Teelöffel Karlsbader Salz auf ½ Glas Wasser). Das „Hochbinden" der Brust wird von vielen Müttern als sehr unangenehm und oft als kaum durchführbar empfunden.
Das Abstillen innerhalb von Tagen sollte nur im äußersten Notfall (Unglücksfall oder akute Erkrankung der Mutter) angewendet werden. Durch Medikamente versiegt die

Muttermilch innerhalb von 3 bis 4 Tagen. In diesem Fall ist der Übergang auf eine altersentsprechende künstliche Nahrung für den Säugling besonders wichtig. Je jünger der Säugling ist, desto gefährdeter ist er. Er sollte eine der Muttermilch angepaßte Fertignahrung erhalten.

Zusatzkost

Ohne *Vitaminzusatz* kommt der natürlich ernährte Säugling nicht aus. Vitamin K wird kurz nach der Geburt gegeben. Vitamin D sollte von der 2. Lebenswoche an 500 bis 1000 E täglich gegeben werden, bei schneller gedeihenden Säuglingen und im 2. Lebenshalbjahr jeden 2. Tag 1000 E (s. S. 99). Vitamin A ist in der Muttermilch in ausreichender Menge vorhanden, Vitamin C soll von der 6. Lebenswoche bis zum Ende des 1. Lebenshalbjahres gegeben werden. Anfangs, bis zum Beginn der Gemüsemahlzeit, ist es am besten, einen *Gemüsesaft mit Vitamin C* zu geben. Gemüsesaft enthält Mineralien und Spurenelemente, Obstsaft nicht. Manche Säuglinge werden von Obstsäften aus Zitrusfrüchten (Zitrone, Apfelsine, Pampelmuse) wund.

Die Breikost sollte entgegen der Wünsche mancher Mütter – unterstützt durch die Propaganda einiger Herstellerfirmen – nicht zu früh begonnen werden (das Wort „Säugling" kommt von saugen). Zu Anfang des 4. Monats beginnt man – langsam steigernd und wegen des Mineralgehaltes – mit kleinen Mengen *Gemüsebrei*, der nach wenigen Tagen *nur noch mit Fleisch* gegeben werden sollte. (Nur das im Fleisch enthaltene Eisen ist für den Organismus gut verwertbar.) Der Säugling bekommt also zunächst einmal am Tag einige Löffel Gemüsebrei – oft wird bei gestillten Kindern für den Gemüsebrei der Löffel eher akzeptiert, als die Flasche – und wird anschließend gestillt. Innerhalb von etwa zwei Wochen wird die Gemüsemenge so gesteigert, daß der Säugling ohne Trinken an der Brust mit Gemüse allein satt wird. Karotten und gemischtes Gartengemüse nehmen die Säuglinge lieber als Spinat. Spinatreste dürfen nicht wieder aufgewärmt werden, weil beim Säugling eine Methämoglobinämie (s. S. 43) entstehen kann. Wechsel der Gemüsesorten ist nicht nötig. Der Säugling darf z.B. Karotten mit Leber täglich so lange essen, bis er es nicht mehr mag. Konserviertes Säuglingsgemüse hat gegenüber dem selbsthergestellten Gemüsebrei keinen Nachteil. *Vorteil der Glaskonserven:* Verarbeitung des Gemüses in der günstigsten Jahreszeit, Überwachung der Düngung und einfache Zubereitung und Verfütterung der kleinen Menge direkt aus dem im Wasserbad angewärmten Glas.

Nachteil des Frischgemüses: die Qualität ist abhängig von der Jahreszeit und von der Entfernung des Verbrauchers vom Erzeuger. Vor allem Karotten können Rückstände von Schädlingsbekämpfungsmitteln enthalten, die für Säuglinge möglicherweise nicht unschädlich sind.

4 Wochen später wird der mit Milch oder Quark hergestellte *Zwieback-Obstbrei* oder ein fertiger Milch-Früchtebrei eine Brustmahlzeit ersetzen; dieses Mal mit geringeren Schwierigkeiten als zu Beginn des Gemüsebreies. In Abständen von je einem Monat werden die beiden letzten Brustmahlzeiten durch 2 *Vollmilchmahlzeiten* ersetzt. Vom 6. Monat an kann Fisch und Eigelb den Breien hinzugefügt werden. *Leber* sollte *nicht roh* gegeben werden (kann Bakterien enthalten, z.B. Salmonellen).

Der Übergang von 5 auf 4 Mahlzeiten

richtet sich nur nach dem Verhalten des Säuglings, nicht nach seinem Alter. Mancher Säugling schläft schon vor Beginn des 3. Monats um 22 Uhr so fest, daß ihn die Mutter nicht mehr wecken kann. Sollte er am folgenden Morgen früher als bis dahin hungrig sein, so kann die Mutter versuchen, zur Verkürzung der Nachtpause die Intervalle zwischen den Mahlzeiten am Tage etwas zu verlängern. Die letzte Mahlzeit könnte dann um 20 Uhr gegeben werden. Für viele Mütter bedeutet der Übergang von 5 auf 4 Mahlzeiten eine beträchtliche Erleichterung. In Mütterberatungsstellen z. B. werden sie darin unterstützt, den richtigen Zeitpunkt zu finden, damit der Säugling keinen Schaden nimmt. Einige Säuglinge allerdings brauchen 5 Mahlzeiten bis zum Ende des 1. Halbjahres und gewiß solche, die krank sind. So werden in Kinderkliniken 5 Mahlzeiten viel länger notwendig sein als zu Hause.

2. Die künstliche Ernährung

Im Laufe der letzten Jahre sind auf dem Gebiet der Erforschung und Produktion von Säuglingsnahrung so gute Fortschritte erzielt worden, daß die Gefahr für den Säugling, sich der künstlichen Nahrung nicht anpassen zu können oder durch Bakterien oder ihre Gifte geschädigt zu werden, immer geringer geworden ist. Die Kuhmilch ist das Ausgangsmaterial aller künstlichen Säuglingsnahrung. Sie sollte so keimarm wie möglich gewonnen werden. Ständige Kühlung verhindert eine übermäßige Vermehrung der vorhandenen Keime auf dem Weg zur Molkerei. Eine stark verunreinigte Milch ist auch nach dem Pasteurisieren – die Milch wird für 45 Sekunden auf 75 Grad erhitzt – zur Verwendung als Säuglingsnahrung ungeeignet. Sie wird zwar frei von pathogenen Keimen, enthält aber die Eiweißstoffe aus den Leibern der abgetöteten Bakterien, die für den Säugling schädlich sein können.

Die nachstehende Tabelle zeigt die *Zusammensetzung* von reifer Frauenmilch und von Kuhmilch auf:

Es enthält	Eiweiß g	Fett g	Milchzucker g	Salz (Asche) g	Kalorien kcal
100 g reife Frauenmilch	1,2	4,0	7,0	0,25	70
100 g Kuhmilch	3,3	3,5	4,5	0,75	65
100 g adaptierte Säuglingsmilch*	1,4–1,8	3,3–4,2	6,3–7,9	bis 0,39	67–75

* Zusammensetzung der adaptierten Säuglingsmilch-Nahrung auf Kuhmilcheiweißbasis für reifgeborene, gesunde Säuglinge im ersten Lebensjahr nach den Richtlinien der Ernährungskommission der Deutschen Gesellschaft für Kinderheilkunde.

Es gibt aber nicht nur quantitative Unterschiede. Das *Eiweiß* der Kuhmilch ist kaseinreicher, flockt im Magen gröber aus und ist schlechter ausnutzbar. Es kann unverdautes Kasein in den unteren Dünndarm oder Dickdarm gelangen, dort faulen und eine Fäulnisdyspepsie hervorrufen. Das *Fett* der Kuhmilch enthält nicht genügend ungesättigte Fettsäuren, so daß es schlechter vertragen und ausgenutzt wird. Verwendet man wegen des hohen Eiweiß- und Salzgehaltes eine ½- oder ⅓-Verdünnung der Kuhmilch, so wird die Kohlenhydrat- und Fettmenge auch entsprechend reduziert.

Angleichung der Kuhmilch an die Muttermilch

Für die künstliche Ernährung des Säuglings verwendet man

- verdünnte Milch,
- homogenisierte Milch oder
- adaptierte Milch.

Durch *Verdünnung* der Milch mit Wasser im Verhältnis 1:1 und 2:1 entstehen $\frac{1}{2}$- und $\frac{2}{3}$-Milch. Die Milch muß angereichert werden mit:

- 4% Kochzucker*, um das Zuckerdefizit auszugleichen,
- 3% Schleim* (Reisschleim, Gerstenschleim, Haferschleim), damit das Kasein feiner ausflockt,
- 1,5% Pflanzenöl (z.B. Maiskeimöl = Mazola®), um das Fettdefizit auszugleichen und besser verträgliche ungesättigte Fettsäuren zuzuführen.

Meist wird während der ersten 5–6 Lebensmonate eine $\frac{2}{3}$-Milch gefüttert. Besser ist – wenigstens während der ersten 3 Monate – eine $\frac{1}{2}$-Milch, weil der Säugling dann so viel trinken darf, wie er mag (ad libitum).
Die $\frac{2}{3}$-Milch mit den gleichen Zusätzen enthält zu viele Kalorien, sie darf nicht ad libitum gegeben werden.

Zur Verdünnung *geeignete Kuhmilch:*

1. Kondensmilch (bei sorgfältiger Herstellung am besten geeignet), darf nie gekocht werden,
2. in Flaschen oder Tüten abgefüllte Markenmilch (muß abgekocht werden),
3. Trockenvollmilch (Herstellungsvorschrift genau beachten),
4. H-Milch (für 3 Sekunden auf 138 Grad erhitzt, 6 Wochen haltbar, aber sehr teuer).

Für die Säuglingsnahrung *ungeeignete Kuhmilch:*

1. offene, pasteurisierte Handelsmilch (möglicherweise verunreinigt),
2. Vorzugsmilch (wechselnder Fettgehalt, wird nicht pasteurisiert und enthält deshalb zu viele Bakterien),
3. Sterilmilch (zu stark denaturiert).

Durch *Homogenisierung* wird die Struktur des Eiweißes in der Kondensmilch so verändert, daß es im Säuglingsmagen fast so fein ausflockt wie Frauenmilch und deshalb besser ausnutzbar wird. Auch die Fetttröpfchengröße wird so stark verkleinert, daß sich die Gesamtoberfläche des Milchfetts auf das Dreifache vergrößert. Eiweiß und Fett werden so aneinander gebunden, daß sich das Fett nicht mehr an der Oberfläche absetzen kann. Die Qualität ist stets gleich. Neben zahlreichen Fertigpräparaten (in Pulverform, z.B. Hippon, Nidina, Aptamil, Humana, Aponti, Aletemil) ist deshalb auch evaporierte Kondensmilch besonders geeignet. Sie ist leicht verdaulich, auch ohne Zusatz eines Schleims, sie ist steril und deshalb fast unbegrenzt haltbar und sehr preiswert. Sie ist auf die Hälfte ihres ursprünglichen Volumens eingedickt.
Die *adaptierte Milch* auf Kuhmilcheiweißbasis entsteht durch teilweisen oder vollständigen Austausch des Butterfetts gegen ein Fettgemisch, das gesättigte und ungesättigte Fettsäuren im Verhältnis von etwa 1:1 enthält. Ferner darf sie außer Milchzucker (Laktose) kein anderes verwertbares Kohlenhydrat enthalten. Sie steht als industriell erzeugtes Milchpulver zur Verfügung, z.B. Aponti sm adaptiert, Pre-Aptamil, Humana, nan, Hippon A. Allen Säuglingen sollte bis zum Ende des dritten Lebensmonats eine adaptierte Nahrung gegeben werden.

---

* *Neigt der Säugling zu dünnen Stühlen,* empfiehlt es sich, Nährzucker und Reisschleim zu verwenden, sie vergären schlecht im Darm,
neigt der Säugling zu Verstopfung, gibt man gärungsfördernde Kohlenhydrate: Milchzucker.

Zubereitung der künstlichen Nahrung

Oberstes Gebot ist Sauberkeit. Vor jeder *Flaschenzubereitung* muß die Mutter die Hände sorgfältig reinigen. Wünschenswert ist, daß Flaschen und Sauger einmal täglich 10 Minuten lang ausgekocht werden. Nach einer Mahlzeit muß die Flasche mit heißem Wasser gut ausgespült und mit der Öffnung nach unten aufbewahrt werden. Der Sauger wird von innen mit etwas Kochsalz gefüllt, gut durchgeknetet, um alle Milchrückstände zu entfernen, und mit Wasser gespült. Einfacher ist die Kalt-Sterilisierung mit Natriumhypochlorit (z.B. Milton®). In dieser Lösung muß auch der bei Pulvermilchen verwendete Meßlöffel, der ja immer wieder in das Pulver zurückgelegt wird, sterilisiert werden.

Zu Unrecht weit verbreitet ist die Empfehlung an die Mütter, die Nahrung einmal am Tag für 24 Stunden fertig zu machen und sie im Kühlschrank aufzubewahren. Eine Keimbesiedlung ist damit nicht ausgeschlossen. Sicherer ist es – und manche Mutter wird es auch praktischer finden, jede Mahlzeit einzeln herzustellen. Verwendet sie Fertignahrung, so braucht sie nur abgekochtes Wasser, das allerdings bei der Herstellung der Nahrung aus Pulvermilch nicht wärmer als 50 Grad sein soll, damit das Pulver nicht klumpt. Bei der Zubereitung der Nahrung aus Kondensmilch mit 7,5% Fettgehalt gibt die Mutter zuerst 5–7% Zucker (1–1½ Teelöffel Zucker pro 100 g fertige Nahrung) in die Flasche, fügt das heiße abgekochte Wasser hinzu und löst den Zucker darin auf. Durch die Zugabe eines ½ Teelöffels Pflanzenöl pro 100 g Nahrung und der entsprechenden Menge kalter Kondensmilch ist die Nahrung sogleich trinkfertig.

1 Teil Kondensmilch + 3 Teile Wasser ergeben ½-Milch
1 Teil Kondensmilch + 2 Teile Wasser ergeben ⅔-Milch
1 Teil Kondensmilch + 1 Teil Wasser ergeben Vollmilch.

Manche, vor allem sehr junge Säuglinge spucken leicht nach dieser Nahrung, die etwa so dünnflüssig ist wie Frauenmilch. Zum Andicken kann dann ein Instant-Schleim, der nicht gekocht zu werden braucht, mit nicht mehr als 5% Zucker (1 Teelöffel pro 100 g Nahrung) im heißen Wasser aufgelöst werden. Die Verwendung eines Schleims ist aber nicht unbedingt notwendig. In den Milchküchen der Kinderkliniken gibt es verschiedene Wege, dafür zu sorgen, daß die für 24 Stunden fertig gemachte Nahrung keimfrei bzw. keimarm verfüttert wird. Der Vitamin-C-haltige *Gemüsesaft* oder die verschiedenen *Obstsäfte* können einmal am Tage oder auch verteilt auf alle Mahlzeiten vom Löffel oder aus der Flasche, auch mit der Nahrung vermischt gegeben werden. Der *Gemüsebrei* soll, wenn er selbst hergestellt wird, aus ⅔ püriertem Gemüse (Karotten, Blumenkohl, Kohlrabi, Salat, Spinat) und ⅓ Kartoffelpüree mit einer Mehlschwitze oder Einbrenne sowie einer Prise Salz bestehen.

Der selbstzubereitete *Zwieback-Obstbrei* soll aus 2–3 in 100 g Milch eingeweichten Zwiebäcken und Äpfeln oder Bananen bestehen. Ist das Obst sehr saftig, so kann auch Magermilchquark verwendet werden.

Der *⅔-Milchbrei* und der *Vollmilchbrei* werden mit 5% Mondamin, Grieß oder anderen Schleimen (2 Teelöffel pro 100 g fertige Nahrung) und 5% Zucker (1 Teelöffel pro 100 g fertige Nahrung) zubereitet. Bei Verwendung von Kondensmilch darf die Milch nicht mitgekocht werden. – Vielfach werden Fertigbreie verwendet. Dabei muß bedacht werden, daß die meisten Milch-Früchtebreie einem ⅔ Milchbrei entsprechen, während es sich beim Milch-Grießbrei um einen Vollmilchbrei handelt.

Technik der künstlichen Ernährung

Wie bei natürlich ernährten, reifen und gesunden Neugeborenen kann man 6 Stunden nach der Geburt mit 10%iger Glukoselösung einen Trinkversuch machen. Es wird mit Recht zunehmend häufiger gleich eine *adaptierte Nahrung* gegeben, wenn sich das Neugeborene zum ersten Mal meldet. Von da an ist es nicht nur bei „rooming-in", sondern auch im Neugeborenenzimmer am besten, wenn die Kinder nur dann gefüttert werden, wenn sie Hunger haben, tags und nachts. Die Milchmenge wird immer vom Kind bestimmt (ad libitum-Fütterung). Von der zweiten Lebenswoche an werden fast alle Kinder sechs Mahlzeiten pro Tag brauchen, und im zweiten Monat nur fünf. Seit die ad libitum-Fütterung möglich geworden ist, ist die alte Regel, die Milchmenge solle etwa $^1/_5$ bis $^1/_6$ des Körpergewichts betragen, hinfällig geworden. Ohnehin entsprachen die individuellen Bedürfnisse des Säuglings oft nicht den Tabellen. Die Trinkmenge ist nie entscheidend, immer nur die Gewichtszunahme. Manche junge Säuglinge gedeihen ausgezeichnet, obwohl sie laut Tabelle viel zu wenig trinken. Mit zunehmendem Alter muß dann ähnlich wie bei der natürlichen Ernährung durch Vermehrung der Kalorien und nicht durch Vergrößerung des Volumens über 1000 g hinaus die Nahrung den Bedürfnissen des Säuglings angepaßt werden.

Der Zeitpunkt des Wechsels von 5 auf 4 Mahlzeiten (s. S. 79), nach dem 9. Monat eventuell sogar auf 3 Mahlzeiten, hängt wiederum nur vom Säugling ab. 3 *Mahlzeiten* genügen dann, wenn der Säugling offensichtlich nicht essen will und ein altersentsprechendes Gewicht hat. Es ist grundsätzlich falsch, Kinder jeglichen Alters beim Essen durch Ablenken oder durch Schimpfen zum Essen zu zwingen. Solche schlecht essenden Säuglinge bekommen mittags eine Gemüsemahlzeit, die bereits weitgehend dem Erwachsenen-Mittagessen angeglichen ist (Gemüse muß allerdings püriert werden) und morgens und abends Vollmilch aus der Flasche oder als Brei mit Obstsaft oder zerkleinertem Obst.

Der Übergang von Milchflasche auf Milchbrei ist nicht altersabhängig. Es gibt keinen ernsten Einwand dagegen, daß ein Kind bis zum Ende seines 1. Lebensjahres seine Milch aus der Flasche trinkt; im Gegenteil: bei eher übergewichtigen Kindern sollte man die Flasche – wenn es der Säugling mitmacht – beibehalten. Denn um aus flüssiger Milch einen Milchbrei herzustellen muß Getreide, z.B. Gries – also ein Kohlenhydrat – zugegeben werden. Und das gerade sollte vermieden werden. Mancher 5 Monate alter Säugling ist die Flasche leid und bevorzugt den Löffel; es kann sein, daß es sich dann nicht vermeiden läßt, einen Brei zu füttern. Ab 4. Monat ist *Fleisch*-Zugabe wegen des Eiweiß- und hohen Eisengehaltes wünschenswert. Fleisch ist kein Milchersatz, da es kein Kalzium enthält. Leber nur gekocht verwenden. Ab 6. Monat kann jeden 2. Tag *ein Ei* gegeben werden. Das Eiklar ist fast wertlos, kann aber trotzdem mitverwendet werden.

Zusatzkost

Vitaminzusätze sind bei der künstlichen Ernährung noch wichtiger als bei der natürlichen Ernährung. Die Vitamine A und C müssen von der 6. Lebenswoche bis zum Ende des 1. Lebensjahres gegeben werden. Am zweckmäßigsten gibt man bis zum Beginn der Gemüsemahlzeit täglich 30–50 g = 6–10 Teelöffel eines mit Vitamin C angereicherten, industriell hergestellten Karottensaftes. Dieser Karottensaft hat gegenüber Obstsäften den Vorteil, daß er außer Vitamin A in Form der Vorstufe Karotin auch Eisen enthält. Will man auf konservierte Säfte verzichten, so muß man Saft aus frischen Karotten *und* frischem Obst geben. Nach Einführung des Zwieback-Obstbreis braucht der Säugling täglich nur noch 20 bis 30 g Obstsaft = 4–6 Teelöffel. Verwertbares Eisen ist in der Nahrung nur im Fleisch und in geringerem Maße auch im Gemüse vorhanden. Der Gemüsebrei mit Fleisch sollte deshalb der erste Brei sein (s. S. 79). Im Alter von vier Monaten ist das Essen mit dem Löffel für viele Säuglinge noch sehr schwer. Jede Abwehr beim Essen stellt in diesem Alter eine Störung der Mutter-Kind-Beziehung dar. Es empfiehlt sich deshalb, einen Teil der Milch in der Flasche durch Gemüsebrei zu ersetzen. Wenn bisher 200 g einer adaptierten Milch gegeben wurden, so schwemmt man nun 50 g Gemüse in 150 g Milch auf. Nach 2–3 Tagen gibt man zu 100 g Gemüse 100 g Milch, nach weiteren 2–3 Tagen verfährt man mit einer zweiten Flasche ebenso. Der Säugling erhält also schließlich mittags und nachmittags eine Flaschenmahlzeit, die zu gleichen Teilen aus Milch und Gemüsebrei mit Fleisch besteht und morgens und abends eine volle Milchmahlzeit aus der Flasche. Für die gemischten Mahlzeiten muß ein Sauger mit einem größeren Saugerloch verwendet werden.

H. Die Ernährungsstörungen im Säuglingsalter

Das Wort Dyspepsie = Verdauungsstörung gibt an, daß der normale Verdauungsprozeß im Darm gestört ist. Gleichgültig, durch welche Ursache ausgelöst, kann der Säugling die angebotene Nahrung nicht mehr verdauen. Da die Verdauungsfermente bei akuten Erkrankungen in geringerem Maße gebildet werden, gelangt unvollständig abgebaute Nahrung in die unteren Dünndarm- und oberen Dickdarmabschnitte, wo die Kohlenhydrate und Fette vergären und die Eiweiße faulen. Diese pathologischen Gärungs- und Fäulnisprozesse erlauben es Bakterien, in die normalerweise sterilen Dünndarmabschnitte aufzuwandern. Die Darmschleimheit entzündet sich, Flüssigkeit wird in das Darmlumen vermehrt abgegeben und die Peristaltik wird lebhafter. Die beschleunigte Darmpassage läßt eine Rückresorption des Wassers und der Salze nicht mehr zu.

Ergebnis:

- Schädigung des Säuglings durch mangelhafte Aufnahme von Nährstoffen,
- vermehrte Abgabe von Wasser und Salzen (normale Darmsaftproduktion beim Säugling in 24 Stunden 1000–1500 ml).

Auslösend wirken:

- Infektion (enteral und parenteral),
- Ernährungsfehler,
- Genetische Defekte.

Als Erreger *enteraler Infektionen* spielen im Säuglingsalter Salmonellen (Typhusgruppe) und Shigellen (Ruhrgruppe) keine wichtige Rolle. Man muß wissen, daß sich das klinische Bild dieser beiden Infektionen durch nichts von der Infektion durch Viren oder Dyspepsie-Coli zu unterscheiden braucht. Stuhlkulturen müssen deshalb stets alle Erreger berücksichtigen. Das Bakterium Coli (Genitiv von Colon) ist kein einheitlicher Erreger. Es gibt zahlreiche Stämme, die man serologisch unterscheiden kann. Einige Stämme verursachen, besonders häufig innerhalb des 1. Lebenshalbjahres, selten nach dem 9. Lebensmonat, schwerste Dyspepsien; sie werden zusammengefaßt als *Dyspepsie-Coli* bezeichnet. Jenseits des Säuglingsalters treten keine Erkrankungen mehr auf, weil der Organismus spezifische Antikörper gebildet hat. Es kommt gelegentlich vor, daß ein älterer Säugling Dyspepsie-Coli ausscheidet, ohne eine Ernährungsstörung zu haben, weil er bereits Antikörper gebildet hat. Er stellt auf einer Säuglingsstation eine Gefahr für alle die Säuglinge dar, die sich mit diesem Coli-Stamm noch nicht auseinandergesetzt haben. Es wird deshalb am besten von jedem, auf eine Säuglingsstation neu aufgenommenen Säugling, Stuhl auf Dyspepsie-Coli untersucht. Die Erreger sind durch Schmier- und Staubinfektion übertragbar, man kann sie an allen Kleidungsstücken der Pflegepersonen und im Zimmerstaub nachweisen. Die Pflege dieser Säuglinge stellt besonders hohe Anforderungen an das Verantwortungsbewußtsein der Schwestern. Nur peinliche Sauberkeit (Kittelpflege, Hände- und Stuhldesinfektion) und weitgehend aseptisches Verhalten verhindern die Ausbreitung der Dyspepsie-Coli über die ganze Säuglingsstation.
Hat ein Säugling eine Enteritis und werden im Stuhl keine pathogenen Keime gefunden, so wird es sich meist um eine Virusinfektion handeln, wenn nicht eine andere Krankheit vorliegt oder ein schwerer Diätfehler begangen wurde.

Erkrankt ein Säugling z.B. an einer Otitis media, so kann die Verdauungsstörung so einsetzen, wie oben beschrieben. Der Ort der Entzündung liegt aber außerhalb des Darmkanals = neben dem Darm = para-enteral. Hier handelt es sich um eine *parenterale Infektion.* Die so entstehenden Durchfallserkrankungen kommen auch bei Virusinfekten der oberen Luftwege vor. Einige Viren können gleichzeitig Entzündungen an der Schleimhaut der oberen Luftwege und des Darmes hervorrufen, so daß es in diesen Fällen exakter wäre, von enteraler Infektion zu sprechen. Im Einzelfall ist das nicht zu klären, da die Virusdiagnostik zu lange dauert. Es ist aber auch unwichtig, da sich für die Behandlung daraus keine Konsequenzen ergeben.
Nur schwere *Ernährungsfehler*, z.B. rasche unsachgemäße Umstellung von natürlicher auf künstliche Nahrung, können Ursache für eine Dyspepsie sein. Sie sind nur noch selten zu beobachten.
Immer deutlicher ist es in den letzten Jahren geworden, daß ein Teil, vor allem der chronischen Ernährungsstörungen, der Gedeihstörungen, durch das Fehlen bestimmter Fermente bedingt sind. *Genetische Defekte* sind es, die die normale Bildung dieser Fermente verhindern: z.B. bei der zystischen Pankreasfibrose (s. S. 101), Zoeliakie (s. S. 101) und einer Anzahl von Anomalien des Kohlenhydratstoffwechsels.

Nach dem Verlauf der Erkrankung unterscheidet man:

1. Die akuten Ernährungsstörungen:
   Dyspepsie
   Toxikose
   Ernährungsstörungen des Brustkindes
   Therapie der akuten Ernährungsstörungen
2. Die chronischen Ernährungsstörungen:
   Dystrophie
   Atrophie
   Behandlung der chronischen Ernährungsstörungen.

1. Die akuten Ernährungsstörungen

Die leichtere Form wird *Dyspepsie* genannt. Sie kündigt sich beim Säugling durch Wundwerden und schlechtere Nahrungsaufnahme an. Der Säugling beginnt bald zu spucken, wird blasser und nimmt nicht mehr an Gewicht zu. Wenig später wird er erbrechen und die ersten oft wäßrig-schleimigen, übelriechenden, grünen Stühle spritzend entleeren. Infolge des Wasserverlustes sinkt das Gewicht und der Hautturgor wird schlechter. Motorische Unruhe und jämmerliches Schreien weisen darauf hin, daß auch die Zellen des zentralen Nervensystems von der Darmerkrankung betroffen sind. Gelegentliche Blutbeimengung im Stuhl ist Zeichen der schweren Darmentzündung und muß nicht kennzeichnend für typhöse Erkrankungen oder Ruhr sein. Nimmt der Wasser- und Salzverlust durch Erbrechen und Durchfall weiter zu, so entsteht die schwere Form, die *Toxikose* oder Intoxikation kann sich aus anscheinend voller Gesundheit in wenigen Stunden entwickeln. Exsikkose (Austrocknung) und Azidose (Übersäurung, meßbar am Blut pH) sind die Leitsymptome. Alle Zellen des gesamten Organismus sind beteiligt, alle müssen versuchen, den Verlust von Wasser und Salzen aus dem Blut auszugleichen. Sie geben aus dem Zellinnern, aus dem intrazellulären Raum, Wasser und Salze in die Blutbahn, in den extrazellulären Raum ab. Trotzdem läßt sich die Bluteindickung und die mit der verlangsamten Zirkulation zusammenhängende unzureichende Sauerstoffversorgung des Organismus nicht aufhalten. Die Niere bildet nur noch wenig oder sogar keinen Urin mehr. Das Aussehen und Verhalten der Säuglinge ist charakterisiert durch die *Zeichen der Exsikkose:*

- trockene Zunge,
- tief in den Höhlen liegende Augen,
- eingesunkene Fontanelle,
- angehobene Hautfalten verstreichen nur langsam,
- schneller, oft kaum tastbarer Puls,
- Oligurie (wenig Urin) bzw. Anurie (kein Urin),

und die *Zeichen der Azidose*:

- azidotische, große, vertiefte Kußmaulsche Atmung (trotz Azidose bekommen Säuglinge, die jünger als 3 Monate sind, meist keine azidotische Atmung).

Die Azidose kann zu einer Schädigung des Gehirngewebes und zu Kreislaufstörungen führen.

Zeichen der Schädigung des Gehirns durch Azidose und verminderte Sauerstoffversorgung sind:

- Bewußtseinsstörung,
- weit geöffnete Augen mit nur seltenem Lidschlag,
- schrilles Schreien,
- gelegentlich Krämpfe.

Zeichen der Kreislaufstörung sind:

- kalte, feuchte Extremitäten, selbst bei Fieber um 41 Grad.

Ohne rasch einsetzende Behandlung können schwere irreversible Schäden eintreten, die den Tod oder dauerhafte geistige Defekte zur Folge haben.

Ernährungsstörungen des Brustkindes

Der Unerfahrene wird die grünen, oft dünnen und zerhackten anfangs mehrmals täglich, später nur einmal in der Woche entleerten Stühle im 1. Trimenon leicht für pathologisch halten. Solange die Stühle säuerlich riechen, ist kein Grund zur Sorge gegeben. Wechseln die Stühle aber periodisch ihre Konsistenz, so kann übermäßiges Rauchen der Mutter oder Genuß von Zitrusfrüchten die Ursache sein.
Nur selten kommt beim Brustkind eine Verdauungsstörung vor. Sie ist gekennzeichnet durch stinkende Stühle, die häufiger als gewöhnlich entleert werden, durch Gewichtsabnahme und durch Wasserverlust. Die Brustnahrung muß durch Reisschleim, Bananentee oder Karottensuppe ersetzt werden. Im Laufe von einigen Tagen wird die Nahrung vorsichtig mit zunehmenden Brustmahlzeiten wieder aufgebaut. Die Mutter muß in dieser Zeit – genauso, wie sie bis dahin den Säugling gestillt hat – die nicht benötigte Milch abpumpen. Diese Milch kann nicht aufbewahrt werden.

Therapie der akuten Ernährungsstörung

Das Prinzip der *diätetischen Behandlung* beruht darauf, den „Darm ruhig zu stellen", ihn zu entlasten. Am zuverlässigsten lassen sich die pathologischen Gärungs- und Fäulnisprozesse, die das Aufsteigen von Bakterien in den Dünndarm ermöglichen, unterbinden, indem man die nötigen Wasser-, Zucker- und Salzmengen intravenös gibt. In leichteren Fällen kann man Wasser (Tee) ohne Nährstoffe oral zuführen oder nur mit solchen, die schlecht vergären wie Nährzucker und Reisschleim. Fette belasten den Darm am meisten. Sie werden beim langsamen Aufbau der Nahrung zuletzt hinzugefügt.

Von Anfang an aber gilt es, dem Körper nicht nur die Flüssigkeits- und Kochsalzmenge zuzuführen, die er ohnehin zur Aufrechterhaltung des Stoffwechsels benötigt, sondern auch den Flüssigkeits- und NaCl-Verlust (Durchfall und Erbrechen) zu ersetzen. Die tägliche Flüssigkeitszufuhr richtet sich nach dem Verlauf der Erkrankung. Der Bedarf wird höher sein, wenn Durchfall oder Erbrechen anhalten. Nach anfänglicher 12stündiger *Nahrungspause* (nie länger als 24 Stunden) mit Tee oder Reisschleim unter Zusatz von 0,3% NaCl und 5% Glukose, evtl. vermischt mit gleichen Teilen geschlagener Banane oder Karottengemüse beginnt man mit einer *fettarmen*, *milchzuckerarmen* und daher *kalorienarmen* sogenannten *Heilnahrung* entsprechend der vom Hersteller angegebenen Vorschrift oder einfacher mit einer stärkeren Verdünnung der bis dahin gegebenen Nahrung. Man beginnt mit einem $^1/_6$ der bisherigen Nahrung, verdünnt mit $^5/_6$ der Pausennahrung und steigert täglich: $^1/_5$-, $^1/_4$-, $^1/_3$-, $^1/_2$- bis zur $^2/_3$-Milch, in den letzten Tagen eventuell etwas langsamer. Gleichzeitig wird man zu Anfang die Zahl der Mahlzeiten erhöhen, um den Magen nicht durch ein zu großes Volumen zu belasten. Ältere Säuglinge, die schon vom Löffel gegessen hatten, müssen in vielen Fällen wieder Flaschennahrung bekommen. Bei einigen aber genügt es, geschlagene Banane und fettfreies Karottengemüse mit Glukose und NaCl, verteilt auf 5 Mahlzeiten, zu geben. Im Laufe der folgenden Tage wird, mit $^1/_2$-Milch beginnend, über $^2/_3$ auf Vollmilch aufgebaut. – **Je schwerer die Erkrankung, desto länger die Reparationsphase, und desto später normale Nahrung.**

Praktisches Verfahren:

Die *diätetische Behandlung* besteht in:

- Absetzen der bisherigen Nahrung
- Pausennahrung: Tee mit Traubenzucker, NaCl und möglichst auch Natriumbikarbonat (auf 1 Liter Tee zwei gehäufte Eßlöffel Traubenzucker, $^1/_2$ Teelöffel NaCl und $^1/_2$ Teelöffel Natriumbikarbonat, als Natron in jeder Apotheke zu kaufen) für 12–24 Stunden, verteilt auf 6–8 Mahlzeiten, etwa 150–200 ml/kg/24 Stunden.
- Aufbau über Heilnahrung oder starke Milchverdünnungen langsamer oder schneller zur Dauernahrung (5–10 Tage).

Die *antibiotische Behandlung* ist nur bei bakterieller Infektion möglich und dann auch in ausreichend hoher Dosierung notwendig. Dyspepsie-Coli sind fast immer empfindlich gegenüber den im Darm nicht resorbierbaren Antibiotika Colistin, Neomycin und Gentamycin. Zu häufige und zu lange antibiotische Behandlung kann zu Schäden führen (z.B. Soor). Salmonelleninfektionen werden nicht antibiotisch behandelt (s. S. 136).

Eine intravenöse Behandlung mit Wasser, Elektrolyten und Zucker muß bei einer schweren Ernährungsstörung, einer Toxikose, so schnell wie möglich erfolgen. (Auch bei Dyspepsien kann eine kurzfristige intravenöse Behandlung nicht schaden.)

Ziel dieser Behandlung:

- Beseitigung der Azidose durch Pufferlösungen (Natriumbikarbonat),
- Auffüllung des Kreislaufes,
- Ersatz der verlorengegangenen Salze, vor allem Natrium und Kalium,
- Wiedereinsetzen der Nierenfunktion.

Die *Azidose* ist fast immer an der Kußmaulschen azidotischen Atmung zu erkennen. *Meßbar* ist sie am pH des Blutes. Für die Art und die Menge der Infusionslösung sind außerdem die Bestimmung der Kohlensäurespannung, des Standardbikarbonats und des Basendefizits notwendig (Blutgasanalyse).
Sobald die Nierenfunktion ausreichend begonnen hat, wenn bei Säuglingen etwa 20 ml Urin pro Stunde ausgeschieden werden, muß der Infusionslösung *Kalium* zugesetzt werden. Es darf nicht eher geschehen, weil Kalium außerhalb der Zelle im Überschuß giftig wirkt. Nur die funktionstüchtige Niere ist in der Lage, einerseits den intrazellulären Kaliummangel auszugleichen, andererseits Überschüsse von Kalium im extrazellulären Raum auszuscheiden.
Die *Pflege und Beobachtung* dieser Säuglinge ist aufwendig und erfordert besondere Erfahrung. Durch den engen Kontakt mit dem Kind, ist die Schwester am besten in der Lage, das Ende der Kußmaulschen Atmung und später beginnenden Appetit und Normalisierung des Verhaltens als Zeichen der Besserung zu erkennen. Weitere Hinweise sind: konsistentere Stühle, Gewichtszunahme und Fieberabfall. Ohne die Beobachtungen der Schwester ist ein Therapieplan nicht möglich. Bei Säuglingen, die eine intravenöse Therapie brauchen, muß immer ein Kölbchen oder ein Plastikbeutel vorgelegt werden, damit alle Stunden kontrolliert werden kann, wann und wieviel Urin ausgeschieden wird.
Oft nehmen die Säuglinge die Nahrung so schlecht, daß eine *Nasensonde* gelegt werden muß. Viele sind so *wund*, daß sie mit einer Paste (z. B. Penaten-Creme®) besonders sorgfältig behandelt werden müssen. Dabei ist zu bedenken, daß Paste und Puder nicht zu reichlich verwendet werden dürfen, da sich sonst Krümel bilden. Öl ist das Lösungsmittel für die Paste, es muß also wieder abgewischt werden, bevor neu eingekremt wird; sonst haftet die Paste nicht auf der Haut. Bei sehr häufigen Stuhlentleerungen müssen die Windeln öfter gewechselt werden. Bei sehr stark ausgetrockneten Säuglingen müssen die *Lippen* mit Salbe oder Lippenpomade geschmeidig gemacht werden. Bei seltenem Lidschlag ist *Augenpflege* notwendig.

2. Die chronischen Ernährungsstörungen

Dystrophie als die leichtere und Atrophie als die schwere Form der Gedeihstörung entwickeln sich durch Hunger:

Der Säugling bekommt **zu wenig Nahrung,** z. B.

Hunger an der Brust,
Hunger durch Unwissenheit, Unachtsamkeit oder Böswilligkeit,

oder **falsch zusammengesetzte Nahrung,** z. B.

Mehlnährschaden = Eiweiß- und Vitaminmangel durch Verwendung zu starker Milchverdünnung (wenig Milch – viel Schleim) und
Milchnährschaden = Fehlernährung durch vorzeitige Verwendung von Vollmilch ohne Kohlenhydratzusatz.

Der *Säugling erbricht* einen großen Teil der Nahrung z.B.,

bei Hiatushernie und Pylorospasmus,

oder er *kann die Nahrung nicht verwerten* infolge eines genetischen Defektes, z.B.

bei Zöliakie, Pankreasfibrose, Fermentmangel verschiedener Art, Nahrungsmittelallergie.

Die *Dystrophie* ist zu erkennen an:

- Untergewicht,
- mangelhafter Gewichtszunahme,
- Verlust des subkutanen Fettgewebes,
- häufig rezidivierenden Infekten (auch Dyspepsien).

Die Muskulatur ist schwach, so daß der Bauch größer als normal ist. Zusätzlich kann er durch pathologische Gärungs- und Fäulnisprozesse aufgetrieben sein, z.B. bei genetischen Defekten.

Bei *Atrophie* ist der Fett- und Muskelgewebsschwund so weit fortgeschritten, daß die Säuglinge greisenhaft aussehen:

- tiefliegende Augen,
- eingefallene Wangen,
- blasse und schlaffe Haut,
- Untertemperatur,
- verlangsamter Puls.

Wenn nicht rasche Hilfe einsetzt, findet man die Kinder unerwartet tot in ihren Betten.

Behandlung der chronischen Ernährungsstörungen:

Äußerst *vorsichtiger Nahrungsaufbau* ist um so wichtiger, je schlechter der Zustand des Säuglings ist. Infolge der chronischen Unterernährung werden die Verdauungsfermente nur in geringer Menge gebildet. Ihre Produktion nimmt erst langsam mit steigendem Angebot zu. Zur Schonung des Magen-Darm-Kanals beginnt man mit einer fettarmen Diät, z.B. Heilnahrung oder ½-Milch ohne Fettzusatz. Im Laufe von 1 bis 2 Wochen wird eine altersentsprechende Nahrung aufgebaut und später durch Fett- und Kohlenhydratzusätze ergänzt. Sie dienen dazu, den Nachholbedarf schneller auszugleichen. *Antibiotika* sind wegen der allgemeinen Abwehrschwäche oft notwendig. Auf der Station sollten die Kinder isoliert werden, um sie vor neuen Infektionen zu bewahren.

Praktisches Verfahren:

Absetzen der bisherigen Nahrung
Fettarme Milch, 6–8 Mahlzeiten
Langsamer Nahrungsaufbau innerhalb von 1 bis 2 Wochen
1–2 Wochen später vorübergehend erhöhte Kalorienzufuhr.

I. Einige wichtige Krankheiten des Kindesalters

Noch vor etwa 25 Jahren wurden in den Kinderkrankenhäusern vorwiegend Kinder mit Infektionskrankheiten einschließlich der Verdauungsstörungen behandelt. Heute spielen die als Kinderkrankheiten bezeichneten Infektionskrankheiten wie Masern, Windpocken, Mumps, Scharlach und Diphtherie im Krankenhaus kaum noch eine Rolle, teils weil sie seltener vorkommen (Diphtherie), teils weil sie leichter verlaufen und zu Hause wirksam behandelt werden können (Scharlach). Statt dessen spielen die Erkrankungen des zentralen Nervensystems eine zunehmend wichtige Rolle, weil sich gezeigt hat, daß man diesen, z. T. sehr schwer geschädigten Kindern doch mehr helfen kann, als man noch vor 20 Jahren vermutete. Auch Harnwegsinfekte und Stoffwechselstörungen, meist als Folge angeborenen Enzymmangels, findet man neben der ganzen Breite der weniger häufig auftretenden Krankheiten des Kindesalters. Im folgenden Abschnitt sollen folgende Krankheiten kurz besprochen werden:

1. Zerebrale Kinderlähmung
2. Zerebrale Krampfanfälle
3. Hydrozephalus
4. Harnwegsinfektion
5. Phimose
6. Kryptorchismus
7. Rachitis
8. Phenylketonurie
9. Zoeliakie
10. Pankreasfibrose
11. Hypothyreose
12. Adipositas
13. Symptome angeborener Herzfehler im Säuglingsalter
14. Spastische Pylorushypertrophie
15. Nabelkoliken
16. Pseudokrupp
17. Spastische Bronchitis
18. Asthma bronchiale
19. Staphylokokken-Pneumonie

1. Die zerebrale Kinderlähmung

Die von dieser Krankheit betroffenen Kinder werden häufig summarisch als Spastiker bezeichnet, nicht ganz zutreffend, weil nicht bei allen Kindern der Tonus der Muskulatur verstärkt und deshalb die Lähmung spastisch ist.

Die *Symptomatik* entsteht durch Schädigung des Gehirns

vor der Geburt (Sauerstoffmangel, Mißbildungen, Infektionen, Blutungen u. a.),
während der Geburt (Sauerstoffmangel, z. B. durch Nabelschnurumschlingung, geburtstraumatische Blutungen, z. B. bei geburtshilflichen Eingriffen u. a.),
kurz nach der Geburt (Sauerstoffmangel, z. B. durch Atemstörungen jeglicher Art [s. S. 34], Kernikterus [s. S. 41] u. a.),
im Säuglings- und Kleinkindesalter Erkrankungen des Gehirns und Meningitis.

Der einmal entstandene Hirnschaden schreitet nicht fort, aber er verhindert eine normale Entwicklung des Gehirns. So ist die motorische Störung bei der Geburt oft noch nicht erkennbar und sie entwickelt sich erst langsam, so wie die Leistungsfähigkeit des Gehirns zunehmen soll. Die Mutter bemerkt deshalb die zerebrale Schädigung meist erst dann, wenn das Kind eine bestimmte Fähigkeit, z.B. sitzen zu können, gegen Ende des 1. Lebensjahres immer noch nicht gelernt hat.

Folgende Störungen kommen einzeln oder kombiniert vor:

1. Spastische Lähmung (muskuläre Hypertonie)
2. Atonische Lähmung (muskuläre Hypotonie)
3. Athetose
4. Ataxie.

Die *spastische Lähmung* betrifft am häufigsten *eine ganze Körperhälfte* (Hemiplegie), wobei der Arm meist stärker als das Bein betroffen ist. Bei der Luftenzephalographie kann man oft die Verminderung des Gehirngewebes am einseitig vergrößerten Ventrikelsystem und an der einseitig vermehrten Außenluftfüllung erkennen. Befindet sich das Sprachzentrum in der geschädigten Hemisphäre, oder ist die zum Sprechen notwendige Zungen- und Kiefermuskulatur auch spastisch, so wird die Sprachentwicklung gestört sein. Die Hälfte aller Kinder mit Hemiplegie hat ein zerebrales Anfallsleiden, viele sind mehr oder wenig schwachsinnig.
Sind *beide Körperhälften* spastisch gelähmt (Diplegie), so spricht man auch von Littlescher Krankheit.
Die spastische *Lähmung beider Beine* bezeichnet man als Paraplegie, die *aller 4 Extremitäten* als Tetraplegie.
In den Armen überwiegt der Beugertonus, die Arme werden gebeugt gehalten, in den Beinen überwiegt der Strecker- und Adduktortonus, die Beine werden gestreckt und oft gekreuzt gehalten.

Abb. 5

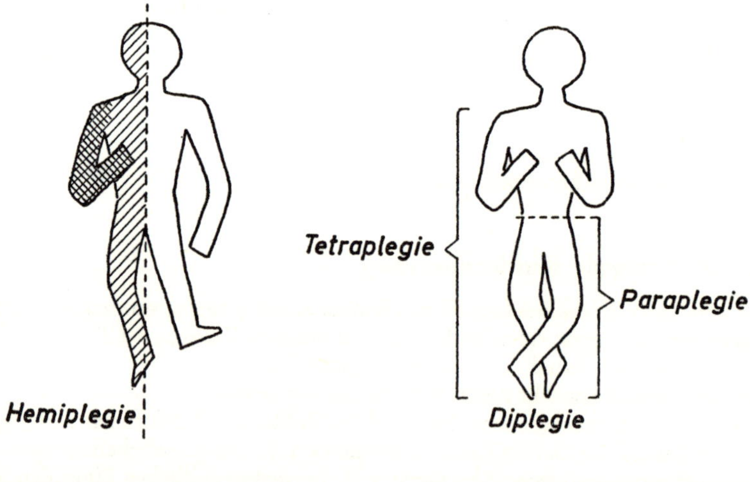

Befall der Extremitäten bei spastischer Lähmung
Bevorzugter Befall des Armes bei der Hemiplegie

Bei der Luftenzephalographie findet man beidseitige Veränderungen, die nicht unbedingt symmetrisch sein müssen. Mehr als die Hälfte der betroffenen Kinder sind schwachsinnig, zerebrale Anfallsleiden kommen seltener als bei der Hemiplegie vor. Sprach-, Seh- und Hörstörungen können vorkommen.
Die *atonische Lähmung* von Geburt an ist selten. Das meist schwachsinnige Kind ist so schlaff, daß es nicht einmal zu sitzen lernt.
Die *Athetose* entsteht durch Schädigung der Hirnzentren (extrapyramidales System), die für die Kontrolle aller normalen Bewegungen notwendig sind, z.B. durch Kernikterus (s. S. 41). Infolgedessen sind alle willkürlichen und unwillkürlichen Bewegungen, auch die Mimik, verzerrt. Häufig kommen überschießende choreatische Bewegungen hinzu, man spricht dann von Choreoathetose. Trotz der oft normalen Intelligenz wirkt das Kind durch Grimassieren und die beim Sprechversuch entstehenden unkontrollierbaren Bewegungen des ganzen Körpers geistig gestört.
Die *Ataxie* weist darauf hin, daß das Kleinhirn geschädigt ist, z.B. durch Kernikterus.
Eine Frühdiagnose aller Erscheinungsformen der zerebralen Kinderlähmung ist nur möglich, wenn alle Risikokinder (Kinder mit Störungen vor, während oder nach der Geburt) im Laufe des 1. Lebensjahres alle 2 Monate untersucht werden. Dabei müssen die motorische Entwicklung und die tonischen Reflexe besonders sorgfältig geprüft werden. Kriterien für den Verdacht auf eine zerebrale Bewegungsstörung:

1. fehlende oder mangelhafte Rückbildung tonischer Reflexe und Auftreten pathologischer tonischer Reflexe,
2. verzögerte oder fehlende Entwicklung von Stell- und Gleichgewichtsreaktionen,
3. verzögerte stato-motorische Entwicklung,
4. veränderter Muskeltonus: hyperton, hypoton, athetoide Bewegungen,
5. Asymmetrien nach dem 4. Lebensmonat.

Eine *Behandlung* ist möglich durch

- Krankengymnastik (z.B. Bobath-Methode),
- Medikamente (z.B. zur Entspannung der Muskulatur),
- orthopädische Maßnahmen (z.B. operative Verlagerung und Verlängerung von Sehnen oder Versorgung mit Schienen).

Wird die der Störung angemessene krankengymnastische Behandlung frühzeitig begonnen und konsequent durchgeführt – die Eltern müssen täglich mitarbeiten –, so können orthopädische Eingriffe oft vermieden werden.
Der Behandlungserfolg ist abhängig von

- krankengymnastischer Frühbehandlung,
- konsequenter und korrekter Behandlung,
- möglichst wenig eingeschränkter Intelligenz (nur 25% der zerebral gelähmten Kinder sind idiotisch).

Spastikerzentren erleichtern es Kindern und Eltern mit ihrer schwierigen Situation fertig zu werden. Sonderschulen nehmen Rücksicht auf die besonderen Fähigkeiten jedes einzelnen Kindes. Dennoch entstehen häufig genug Verhaltensstörungen, die einer besonderen Therapie bedürfen.

2. Zerebrale Krampfanfälle

Ein zerebraler Krampfanfall ist eine Reaktion des Gehirngewebes auf eine Erkrankung des Gesamtorganismus oder des Gehirns selbst.

Man kennt *Gelegenheitskrämpfe* durch

- Kernikterus,
- Hirnblutungen und -verletzungen,
- plötzlichen Fieberanstieg (initialer Fieberkrampf),
- Entzündungen und Tumore des Gehirns und seiner Häute,
- Stoffwechselstörungen (Hypokalzämie, Hypoglykämie, Urämie, Phenylketonurie u. a.)
- Vergiftungen

und das *zerebrale Anfallsleiden* (Epilepsie).

An der Art des Krampfanfalles kann man seine Ursache nicht erkennen. Jeder Krampfanfall ist ein ernst zu nehmendes Ereignis. Es muß stets versucht werden, die Ursache des Anfalls zu klären.

Es ist falsch, sich mit der Vorstellung zu begnügen, es handele sich wohl um einen „einfachen" Fieberkrampf oder einen harmlosen „Zahnkrampf". Bei jedem Krampfanfall werden, mal mehr, mal weniger, Hirnzellen zerstört. Man muß versuchen, neue Anfälle zu verhindern, oder doch wenigstens ihre Zahl zu vermindern.

Bei den *Gelegenheitskrämpfen*, die nur Symptom einer Erkrankung sind, wird man meist durch Behandlung dieser Erkrankung weitere Anfälle vermeiden können.

Der *initiale Fieberkrampf* ist fast immer ein tonisch-klonischer, generalisierter Krampfanfall. Er entsteht im Fieberanstieg bei 2–4% aller Kinder im 1.–5. Lebensjahr und dauert meist weniger als 3 Minuten. Er kann sich bei neuer fieberhafter Erkrankung mehrmals wiederholen. Nur bei etwa 10% dieser Kinder entwickelt sich ein zerebrales Anfallsleiden.

Das *zerebrale Anfallsleiden* ist eine chronische Krankheit, an der in der Bundesrepublik von 200 Menschen einer leidet. Die Hälfte dieser Kranken hatte ihren ersten Anfall im Kindesalter. Für die Entstehung des Leidens scheinen außer organischen auch Erbfaktoren eine Rolle zu spielen.

Die wichtigsten *Äußerungen zerebraler Krampfanfälle sind*:

- der große Anfall (grand mal),
- die Absenz (petit mal),
- der psychomotorische Anfall,
- der *B*litz-*N*ick-*S*alaamkrampf (BNS-Krampf).

Der *große Anfall* ist ein unübersehbares Ereignis, bei dem der Patient bewußtlos zu Boden stürzt und tonisch (starr), wenig später klonisch (zuckend) krampft. Meist zucken alle 4 Extremitäten und die Gesichtsmuskulatur. Der Patient schwitzt, er hat Schaum vor dem Mund, der bei Zungenbiß blutig sein kann und wird infolge Atemstillstands zyanotisch. Unwillkürliche Stuhl- und Urinentleerung ist möglich. Anschließend folgt ein tiefer Schlaf.

Der Beobachter eines solchen Anfalls darf den Patienten nicht verlassen. Er muß dafür sorgen, daß sich der bewußtlose Patient während der Zuckungen nicht verletzen kann (z. B. an den Gitterstäben eines Kinderbettes). Es ist sinnlos, kalte, nasse Lappen auf den entblößten Körper zu legen, oder den Krampf gewaltsam lösen zu wollen. Der Kopf sollte, wenn es ohne Anstrengung möglich ist, auf die Seite gelegt werden, damit eine Aspiration vermieden wird. Herbeigerufene Hilfspersonen benachrichtigen den Arzt und bringen, falls noch notwendig, Medikamente (Chloralhydrat, Luminal®). Der tiefe Nachschlaf darf nicht gestört werden. Folgen serienweise weitere Krampfanfälle, so spricht man von *Status epilepticus*. Die intravenöse Injektion von Valium® oder Phen-

hydan ist notwendig. Der Beobachter muß den Ablauf des Anfalls genau beschreiben können. Zur Dauerbehandlung eignet sich Mylepsinum®.
Die Absenz kommt vorwiegend im Schulalter vor, bei Mädchen häufiger als bei Knaben. Dieser Anfall wird leicht übersehen, weil die Bewußtlosigkeit nur einige Sekunden dauert. Dem Kind fällt z.B. beim Schreiben der Stift, beim Spielen das Spielzeug oder beim Essen der Löffel aus der Hand, es blickt mit halbgeöffneten Augen etwas nach oben ins Leere, um gleich darauf seine Tätigkeit fortzusetzen, als sei gar nichts geschehen. Gelegentlich kann man auch kurze Zuckungen der oberen Extremitäten beobachten. Absenzen treten meist gehäuft auf und bleiben oft jahrelang unerkannt. Mit der Pubertät verschwinden die Absenzen; bei etwa 40% der Kinder folgen nun große Anfälle. Zur Therapie werden vor allem Succinimide verwendet.
Der *psychomotorische Anfall* wird durch eine Störung im Schläfenlappen des Gehirns hervorgerufen; man spricht auch von Temporallappenepilepsie oder Dämmerattacken. Die Kinder beschreiben als Aura vor dem eigentlichen Anfall merkwürdige Empfindungen in allen möglichen Körperteilen und Störungen des normalen Hörens und Sehens und Schmeckens. Es folgt die Bewußtseinstrübung mit sinnlosen Bewegungen der Hände oder Füße, mit Schnüffel- und Schmatzbewegungen, mit Wechsel der Hautfarbe und Speichelfluß. Die Prognose ist schlecht, die Therapie unbefriedigend.
Die *BNS-Krämpfe* sind meist Folge geburtstraumatischer Schädigung und werden vor allem bei Säuglingen im 1. Lebenshalbjahr beobachtet, bei Knaben häufiger als bei Mädchen. Blitzartig beugt der auf dem Rücken liegende Säugling seinen Kopf oder er wirft seine Arme hoch, oder beides geschieht gleichzeitig. Anfallsserien sieht man am häufigsten, wenn der Säugling wach wird. Jenseits des Säuglingsalters werden die BNS-Krämpfe seltener und von großen Anfällen abgelöst. Die Prognose ist schlecht. Schwere zerebrale Schäden lassen sich auch durch Medikamente nicht vermeiden. Die üblichen Antiepileptika helfen nicht, wohl aber erreicht man Anfallsfreiheit oder -besserung, wenn mit Mogadan®, ACTH oder Nebennierenrindenhormonen und Mylepsinum behandelt wird.
Jede Art von zerebralem Krampfanfall muß registriert werden. Die *Behandlung* muß meist jahrelang, kontinuierlich auch während anderer Erkrankungen (z.B. Virusinfekte), fortgesetzt werden. Wegen der Tendenz zu Rezidiven während der Pubertät sollte die Behandlung vorher nicht abgebrochen werden. – Eltern sollten Kindern mit zerebralem Anfallsleiden genau wie deren anfallsfreie Geschwister erziehen. Das ist nur möglich, wenn die Eltern so genau wie möglich über die Art der Erkrankung unterrichtet werden.

3. Hydrozephalus

Verschiedenartige Störungen innerhalb und außerhalb des Gehirns können zu dem *Symptom* Hydrozephalus, zur Vermehrung von Liquor führen.
Vergrößerung des Ventrikelsystems heißt *Hydrozephalus internus*,
Vergrößerung des Subarachnoidalraumes heißt *Hydrozephalus externus*.
Der Hydrozephalus entsteht durch

- vermehrte Liquorbildung, z.B. bei Entzündungen,
- verminderte Liquorresorption, z.B. bei entzündlichen Verklebungen des Subarachnoidalraumes,
- behinderte Liquorzirkulation, z.B. bei Tumoren, Mißbildungen,

- Untergang von Gehirngewebe, z.B. nach perinatalem Sauerstoffmangel oder unvollständiger Gehirnentwicklung.

Bei dem durch Untergang von Gehirngewebe entstandenen Hydrozephalus besteht fast nie ein Mißverhältnis zwischen Produktion und Resorption von Liquor, so daß der Hirninnendruck normal ist. Wegen des fehlenden Wachstumsdrucks des Gehirns wächst der Kopf nur langsam oder gar nicht. Trotz des vermehrten Liquors können solche Kinder einen zu kleinen Kopfumfang (Mikrozephalus) haben.

Die wichtigsten *Symptome des erhöhten Hirninnendrucks* sind *bei Säugling und Kleinkind* (fast immer verursacht durch perinatale Schädigung oder Mißbildung):

1. Nahrungsverweigerung
2. Erbrechen
3. Mangelhaftes Gedeihen
4. Gespannte und vergrößerte Fontanelle
5. Klaffende Schädelnähte
6. Vermehrte Venenzeichnung
7. Phänomen der untergehenden Sonne (der untere Teil der Iris verschwindet hinter dem Unterlid)
8. Beschleunigtes Schädelwachstum (bis zum Ende des Kleinkindesalters sind die Schädelnähte noch nicht fest geschlossen. Das Schädeldach kann sich dem erhöhten Hirninnendruck anpassen und der Schädelumfang wächst rascher als bei einem gesunden Kind);

vom Schulalter an (fast immer verursacht durch Tumoren):

1. Erbrechen, meist morgens
2. Kopfschmerzen

Abb. 6

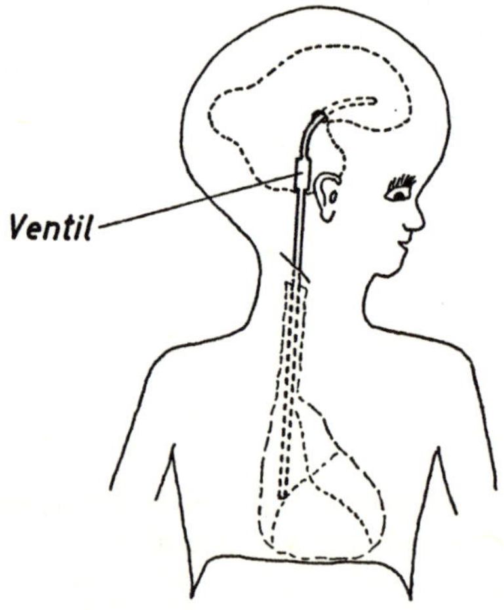

Ventrikeldrainage zur Ableitung des unter erhöhtem Druck stehenden Liquors beim Hydrocephalus internus.
Beachte das „Phänomen der untergehenden Sonne".

3. Verminderte Leistungsfähigkeit in der Schule
4. Sehstörungen (Optikusatrophie)
5. Neurologische Ausfälle
6. Krampfanfälle

Behandlung: Das exzessive Wachstum des Schädels im Säuglingsalter kann durch Ableitung des Liquors in die Blutbahn verhindert werden (Ventrikeldrainage). Etwas oberhalb, hinter dem Ohr, wird zwischen Haut und Schädeldach ein Ventil eingenäht, das auf einen bestimmten Druck eingestellt ist. Ein Plastikschlauch wird durch ein Loch in der Schädelkalotte und den meist sehr dünnen Hirnmantel in den entsprechenden Seitenventrikel eingeführt. Ein 2. Plastikschlauch verbindet das Ventil über die seitliche Halsvene mit dem rechten Vorhof des Herzens. Etwa 2–3 Wochen nach der Operation kann eine Sepsis entstehen, hervorgerufen durch Bakterien im Ventil; das Ventil muß entfernt und später durch ein neues ersetzt werden. Bei korrekt arbeitendem Ventil wird eine ausreichende Menge Liquor im Ventrikelsystem bleiben und der Schädelumfang normal wachsen. Je nach Ursache ist eine normale geistige Entwicklung möglich.

4. Harnwegsinfektion

Der Begriff Harnwegsinfektion ist absichtlich weit gefaßt, weil eine genaue Lokalisation der Entzündung unmöglich ist. Es ist zweckmäßig anzunehmen, daß bei einer vermehrten Ausscheidung von Leukozyten mit dem Urin (Pyurie) alle ableitenden Harnwege und Teile des Nierengewebes von der Entzündung betroffen sind.
Die Harnwegsinfektion entsteht im Säuglingsalter meist hämatogen, Knaben erkranken deshalb fast so häufig (40%) wie Mädchen (60%). Jenseits des Säuglingsalters verursachen vor allem aufsteigende Darmkeime Harnwegsinfektionen. Wegen ihrer kurzen Urethra sind Mädchen etwa 85% der Patienten.

Symptome der akuten Harnwegsinfektion

im Säuglingsalter (uncharakteristisch)

- unklares Fieber,
- Blässe,
- Trinkunlust,
- andersartiges Verhalten (gelegentlich Jammern, ruhiger oder unruhiger als gewöhnlich),
- Erbrechen,

bei älteren Kindern (charakteristisch)

- Brennen beim Wasserlassen,
- Harndrang (häufig kleine Mengen),
- Schmerzen in der Nieren- oder Blasengegend,
- Fieber,

Im Urin – am besten durch Blasenpunktion gewonnen – findet man stets viele Leukozyten und eine Albuminurie, und in der Kultur den auslösenden Erreger.

Symptome der chronischen Harnwegsinfektion

unabhängig vom Alter (uncharakteristisch)

- Leistungsschwäche,
- Appetitlosigkeit,

- mangelhaftes Gedeihen,
- Blässe.

Im Punktions-Urin findet man nicht regelmäßig eine geringe Vermehrung der Leukozyten (Zählkammer!) und meist keine Albuminurie. Die Diagnose ergibt sich aus der Kultur.
Die *Therapie* sollte erst beginnen, wenn die Erreger identifiziert und auf ihre Empfindlichkeit gegenüber bestimmten Antibiotika geprüft worden sind. Zur Behandlung der akuten Phase verwendet man ein Antibiotikum, das hohe Gewebsspiegel (Nierengewebe) erzeugt und in hoher Konzentration im Harn ausgeschieden wird, z.B. Trimetoprim. Nach mindestens 3 Wochen dauernder Behandlung ist eine 3 Monate dauernde prophylaktische Gabe von z.B. Nitro-Furantoin empfehlenswert. Bei chronischer Harnwegsinfektion ist eine längere Cephalotin- oder Ampicillin-Behandlung notwendig und unter Umständen eine dauernde Prophylaxe. Rezidivierenden Harnwegsinfektionen liegen oft Mißbildungen der Nieren oder der ableitenden Harnwege zugrunde. Falls eine operative Korrektur möglich ist, sollte sie so früh wie möglich – auch schon im Säuglingsalter – vorgenommen werden.
Werden Harnwegsinfektionen im Kindesalter nicht ernstgenommen und nicht ausreichend behandelt, so können 20–30 Jahre später Schwangerschaftspyelitis und Tod durch Nierenversagen die Folge sein.

5. Phimose

Ein Junge hat eine Phimose, wenn sich die Vorhaut nicht zurückschieben läßt, sei es, weil sie mit der Eichel verklebt ist, sei es, weil sie zu eng ist. Solange der Urin im Strahl entleert wird, ist die Phimose nicht behandlungsbedürftig. Die physiologische Verklebung beim Neugeborenen löst sich meist im Kleinkindesalter, in 95% der Fälle bis zum 10. Lebensjahr. Bis dahin sollte jede Art von Manipulation mit oder ohne Instrument unterbleiben.

Ausnahme:
- behinderte Harnentleerung (die Vorhaut bläht sich während der Harnentleerung auf),
- rezidivierende Balanitis (Entzündung zwischen Vorhaut und Eichel),
- narbige Stenosierung der Vorhautöffnung (nach Manipulation entstehen feinste Einrisse),
- Paraphimose (die zurückgestreifte Vorhaut ist so eng, daß sie die Eichel stranguliert).

In diesen Fällen ist eine Zirkumzision notwendig, unabhängig vom Alter. Wenn möglich, sollte die Operation im Schulalter vorgenommen werden, weil
- dann die Trennung von den Eltern für die Dauer des Krankenhausaufenthaltes besser überstanden wird als im Kleinkindesalter,
- man dem Jungen erklären kann, wozu die Operation notwendig ist und
- unter Umständen ein Teil der möglicherweise notwendigen Salbenbehandlung von dem Jungen selber durchgeführt werden kann.

(Hygienische Gründe spielen vor der Pubertät noch keine nennenswerte Rolle, weil Smegma erst vom 10. bis 12. Lebensjahr an gebildet wird.)

6. Kryptorchismus und Hodenhochstand

Von *Kryptorchismus* spricht man nur dann, wenn der Hoden in der Bauchhöhle liegen geblieben ist, oder nicht angelegt ist. Der Abstieg des Hodens (descensus testis) in den Hodensack kann aus bisher unbekannten Gründen oder durch ein mechanisches Hindernis unvollständig geblieben sein. Der Hoden liegt dann im Leistenkanal (Leistenhoden) oder am Ausgang des Leistenkanals (Hodenhochstand).
Die Entwicklung des Hodengewebes beginnt mit dem 3. Lebensjahr und sie kann nur dann normal ablaufen, wenn beide Hoden bei einer geringeren Temperatur als 37 Grad im Hodensack liegen.
Bei unvollständigem Deszensus muß deshalb die *Behandlung* bis zum Ende des 2. Lebensjahres abgeschlossen sein. Behandelt wird mit gonadotropem Hormon. Ist die Behandlung erfolglos, z.B. bei mechanischem Hindernis, muß operiert werden. Die Operation wird nie ohne vorhergehende Hormonbehandlung durchgeführt, denn die Hormone bewirken ein Längenwachstum des Samenleiters und erleichtern so erst ein gutes Ergebnis.

7. Rachitis durch Vitamin-D-Mangel

Vitamin D wird unter dem Einfluß von Ultraviolettstrahlen in der Haut gebildet. Voraussetzung ist, daß die Ultraviolettbestrahlung nicht behindert wird durch Dunst, Wolken, Fensterglas und Kleidungsstücke. Da einerseits der Bedarf an Vitamin D wegen des schnellen Wachstums im Säuglingsalter sehr hoch und andererseits die Bildung von Vitamin D in der Haut, vor allem im Winter, höchst mangelhaft ist, müssen alle Säuglinge in unserem Klima prophylaktisch behandelt werden. Der normale Bedarf liegt je nach Gegend zwischen 500 und 1000 E täglich. Am besten ist es deshalb, diese Menge von der 2. Lebenswoche an während des ganzen 1. Lebensjahres täglich zu geben. Schlecht gedeihende, also langsam wachsende Säuglinge brauchen weniger. Die besonders schnell wachsenden Frühgeborenen brauchen täglich 1000–1500 E vom 2. Lebenstag an, bis zu dem Tag, an dem sie ein Gewicht von 3000 g erreicht haben. Am zweckmäßigsten ist ein Präparat, das außer Vitamin D auch Fluor zur Karies-Prophylaxe enthält z.B. D-Fluoretten 500®. Der Säugling erhält täglich eine Tablette; am besten wird sie unmittelbar vor der Flaschen- oder Brustmahlzeit auf die Zunge gelegt.
Bei Säuglingen, die kein Vitamin D bekommen, entsteht leicht eine Rachitis!
Infolge verminderter Kalziumresorption aus dem Darm und ungenügenden Einbaus in den Knochen, verliert dieser an Festigkeit. Überall da, wo sich aus Knorpel Knochen entwickeln, entsteht kalkarmes, knochenähnliches (osteoid) Gewebe im Überschuß. Es ist an einigen Knorpel-Knochengrenzen als Verdickung besonders leicht zu tasten. Die ersten *klinischen Zeichen* sind meist erst nach dem 2. Lebensmonat zu erkennen.

- Kraniotabes = weiches deformierbares Schädeldach, besonders im Bereich der Scheitelbeine (als alleiniges Zeichen nicht für Rachitis beweisend),
- Auftreibung der Knorpel-Knochengrenzen an Rippen als rachitischer „Rosenkranz“ und an Hand- und Fußknöcheln,
- Neigung zu Frakturen (selten), *später auch*
- verspäteter Durchbruch der Milchzähne (auch die während dieser Zeit sich entwickelnden bleibenden Zähne sind später an ihren Schmelzdefekten zu erkennen),
- verzögerter Schluß der großen Fontanelle,

- Deformierungen des Skeletts (Quadratschädel, Glockenthorax, Sitzbuckel, O-Beine).

Die Rachitis wird durch Untersuchungen des Serums bewiesen:

- Phosphor erniedrigt,
- Kalzium niedrig normal,
- alkalische Phosphate erhöht.

Zur *Behandlung* gibt man einen Vitamin-D-Stoß: oral 15 mg.

Wird die Rachitis nicht erkannt und nicht behandelt, entwickelt sich vor allem im Frühjahr nach Einwirkung der ersten Sonnenstrahlen und Entstehung sehr kleiner aber therapeutisch nicht wirksamer Mengen Vitamin D in der Haut eine *rachitogene Tetanie* (Spasmophilie). Besonders zwischen dem 3. und 7. Lebensmonat sinkt der Serumkalziumspiegel stark. Die Säuglinge bekommen:

- Krampfanfälle (nicht zu unterscheiden von Krampfanfällen anderer Ursache, s. S. 94),
- Stimmritzenkrampf (Laryngospasmus), erkennbar am juchzenden Geräusch beim Einatmen; ein Dauerkrampf der Stimmritzenmuskulatur kann zum Erstickungstod führen.

Sofortige *Behandlung* mit Kalzium intravenös und Vitamin D 15 mg ist notwendig.

8. Phenylketonurie

Diese rezessiv erbliche Störung des Aminosäuren-Stoffwechsels kommt unter 10000 Neugeborenen einmal vor. Sie hat deshalb besondere Bedeutung erlangt, weil durch Frühdiagnose und Frühbehandlung eine dauerhafte Schädigung der geistigen Entwicklung vermieden wird.

Durch angeborenen Enzymmangel ist es unmöglich, die Aminosäure Phenylalanin in die Aminosäure Tyrosin umzuwandeln. Deshalb ist der Blutspiegel des Phenylalanins und seiner Abbauprodukte, z.B. Phenylbrenztraubensäure hoch. Diese abnorm hohe Konzentration im Blut und in den Geweben stört die normale Funktion der Nervenzellen. Fast alle Kinder werden schwachsinnig, etwa die Hälfte hat ein zerebrales Anfallsleiden.

Die *Diagnose* kann schon vom 4. Lebenstag an gestellt werden durch den Nachweis von überschüssigem Phenylalanin im Blut mit dem *Guthrie-Test.* Dieser Test ist einfach und kann deshalb bei jedem Neugeborenen routinemäßig durchgeführt werden. Sechs durch Kreise auf einem Filterpapier markierte Stellen müssen mit Blut des Neugeborenen, z.B. aus der Ferse, durchtränkt werden. Die mit Personalien versehenen Filterpapiere werden an bestimmte Zentrallaboratorien geschickt und dort auf verschiedene angeborene Stoffwechselstörungen untersucht.

Behandlung: Wird bei einem Neugeborenen die Phenylketonurie entdeckt, so bekommt es sogleich eine phenylalaninarme Diät. Da nun die Stoffwechselprodukte Phenylalanin und Phenylbrenztraubensäure nicht mehr im Übermaß entstehen können, entwickeln sich die betroffenen Kinder geistig normal. Die Diät muß bis zum 7.–8. Lebensjahr eingehalten werden. Bis dahin scheint das Gehirngewebe so gereift zu sein, daß ein Schaden bei höherem Phenylbrenztraubensäurespiegel nicht mehr entstehen kann.

Noch nicht diagnostizierte und unbehandelte Kinder scheiden Phenylbrenztraubensäure im Urin aus. Mit Phenistix® oder der *Föllingschen Eisenchloridprobe* (5 Tropfen der

10%igen Eisenchloridlösung in 1 ml Urin oder 1 Tropfen auf eine feuchte Windel) kann Phenylbrenztraubensäure nachgewiesen werden: der Urin verfärbt sich grünblaugrün. Die Probe ist unspezifisch, denn sie fällt auch bei anderen Störungen des Aminosäurestoffwechsels positiv aus, sollte aber stets bei Kindern mit Schwachsinn oder zerebralen Anfallsleiden ausgeführt werden.

9. Zoeliakie

Diese familiär gehäuft auftretende Erkrankung beruht auf einer Überempfindlichkeit des Organismus gegenüber Gliadin, einem Bestandteil des Klebereiweißes in Weizen-, Roggen-, Gersten- und Hafermehl. Durch eine Schädigung der Dünndarmschleimhaut entsteht eine schwere Verdauungsinsuffizienz. Die Nahrungsbestandteile können nicht oder nur in geringer Menge resorbiert werden und beginnen deshalb im Darm zu faulen (Eiweiß) oder zu vergären (Fett, Kohlenhydrate). Die Krankheit beginnt meist im Laufe des 1. Lebensjahres und im 2. Lebensjahr und zeigt folgende *Symptome:*

- große Mengen Stuhl, übelriechend, schaumig, fettglänzend und hell,
- aufgetriebener Leib (durch pathologische Gärungsvorgänge),
- Dystrophie, nach längerer Dauer auch Minderwuchs,
- mangelhafter Appetit und
- unübersehbar „schlechte Laune", die Kinder sind leicht reizbar und weinerlich.

Die *Diagnose* läßt sich durch die histologische Untersuchung der Dünndarmschleimhaut (Saugbiopsie) stellen: totale Zottenatrophie. Hinweisende Zeichen sind außerdem:

- Anämie,
- verminderte Disaccharidaseaktivität der Dünndarmschleimhaut,
- Hypoproteinämie,
- Hypokalzämie,
- Hypoprothrombinämie,
- Hypovitaminose.

Werden die Kinder mit gliadenfreier Kost ernährt, gedeihen sie normal. Diese *Behandlung* muß lebenslang konsequent durchgeführt werden, da sonst Rezidive auftreten. **Verboten sind** alle Nahrungsmittel, die Roggen-, Weizen-, Gersten- und Hafermehl enthalten. **Erlaubt sind** Reis-, Mais- und Johannisbrotkernmehle (Nestargel), aus denen sich Brot und Kuchen backen lassen.

10. Mukoviszidose oder zystische Pankreasfibrose

Diese rezessiv erbliche Krankheit ist nicht selten, unter 2000 Neugeborenen ist eines krank. Alle exkretorischen Drüsen des Körpers können ein abnorm zusammengesetztes Sekret bilden, vor allem

- die Schleimdrüsen des Bronchialbaumes und
- die Drüsen des Verdauungskanales einschließlich des Pankreas.

Das Sekret ist zähflüssig, die Ausführungsgänge verstopfen und die Drüsenzellen werden durch den Druck des gebildeten, aber nicht abfließenden Sekrets zerstört. Die Drüsen können unterschiedlich stark befallen sein.
Die Krankheit kann (5–10% der Fälle) unmittelbar nach der Geburt als *Mekoniumileus* die ersten Symptome hervorrufen. Das Mekonium ist so zäh und haftet so fest an der unteren Dünndarmwand, daß es nicht weitertransportiert werden kann. Infolgedessen

ist der Dickdarm leer und nur etwa bleistiftdick (Mikrokolon). Der Mekoniumpfropf verursacht eine Symptomatik wie bei einer Dünndarmatresie. Eine Dünndarmperforation ist möglich, wenn nicht frühzeitig operiert wird. Auch nach Eröffnung des Darmlumens ist es oft so schwer, das zähe Mekonium zu entfernen, daß es notwendig sein kann, eine Ileumfistel anzulegen und den blockierten Abschnitt mit Mukolytikum freizuspülen.
Im Laufe des 1. Lebenshalbjahres beginnt die *Symptomatik* der Erkrankung, bei der sowohl der Befall des Verdauungskanales als auch der der Atemwege im Vordergrund stehen kann.

Die Erscheinungen beim Befall des Verdauungskanals sind geprägt durch die mangelhafte Bildung von Verdauungsfermenten:

- große Mengen Stuhl, übelriechend, fettglänzend mit unverdauten Nahrungsbestandteilen,
- aufgetriebener Leib (durch pathologische Gärungsvorgänge),
- Dystrophie, nach längerer Dauer auch Minderwuchs,
- guter Appetit!

Die Erscheinungen beim Befall der Atemwege sind geprägt durch die Bildung des zähen Bronchialschleimes:

- wenn die feinsten Bronchiolen vollständig verstopft sind oder
- wenn Atelektasen entstehen,
- wenn sie teilweise verlegt sind, so daß zwar Luft in die Alveolen gelangen kann, aber nicht vollständig wieder heraus,
- Emphysem, Bronchiektasen entstehen als Folge chronischer Bronchitiden und Pneumonien.

Leitsymptom ist der chronische, oft keuchhustenähnliche Husten.

Die *Verdachtsdiagnose* wird gestellt, wenn der „BM-Test Mekonium" (BM = Boehringer Mannheim) positiv ausfällt. Routinemäßig sollte mit dem ersten Mekonium eines jeden Neugeborenen dieser Test angewendet werden.

Die *Diagnose* wird bewiesen

- durch den Nachweis einer erhöhten Chlorausscheidung im Schweiß

Bei jeder rezidivierenden Dyspepsie und bei jedem chronisch rezidivierenden Husten in Verbindung mit Dystrophie muß die Mukoviszidose ausgeschlossen werden!

Behandlung der Verdauungsinsuffizienz:

- kalorienreiche Kost mit reichlich Eiweiß, Kochsalz und Vitaminen,
- Pankreasfermente.

Behandlung der Lungenaffektion:

- Antibiotika entsprechend der Resistenzbestimmung,
- Mukolytikum zur Verflüssigung des zähen Schleims,
- Atemgymnastik und Bronchialdrainage,
- Schlaf im Sauerstoffzelt in angefeuchteter Luft (Kaltvernebler). Umstritten wegen Infektionsgefahr.

Die *Prognose* hängt vor allem von der Schwere der Lungenerkrankung ab.

11. Angeborene Schilddrüsenunterfunktion

Die Erkrankung ist nicht häufig, wird aber leicht mit dem Down-Syndrom verwechselt (s. S. 29). Die Entwicklung des Kindes hängt von der Frühdiagnose ab. Fehlt das Schilddrüsengewebe vollständig, spricht man von *Athyreose*, fehlt es nur teilweise, von *Hypothyreose*. Da der Fetus bis zur Geburt wenigstens teilweise vom mütterlichen Schilddrüsenhormon versorgt wurde, entstehen die *Symptome* der Unterfunktion erst in den ersten Lebenswochen. Je mehr Schilddrüsengewebe fehlt, desto früher werden sie erkennbar

- Ikterus prolongatus,
- Bewegungsarmut durch muskuläre Hypotonie,
- Trinkfaulheit und dennoch gute Gewichtszunahme,
- Obstipation,
- seltenes Schreien,

etwas später

- trockene Haut,
- stumpfes Haar,
- große, im geöffneten Mund sichtbare Zunge,
- grobe Gesichtszüge mit engen Lidspalten,
- Sattelnase

wenn immer noch nicht behandelt

- verzögerte statische und geistige Entwicklung,
- verzögerter Schluß der großen Fontanelle,
- verzögerter Zahndurchbruch,
- heisere Stimme durch Kehlkopfödem,
- Minderwuchs,
- Schwachsinn bis zur Idiotie.

Hinweisend ist die Röntgenuntersuchung zur Bestimmung der Skelettentwicklung.
Die *Diagnose* wird bewiesen durch den Radiojodtest. Bei Verwendung von J 132 ist die Strahlenbelastung minimal und ohne Risiko.
Die Patienten müssen ihr ganzes Leben lang mit Schilddrüsenhormon *behandelt* werden. Die Dosis muß individuell gefunden werden. Überdosierung muß vermieden werden.

Die *Prognose* hängt ab

- vom Zeitpunkt des Behandlungsbeginns und
- von der konsequenten ununterbrochenen Behandlung.

Die körperliche Entwicklung kann vollständig normalisiert werden, die geistige Entwicklung dagegen oft nicht.

12. Adipositas

Die Fettsucht des Kindesalters ist ein Problem, häufig vorkommend und schwer zu lösen.

Grundsätzlich liegt bei jeder Art von Fettsucht ein Bilanzproblem vor:

- die Kalorienzufuhr ist größer als der Verbrauch bei „normaler" Aktivität oder
- der Kalorienverbrauch ist infolge verminderter Aktivität geringer als die Zufuhr.

Weit verbreitet ist die Vorstellung, es handele sich um eine Drüsenstörung, doch fast immer ist die Fettsucht alimentär bedingt (Mastfettsucht).
Die *Diagnose* ist relativ leicht zu stellen, da Fettsucht aus anderer Ursache (erblich, hormonell oder durch Hirntumor bedingt) mit Minderwuchs oder/und Schwachsinn kombiniert ist. Meist sind Kinder mit alimentärer Fettsucht überdurchschnittlich groß, man spricht von „Adiposo-Gigantismus".
Im Anfang steht oft, schon im Säuglingsalter, die zu reichliche Nahrungsaufnahme: viele Mütter drängen ihr Kind, viel zu essen („es hat dann etwas zuzusetzen") – oder in manchen Familien ist es eine Gewohnheit, viel zu essen. Es folgt eine entsprechende Gewichtszunahme mit Behinderung der Beweglichkeit und schließlich haben die Kinder durch ihre Trägheit nur einen geringen Energieverbrauch. Zweifellos aber spielen bei der Entstehung auch konstitutionelle, seelische und charakterlich bedingte Faktoren in unterschiedlichem Ausmaß eine wichtige Rolle. Die Fettsucht kann in jedem Alter beginnen, führt aber meist erst in der Pubertät zum Arzt, teils, weil die Fettsucht in dieser Zeit besonders zunimmt, teils, weil die soziale Einordnung jetzt größere Schwierigkeiten macht. Nur wenige Kinder werden in der Adoleszenz ohne besondere Therapie wieder schlanker.

Um die Kinder aus ihrer Außenseiter-Situation zu befreien und ihre Leistungsfähigkeit zu steigern, ist eine *Behandlung* stets notwendig:

- Kalorienverminderung, vor allem durch fettarme Kost,
- Verminderung der Flüssigkeits- und Salzzufuhr,
- Vermehrung der körperlichen Aktivität,
- Psychotherapie und Krankengymnastik (nur selten möglich).

Die Behandlung kann nur dann erfolgreich sein, wenn das Kind selber den Willen hat, dünner zu werden. Dabei ist es oft nützlich, dem Kind während eines Krankenhausaufenthaltes zu zeigen, wie wirksam die Behandlungsmethoden sind. Fast immer jedoch ist bald nach der Entlassung das alte Gewicht wieder erreicht.

13. Symptome angeborener Herzfehler im Säuglingsalter

Angeborene Herzfehler kommen häufig vor und werden oft nicht früh genug diagnostiziert, weil die Symptome uncharakteristisch sein können.

Die Schwierigkeit ist im Säuglingsalter besonders groß, weil die *Symptome*:

- beschleunigte Atemfrequenz,
- Trinkunlust und rasche Ermüdbarkeit beim Trinken,
- mangelhaftes Gedeihen,
- gehäufte Luftwegsinfekte,

oftmals nicht bemerkt oder falsch gedeutet werden, vor allem dann, wenn kein Herzgeräusch vorhanden ist.

- Zyanose entwickelt sich langsam

und wird oft erst bemerkt, wenn eine operative Behandlung kaum noch möglich ist, z.B. nach Entstehung einer pulmonalen Hypertension mit Shuntumkehr. Sie ist am ehesten am Lippenrot, an der Augenbindehaut und der Mundschleimhaut zu erkennen. Die äußere Haut ist eher blaß.

Die *häufigsten angeborenen Herzfehler* sind

– Ventrikel-Septum-Defekt, – Vorhof-Septum-Defekt, – offener Ductus Botalli,	Links-Rechts-Shunt, daher *ohne* Zyanose
– Transposition der großen Gefäße, – Fallotsche Tetralogie	Rechts-Links-Shunt, daher *mit* Zyanose

Ventrikel- und Vorhof-Septum-Defekt verursachen im Säuglingsalter fast nie Symptome.

Auch der *offene Ductus Botalli* mit kleinem Shunt bleibt symptomlos. Beim großen Shunt entstehen jedoch die beschriebenen Symptome und die Operation muß schon im Säuglingsalter vorgenommen werden.

Bei der *Transposition der großen Gefäße* kann sich die Zyanose in den ersten Lebenstagen entwickeln, nachdem sich das Foramen ovale und der Ductus Botalli geschlossen haben. Nur das rasche Anlegen eines künstlichen Vorhof-Septum-Defekts kann das Leben solcher Kinder retten. Im späteren Lebensalter ist eine Totalkorrektur möglich.

Die Zyanose bei der *Fallotschen Tetralogie* entwickelt sich meist sehr langsam im Säuglingsalter und fällt erst bei körperlicher Belastung auf, z.B. beim Trinken und Schreien oder wenn das Kind sitzen, stehen und laufen lernt. Der Sauerstoffmangel kann so ausgeprägt sein, daß die normale Hirntätigkeit beeinträchtigt ist. Das Kind wird dann anfallsweise bewußtlos, es kann sogar Krampfanfälle bekommen. Typisch ist vom Laufalter an die Hockstellung, während der die arterielle Sauerstoffsättigung zunimmt.

In schweren Fällen muß frühzeitig eine Anastomose-Operation durchgeführt werden – eine Art künstlicher Ductus Botalli wird angelegt –, bis dann jenseits des 9. Lebensjahres eine Totalkorrektur möglich ist.

14. Spastische Pylorushypertrophie

Es ist noch unklar, weshalb der betroffene Säugling in 5 von 6 Fällen ein Junge ist und im Alter von 2 bis 3 Wochen mit folgender *Symptomatik* beginnt:

- Erbrechen in hohem Bogen, niemals gallig,
- sehr guter Appetit,
- Gewichtsstillstand bzw. Gewichtsabnahme,
- Scheinobstipation,
- griesgrämiger Gesichtsausdruck.

Bei der *Untersuchung* des Kindes

- tastet man einen tumorartigen verdickten Pylorusmuskel und
- man sieht nach einer Mahlzeit wandernde Magen-Peristaltik vom linken Oberbauch zur Bauchmitte hin.

Die *Behandlung* ist konservativ (in leichten Fällen) und operativ möglich.

Konservative Behandlung (Dauer des Krankenhausaufenthaltes 4–6 Wochen):

- häufig kleine Mahlzeiten mit konzentrierter Nahrung,
- Sedativa,
- Spasmolytika.

Gegen Ende des 3. Lebensmonats bildet sich die Symptomatik spontan zurück.

Operative Behandlung (Dauer des Krankenhausaufenthaltes 10–14 Tage):

- Längsspaltung des Pylorusmuskels.

15. Nabelkoliken und Leibschmerzen

Fast alle Menschen haben in ihrer Kindheit Leibschmerzen. Sie treten besonders im Spiel- und Schulalter häufig rezidivierend auf und erfordern häufig genug die Entscheidung für oder gegen eine Operation.

Unter *Nabelkoliken* versteht man:

- Schmerzen, die in die Nabelgegend lokalisiert werden,
- kolikartigen Charakter haben,
- in größeren oder kleineren Intervallen rezidivieren,
- aus vollem Wohlbefinden beginnen und
- so heftig sind, daß die Kinder sich krümmen,

kombiniert mit

- Blaßwerden,
- Übelkeit und gelegentlich
- Erbrechen.

Hinter diesem Syndrom können sich Störungen und Krankheiten ganz verschiedener Art verbergen,

- weil Kinder unter 10 Jahren Schmerzen fast immer in die Nabelgegend projizieren, hervorgerufen durch Erkrankungen der Bauchorgane, z.B. bei Magen- und Duodenalgeschwür, chronischer Appendizitis, katarrhalischer Ileitis, Entzündung der Mesenteriallymphknoten, Coecum mobile, Würmern, Erkrankungen der Nieren und der ableitenden Harnwege und
- weil viele Kinder psychisch und vegetativ labil sind: Freude, Enttäuschung und Konfliktsituationen z.B. können als Zeichen einer funktionellen Störung eine Änderung der Durchblutung und der Darmmotorik auslösen.

Eine aufwendige *Diagnostik* ist notwendig.

Die *Therapie* richtet sich nach der Ursache.

Leibschmerzen, die nicht Nabelkoliken sind, haben meist eine andere Bedeutung,

- weil viele Kinder, vor allem Kleinkinder, Schmerzen im Leib empfinden, obwohl die Bauchorgane nicht schmerzhaft beteiligt sind, z.B. bei Lungenentzündung, Mittelohrentzündung, Masern, Diabetes mellitus.

Die *Diagnose* kann sehr schwierig sein.

Die *Therapie* der Krankheit beseitigt auch die Leibschmerzen meist in kürzester Zeit.

16. Pseudokrupp

Die akute *stenosierende Laryngo-Tracheitis*, vor allem unter dem Namen Pseudokrupp bekannt, ist eine Viruskrankheit, die vor allem dicke Kleinkinder, gelegentlich rezidivierend, befällt.

Die charakteristischen *Symptome*

- inspiratorischer Stridor,
- bellender Husten,
- mehr oder weniger heisere Stimme

beginnen meist gegen Abend, manchmal ohne Vorboten, oft nach Schnupfen und fieberhaften Halsschmerzen. Ohne Behandlung kann sich die Situation verschlechtern.

Die Kinder bekommen
- Erstickungsanfälle mit
- Tachykardie,
- Blässe eventuell Zyanose,
- Apathie und
- ängstlichem Blick.

In dieser Situation besteht Lebensgefahr, die Kinder können ersticken.
Die *Behandlung* sollte stets im Krankenhaus erfolgen, weil nur dort geklärt werden kann, ob die Symptome nicht durch einen infolge Membranbildung bösartigen Grippekrupp, durch einen Fremdkörper oder durch eine rachitogene Tetanie hervorgerufen sind.

Sofortmaßnahmen:
- Kortikoide intravenös,
- Sedativa,
- Kaltvernebler,
- eventuell Digitalis.

Gelingt es durch diese Maßnahmen nicht, die stenosierende Schleimhautschwellung zu beseitigen und den Zustand der Kinder zu bessern, ist eine
- Intubation (wegen der Schleimhautschwellung sehr schwierig) oder eine
- Tracheotomie (das Entfernen der Kanüle kann kompliziert sein)

lebensrettend.
- Penicillin

soll eine zusätzliche bakterielle Infektion verhindern.

17. Spastische Bronchitis

Die im Kindesalter außerordentlich häufige akute Bronchitis wird bei Säuglingen und Kleinkindern bis etwa zum 3. Lebensjahr sehr häufig durch eine spastische Verengung der kleinen Bronchien kompliziert. Bevorzugt erkranken dicke Kinder. Fast regelmäßig folgen mehrere Rezidive.
Das charakteristische *Leitsymptom* ist der
- exspiratorische Stridor mit
- verlängertem Exspirium und
- Husten.

Zur *Behandlung* verwendet man
- Spasmolytika und eventuell
- Penicillin.

Bei einigen Kindern wird etwa vom 3. bis 4. Lebensjahr an aus der rezidivierenden spastischen Bronchitis ein Asthma bronchiale.

18. Asthma bronchiale

Dieses chronische Leiden beginnt für die Hälfte der Patienten im Kindesalter, für ein Viertel innerhalb der ersten 5 Lebensjahre. Unter den Familienangehörigen findet man meist solche, die an Säuglingsekzem, Neurodermitis, Heuschnupfen oder Asthma bronchiale leiden oder gelitten haben. Es kommt auch vor, daß ein Kind im 1. Lebensjahr an einem Säuglingsekzem leidet; dieses geht langsam in eine Neurodermitis über und wird einige Jahre später von einem Asthma bronchiale abgelöst. Es besteht eine oft erblich bedingte Veranlagung.

Der einzelne Anfall wird durch äußere Faktoren ausgelöst:
- Infektionen der Luftwege und der Nasennebenhöhlen,
- psychische Schwierigkeiten (Konfliktsituation, Überforderung, Überbehütetsein),
- Allergene.

Das Asthma entwickelt sich meist innerhalb von Stunden (Infektionen), kann aber auch den Patienten plötzlich überfallen (psychische Konflikte und Allergene), sogar im Schlaf (Allergene).

Der *Asthmaanfall* ist an folgenden *Symptomen* zu erkennen:
- schwerer exspiratorischer Stridor,
- hochgradige Atemnot,
- ängstlicher Gesichtsausdruck,
- atmen am besten im Sitzen mit nach hinten abgestützten Armen,
- kraftloser Reizhusten,
- Blässe eventuell Zyanose (sichtbar an Lippen, Augenbindehaut, Mundschleimhaut).

Hält der Asthmaanfall längere Zeit an, spricht man von *Status asthmaticus.*

Zur *Behandlung* des akuten Anfalls ist eine Infusion nötig. Außerdem verwendet man:
- Spasmolytica, z.B. Phyllamin,
- Mucolytica,
- in schweren Fällen Kortikoide intravenös,
- Sauerstoff,
- Sedativa,
- Antibiotika.

Folgende Maßnahmen sind zur *Rezidivprophylaxe* zu erwägen:
- Atemgymnastik erlernen (eine wichtige Hilfe, den Anfall im Beginn zu unterbrechen),
- Psychotherapie etwa ab 9. Lebensjahr (u.a. autogenes Training),
- Klimakuren (Anfälle treten nach der Rückkehr oft wieder auf, Kleinkinder sollten nur mit ihrer Mutter verreisen),
- Desensibilisierung bei bekannten Allergenen.

19. Staphylokokken-Pneumonie

Diese primär abszedierende Pneumonie kommt vor allem im jungen Säuglingsalter vor. Die Staphylokokken gelangen in das Lungengewebe
- durch den Bronchialbaum (bronchogen) oder
- mit dem Blutstrom (hämatogen), z.B. nach einem Pemphigoid.

Sie zerstören das Lungengewebe und bilden kleine Abszesse (ähnlich den Hautabszessen). Der hochinfektiöse Staphylokokkeneiter fließt entweder nach Zerstörung einer

Bronchuswand in den Bronchialbaum ab und wird ausgehustet oder er infiziert nach Zerstörung des Lungenfells den Pleuraraum und es entwickelt sich ein *Empyem.* Es kann auch vorkommen, daß ein Abszeß eine Verbindung zum Bronchialbaum *und* zum Pleuraraum herstellt, so daß ein *Pyopneumothorax* entsteht. Das Lungengewebe nimmt nun einen wesentlich kleineren Raum ein als vorher. Der kleine Bronchus, der die Verbindung zwischen Bronchialbaum und Pleuraraum herstellt, wird so eng, daß Luft nur noch bei der Inspiration passieren kann, nicht aber in der Phase der Exspiration. Dieses nicht selten entstehende Ventil führt zu einem Spannungspneumothorax, mit Verdrängung des Mediastinums nach der gesunden Seite.

Die *Symptome* der Staphylokokken-Pneumonie beginnen fast immer plötzlich:

- hohes Fieber,
- erhöhte Atemfrequenz,
- quälender Husten,
- blaß-zyanotische Verfärbung der Haut,
- geblähtes Abdomen,
- Nasenflügelatmung (präinspiratorische Erweiterung der Nasenöffnungen).

Die *Diagnose* wird bewiesen durch die Röntgenaufnahme des Thorax.
Trotz sofortiger *Behandlung* mit

- penicillinasefestem Penicillin,
- Digitalis und
- angefeuchtetem Sauerstoff und

trotz *pflegerischer Maßnahmen* wie

- Pneumonielage (Kissen oder Sandsack unter die Schulterblätter) und
- Sondierung aller Mahlzeiten (häufig kleine Mengen)

schreitet der Prozeß oft in kürzester Zeit, wie oben beschrieben, fort. –

Die *Entstehung des Pneumothorax* ist während ständiger Überwachung zu erkennen

- am weiteren Anstieg der Atemfrequenz und
- an der Verschlechterung des Allgemeinzustandes.

Weitere therapeutische Maßnahmen sind:

- Pleurapunktion (Kultur! hochinfektiöser Eiter!),
- Injektion von Antibiotika in die Pleurahöhle,
- Buelau-Saugdrainage (beim Spannungspneumothorax).

Die *Prognose* ist auch heute noch zweifelhaft.

K. Allgemeine Infektionslehre*

Jedes *Eindringen* von Erregern – gleich welcher Art – in den menschlichen Organismus nennen wir Infektion. Sie führt zu einer *Auseinandersetzung* zwischen Mensch = Makroorganismus und Erreger = Mikroorganismus. Das Ende dieser Auseinandersetzung ist an der Schädigung bzw. am Tod des Makroorganismus oder des Mikroorganismus erkennbar. Es kommt allerdings auch vor, daß sich beide miteinander arrangieren, d.h. dem Makroorganismus gelingt es nicht, alle Erreger zu schädigen oder abzutöten, sondern nur ihre Zahl so weit zu reduzieren, daß sie ihm keinen Schaden mehr zufügen können (z.B. Dauerausscheider). Die Auseinandersetzung hinterläßt beim Makroorganismus eine mehr oder weniger gut wirksame *Abwehr* für den Fall einer Wiederinfektion mit dem gleichen Erreger. Der *Verlauf* einer Infektion hängt von den Fähigkeiten und Reaktionen des Mikro- und Makroorganismus ab.

Die Einzelheiten werden nach der folgenden Einteilung besprochen:

1. Mikroorganismus
2. Makroorganismus
   natürliche Resistenz
   Krankheitsdisposition
   Immunität
3. Ablauf von Infektionskrankheiten
   Inkubationszeit
   Prodromalstadium
   Erkrankung
   Komplikationen
4. Diagnose
5. Therapie
6. Prophylaxe
   passive Immunisierung
   aktive Immunisierung
7. Inkubationszeiten

1. Mikroorganismus

Die *Übertragung von Erregern* geschieht

- direkt (von Mensch zu Mensch, von Tier zu Mensch, aus der Erde)
- indirekt (von Mensch zu Mensch, von Tier zu Mensch, über Gegenstände)

durch

- Tröpfcheninfektion
- orale Infektion
- Schmier- oder Kontaktinfektion.

---

* Die Allgemeine Infektionslehre wird ausführlich abgehandelt in dem gleichnamigen Band von Hans Henning Studt der „Kohlhammer Studienbücher Krankenpflege", 2. Auflage 1968.

Art der Infektion	*Austrittsort und Eintrittspforte*
Tröpfcheninfektion = Inhalationsinfektion	Nasen-Rachen-Raum, Lungen, Konjunktiven (z. B. Masern)
orale Infektion	Magen-Darm-Kanal (z. B. Ruhr, Typhus)
Schmier- und Kontaktinfektion	Haut, Schleimhaut (z. B. Staphylokokken, Gonorrhoe)

Hat eine Infektion stattgefunden, sind also Erreger in einen Menschen eingedrungen, so können sie

- am Infektionsort liegen bleiben und sich vermehren (z. B. Abszeß), man spricht von *Lokalinfektion,*
- sich im Organismus verteilen und überall vermehren (z. B. Windpocken), man spricht von *generalisierter Infektion,*
- sich im Organismus verteilen, im Blut kreisen und bevorzugt ein Organ befallen, z. B. den Darm beim Typhus oder das zentrale Nervensystem bei der Poliomyelitis, man spricht von *zyklischer Infektionskrankheit.*

Die *Ausbreitung der Erreger im infizierten Organismus* kann erfolgen:

- kontinuierlich von Zelle zu Zelle,
- lymphogen, im Lymphstrom,
- hämatogen, im Blutstrom,
- kanalikulär, z. B. nach Perforation eines tuberkulösen Lymphknotens in einen Bronchus kann sich der Eiter im gesamten Bronchialbaum verteilen.

In der Umgangssprache gebraucht man das Wort Infektionskrankheit fast immer für Krankheiten, die sich seuchenhaft ausbreiten können, z. B. Windpocken oder Typhus. Der Hautabszeß gehört nicht zu den Infektionskrankheiten. **Dennoch muß die Schwester, die junge Säuglinge pflegt, wissen, daß die Staphylokokken, die den Abszeß entstehen ließen, sehr leicht auf gesunde Säuglinge übertragen werden können. Äußerste Sorgfalt ist geboten!**

Die eingedrungenen Erreger schädigen den Organismus durch:

- *Exo- oder Ektotoxine*; die lebenden Erreger geben Stoffwechselprodukte ab, die giftig sind, z. B. Diphtherie und Tetanus,
- *Endotoxine*; die abgetöteten Erreger zerfallen, die Zerfallsprodukte sind giftig z. B. Typhus und Ruhr
- *Gewebszerstörung,* z. B. Staphylokokken,
- *Störung des Zellstoffwechsels,* z. B. Viren.

Die Erreger können den Verlauf der Infektionskrankheit beeinflussen durch:

- ihre *Virulenz,* d. h. ihre Giftproduktion und ihre Vermehrungsgeschwindigkeit,
- die *Erregermenge,* die bei der Infektion in den Organismus eingedrungen ist.

Manche Erreger bevorzugen bestimmte Gewebe

die Pneumokokken	die Lunge
die Meningokokken	die Meningen
die Enteroviren	den Darm
das Hepatitisvirus	die Leber

Haben die Erreger einen Infektionsherd gebildet, von dem aus sie schubweise in die Blutbahn gelangen und dadurch schwere Allgemeinerscheinungen hervorrufen, so spricht man von *Sepsis.*

2. Makroorganismus

Ohne Berücksichtigung der Fähigkeiten des Mikroorganismus entscheiden

- natürliche Resistenz,
- Krankheitsdisposition und
- Immunität

darüber, ob ein Mensch nach einer Infektion krank wird oder nicht. Wird er krank, so spricht man von *apparenter* (offener) Infektion = manifester Erkrankung, wird er nicht krank, spricht man von *inapparenter* (verdeckter) Infektion. Die manifeste Erkrankung kann leichter oder schwerer verlaufen oder tödlich enden.

Die *natürliche Resistenz* ist unspezifisch – also nicht auf eine bestimmte Krankheit bezogen –, angeboren und vererbbar. Sie ist abhängig von Alter, Geschlecht und Rasse und außerdem von der Funktion der Granulozyten und dem mechanischen, chemischen und bakteriellen Schutz an den möglichen Eintrittspforten (z.B. Haare in der Nasenöffnung, intakte, mit physiologischem Säuremantel bedeckte Haut, säurebildende Bakterien in der Scheide).

Die *Disposition*, die Anfälligkeit für Krankheiten, ist abhängig von Alter, Geschlecht, Ernährungszustand und physiologischen Faktoren, aber auch davon, ob andere Krankheiten, z.B. Diabetes mellitus oder Infektionen mit anderen Erregern schon bestehen.

Immunität ist immer erworben durch die Bildung von spezifischen Antikörpern, teils *zellständig* in Lymphozyten, teils *humoral* (lat. Humor = Flüssigkeit) als Immunglobuline von Plasmazellen gebildet. Spezifisch werden sie genannt, weil sie nur vor den Erregern oder ihren Toxinen schützen, die ihre Bildung veranlaßten. Manchmal schützen die Antikörper den Menschen auch vor Erregern, die mit dem immunisierenden Erreger nahe verwandt sind, man spricht dann von *Kreuzimmunität*. Die Immunität kann lebenslang dauern oder nur vorübergehend vorhanden sein.

Beispiele für unterschiedliche Immunitätsbildung:

- *Zuverlässige Immunität* hinterlassen:
  Pocken, Masern, Varizellen, Röteln, Mononukleosis, Poliomeylitis, Hepatitis epidemica, Mumps,
- *weniger zuverlässige Immunität* hinterlassen:
  Keuchhusten, Scharlach, Diphtherie, Typhus,
- *unzuverlässige Immunität* hinterlassen:
  Grippe, Rhinitis, Gonorrhoe, Lues, Staphylokokken- und Streptokokkeninfektionen, Tuberkulose.

So lange sich ein krankmachender Erreger im menschlichen Organismus befindet, ist eine Neuinfektion mit dem gleichen Erreger unmöglich, man spricht von *Infektionsimmunität*.

Wird ein Kind zum erstenmal mit Poliomyelitisvirus infiziert – es besteht also noch keine Immunität –, so wird sich der kindliche Organismus stets durch Bildung von spezifischen Antikörpern, also durch Immunisierung, mit den Viren auseinandersetzen. Diese Auseinandersetzung ist nicht identisch mit den Erscheinungsformen einer Krankheit, weder lokal (Entzündung) noch allgemein (Fieber, Mattigkeit). Das Kind muß also nicht *apparent* (offen) erkranken, sondern die Antikörperbildung kann unbemerkt, verdeckt verlaufen, man spricht von *inapparenter Infektion* oder *stiller Feiung*. Sie ist nur möglich bei Infektion mit einer geringen Zahl von wenig virulenten Erregern, mit

denen der Organismus leicht fertig geworden ist. Solche stille Feiung kommt öfter vor bei Röteln und Tuberkulose, fast nie bei Masern oder Varizellen.
Der *Kontagionsindex* gibt den Prozentsatz der Menschen an, die für eine bestimmte Infektionskrankheit empfänglich sind.
Der *Manifestationsindex* gibt den Prozentsatz aller Infizierten an, die mit typischen Symptomen erkranken.

3. Ablauf von Infektionskrankheiten

Charakteristisch ist die Folge von

- Inkubationszeit,
- Prodromalstadium,
- Erkrankung,
- Komplikationen.

Die *Inkubationszeit* dauert vom Beginn der Infektion bis zum Ausbruch der ersten Krankheitszeichen. Sie hat eine für jeden Erreger typische Länge. Die Erreger vermehren sich im Organismus, ohne klinische Symptome zu verursachen. Bei einigen Krankheiten, z.B. Masern, beginnen allerdings schon gegen Ende der Inkubationszeit katarrhalische Erscheinungen (Rhinitis, Konjunktivitis, Bronchitis), es beginnt das *Prodromalstadium*. Bei einigen Krankheiten nehmen die katarrhalischen Erscheinungen zu und die Patienten bekommen Fieber, Kopfschmerzen, Erbrechen, Durchfall usw., sie fühlen sich krank. Das Prodromalstadium kann mehrere Stunden oder auch einige Tage dauern. Bei einigen Krankheiten, z.B. Varizellen und bakteriellen Infektionen, fehlt es meist. Ohne Übergang, manchmal auch nach einem Tag der Besserung beginnt die eigentliche *Erkrankung*. Ihr Verlauf wird bestimmt durch die Auseinandersetzung zwischen Erreger und menschlichem Organismus. Einerseits kann der gleiche Erreger verschiedene Organe befallen, z.B. Pneumokokken Lunge oder Hirnhäute und deshalb auch verschiedene Symptome hervorrufen: die der Pneumonie oder der Meningitis; Coli-Bakterien können eine Enteritis oder eine Pyelonephritis verursachen. Andererseits können verschiedene Erreger durch Befall des gleichen Organs ein gleichartiges Krankheitsbild verursachen, z.B. Salmonellen, Shigellen oder Viren befallen den Darm und verursachen eine Enteritis oder verschiedene Bakterien und Viren befallen die Hirnhäute, und es entsteht das Krankheitsbild der Meningitis.

Komplikationen können sich an die eigentliche Krankheit anschließen durch:

- Ausbreitung der Erreger vom primär befallenen Organ auf andere Organe (z.B. Mumpsmeningitis, Osteomyelitis nach einem Hautabszeß im Säuglingsalter),
- toxische Nebenwirkungen auf das Herz-Kreislauf-System (z.B. Scharlach), auf den Wasser- und Salzhaushalt (z.B. Typhus) und das zentrale Nervensystem (z.B. Keuchhustenenzephalopathie),
- zusätzliche Infektion mit anderen Erregern (z.B. nach Virusgrippe bakteriell bedingte, eitrige Mittelohrentzündung),
- par-allergische Vorgänge (z.B. Gelenkschmerzen oder Nierenentzündung nach Scharlach).
  (*Parallergie:* vorübergehende, unspezifische, erhöhte Entzündungsbereitschaft an verschiedenen Organen als Begleiterscheinung der allergischen Reaktion.

Allergie: Antigen-Antikörperreaktion. Antigen sind die Erreger oder Teile von ihnen. Antikörper sind die dagegen gebildeten spezifischen Abwehrstoffe. Spezifisch, weil sie nur gegenüber den Erregern wirksam sind, die ihre Entstehung bewirkt haben.)

4. Die Diagnose

Die Diagnose wird aus den klinischen Symptomen und den Laborbefunden gestellt. Die in den Organismus eingedrungenen *Erreger* sind im Anfangsstadium je nach Infektionskrankheit im Blut, im Nasen-Rachen-Raum, im Stuhl, im Urin und in Wunden nachzuweisen. Hat die Krankheit ihren Höhepunkt überschritten, so lassen sich im Serum verschiedenartige *Antikörper* nachweisen, z.B. Anstieg der Komplementbindungsreaktion = KBR = humorale Antikörper, Positiv-Werden der Tuberkulinprobe = zellständige Antikörper. Einige Infektionskrankheiten haben typische *Blutbild*veränderungen.

5. Die Therapie

Die *Therapie* ist abhängig vom Erreger. *Viruserkrankungen* können nur symptomatisch behandelt werden, d.h. man kann Medikamente geben gegen Fieber, Schmerzen, Juckreiz, Kreislaufschwäche, entzündliche Reaktionen. Durch *Bakterien verursachte Krankheiten* werden auch *antibakteriell,* z.B. mit Antibiotika, oder *antitoxisch* mit Antitoxinen behandelt. Antibiotika hemmen die Vermehrung der Erreger (bakteriostatische Wirkung) oder töten sie (bakterizide Wirkung). Antitoxine neutralisieren die von den Erregern gebildeten Toxine.

6. Die Prophylaxe

Die Prophylaxe ist besonders wichtig bei Viruskrankheiten, aber auch bei manchen bakteriell bedingten Krankheiten (Diphtherie und Keuchhusten), weil die antibiotische Behandlung meist erst einsetzen kann, wenn die Erreger bereits ihre schädigende Wirkung entfaltet haben.

Um vorzubeugen, kann man

- die *Ausbreitung von Erregern verhindern durch:*
  - Isolierung = Absonderung der Erkrankten
  - Quarantäne = Absonderung der möglicherweise infizierten, aber noch nicht erkrankten Menschen
  - Desinfektion = Abtötung aller pathogenen Erreger, die vom Patienten verbreitet werden können, und
  - Sterilisation = Keimfrei-machen aller Gegenstände, bevor sie mit Gesunden in Berührung kommen,
- die *Abwehr des menschlichen Organismus verbessern* durch:
  - gute Umweltbedingungen (Ernährung, Vitamine, Bekleidung, Wohnung usw.)
  - Impfungen (passive und aktive Immunisierung).

Bei der *passiven Immunisierung* werden dem zu schützenden Menschen Abwehrstoffe = Antikörper aus dem Blut eines anderen Menschen oder eines Tieres injiziert. Wird antikörperhaltiges Serum eines Tieres verwendet, so bildet der zu schützende Mensch unerwünschte Antikörper gegen das Fremdeiweiß des tierischen Serums. Man muß deshalb bei einer eventuell notwendigen 2. Injektion Serum eines anderen Tieres injizieren, da sonst allergische Reaktionen entstehen können (Urtikaria = Nesselfieber oder anaphylaktischer Schock = Kreislaufversagen nach der 2. Injektion von Fremdeiweiß). Tierische Seren stehen vom Pferd, Hammel und Rind zur Verfügung. Da auch schon nach der 1. Injektion eines tierischen Serums eine Serumkrankheit auftreten kann, benutzt man heute vorwiegend menschliche Seren, vor allem in Form des γ-Globulins. *Das γ-Globulin* ist der durch Elektrophorese von den übrigen Eiweißkörpern des Serums abtrennbare Teil, der u.a. aus Antikörpern gegen verschiedene Krankheiten besteht. Bereits inkubierte Menschen können vor dem Ausbruch von Masern, Röteln, infektiöser Hepatitis und Mumps mit rechtzeitigen γ-Globulin-Injektionen bewahrt werden. Der Schutz tritt sofort ein und hält aber nur etwa 4 Wochen an, weil das übertragene Eiweiß langsam abgebaut wird. Seit einiger Zeit stehen hochkonzentrierte menschliche Seren zur Verfügung: *Hyperimmunglobuline*, die besondere Bedeutung bei der Behandlung des Tetanus haben.
Bei der *aktiven Immunisierung* bildet der zu schützende Organismus seine Abwehrstoffe selber. Die schützende Wirkung tritt zwar erst 4–6 Wochen nach der 2. oder 3. Injektion ein, kann aber für mehrere Jahre bestehenbleiben. Die Antikörper entstehen durch die mehrfache Applikation von Antigen. Als Antigen werden verwendet:

1. *Lebende Erreger* mit abgeschwächter Virulenz:
   BCG, Pocken, Poliomyelitis-Schluckimpfung, Masern, Mumps, Röteln
2. *Abgetötete Erreger:*
   Keuchhusten, Typhus
3. *Erregertoxine*, die durch chemische Veränderung keine Krankheit verursachen können (Toxoide): Diphtherie, Tetanus.

Die Impfungen sollen möglichst vor dem zu erwartenden Ablauf des Schutzes wiederholt werden. Es genügt eine Injektion, um die Antikörpermenge erheblich zu erhöhen (Boostereffekt).

Tabelle 11 Impfkalender

Alter	*Impfung*	*Applikation*
Neugeborenes	BCG Schutzimpfung****	intrakutan
4. Monat	1. Diphtherie, Pertussis*, Tetanus	intramuskulär
gleichzeitig	1. Poliomyelitis Schluckimpfung	oral
5. Monat	2. Diphtherie, Pertussis*, Tetanus	intramuskulär
6. Monat	3. Diphtherie, Pertussis*, Tetanus	intramuskulär
gleichzeitig	2. Poliomyelitis Schluckimpfung	oral
ab 15. Monat	Masern-Mumps-lebend-Impfung	subkutan
18.–20. Monat	4. Diphtherie, Tetanus	intramuskulär
gleichzeitig	3. Poliomyelitis Schluckimpfung	oral
6. Lebensjahr	5. Diphtherie, Tetanus**	intramuskulär
10. Lebensjahr	4. Poliomyelitis Schluckimpfung***	oral
12.–14. Lebensjahr	BCG-Schutzimpfung für Tuberkulin-Negative	intrakutan
und für Mädchen	Röteln-Schutzimpfung	subkutan

Die zeitliche Reihenfolge kann verschoben oder eine Impfung gegen eine andere ausgetauscht werden.

* Tritt nach einer Pertussis-Impfung eine Komplikation auf (hohes Fieber, Krampfanfälle), so sind die evtl. geplanten Pertussis-Impfungen zu unterlassen.

** Tetanusauffrischimpfungen sind nach jeweils 10 Jahren zu empfehlen und stets unmittelbar nach gefährdenden Verletzungen zur Vermehrung der Antikörper.

*** Poliomyelitis-Schluckimpfungen sind nach jeweils 8 Jahren zu empfehlen. Der Impfstoff ist auch außerhalb der öffentlichen Impftermine als Einzeldosis auf Rezept erhältlich.

**** Bei intrafamiliärer Tuberkulose oder auf Wunsch der Eltern.

7. Inkubationszeiten

Tabelle 12 Inkubationszeiten und Infektiosität von Infektionskrankheiten

Diagnose	Mittlere Inkubationszeit in Tagen (mit Extremvarianten)	Beginn der Infektiosität	Dauer der Ansteckungsfähigkeit
Mittlere Inkubationszeit weniger als 1 Woche:			
Erysipel	1–4	Ausbruch	bis zur Abheilung
Ruhr	½–1–7–8	Ausbruch	meist bis zur Stuhlnormalisierung
Diphtherie	1–3–5–7	Ausbruch	Solange im Rachen Erreger vorhanden
Scharlach	1–2–4–9	Ausbruch	Wenige Tage nach Beginn der Penicillinbehandlung
Exanthema subitum	3–7	?	?
Mittlere Inkubationszeit 1–2 Wochen:			
Keuchhusten	5–7–10–21	Katarrhalisches Stadium	2 Wochen hustenfrei; 6 Wochen nach Beginn des Stadiums convulsivum
Mononucleosis infectiosa	7–14–20	Ausbruch	?
Tetanus	4–7–14–?	0	0
Masern	8–9–12–18	Prodromalstadium	1–2 Tage nach Exanthemausbruch
Poliomyelitis	6–9–14–21	8 Tage vor Beginn	6 Wochen und länger
Pocken	5–10–14–21	mit Ausbruch des Exanthems	bis zum Abfall der Krusten
Typhus abdominalis	7–10–14–21	Ausbruch	je nach Therapieerfolg
Mittlere Inkubationszeit 2–3 Wochen (und länger):			
Röteln	11–14–21–23	1–2 Tage vor Beginn des Exanthems	bis zum Abblassen des Exanthems
Windpocken	11–14–21–28	1 Tag vor Beginn des Ausschlags	bis zum Abfall der Borken
Mumps	12–16–21–26	1–2 Tage vor Beginn der Drüsenschwellung	solange die Drüsenschwellung besteht
Hepatitis epidemica	14–21–28–50	präikterisches Stadium	mehrere Monate

L. Spezielle Infektionslehre

1. Infektionskrankheiten durch Viren

Man kennt heute mehr als 400 Viren, die bei Menschen Krankheiten erzeugen können. Ein großer Teil kann mit dem Elektronenmikroskop sichtbar gemacht und identifiziert werden. Nach ihrem Gehalt an Desoxyribonukleinsäure (DNS) bzw. Ribonukleinsäure (RNS) kann man zwei große Gruppen unterscheiden.

Tabelle 13 Verschiedene Virustypen und die von ihnen verursachten Krankheiten

DNS-Viren		
Typen		*Krankheiten*
Pockenviren		Pocken
Herpesviren		Herpes labialis, Enzephalomyelitis
Varizellenviren		Varizellen, Herpes zoster
Zytomegalieviren		Zytomegalie
Adenoviren (32 serologische Typen)		Erkrankungen der Luftwege, des Rachens und der Augenbindehaut
Papovaviren		Warzen

RNS-Viren		
Typen		*Krankheiten*
Myxoviren	Influenza Viren A, B, C	Erkrankung der Luftwege
	Parainfluenza 1–4	Erkrankung der Luftwege
	Mumpsvirus	Mumps
	Rötelnvirus	Röteln
	Masernvirus	Masern
Reoviren	3 Typen	Durchfall, Erkrankung der Luftwege, besonders bei Kindern
Arboviren	zahlreiche Typen	Enzephalitis, Meningoenzephalitis, Hämorrhagisches Fieber, Gelbfieber
Picornaviren	3 Poliotypen 24 Coxsackie A Typen 6 Coxsackie B Typen 32 ECHO Typen	schlaffe Lähmungen, seröse Meningitis, Myokarditis, fieberhafte Infekte mit oder ohne Exanthem
Rhinoviren	mehr als 80 Typen	Schnupfen

Die Viren bestehen aus chemischen Verbindungen, die in ähnlicher Form in jeder lebenden Zelle, im Plasma und im Kern, z.B. als Chromosom, vorkommen. Sie haben praktisch keinen eigenen Stoffwechsel und können deshalb nur in einer lebenden Zelle existieren. Zur Vermehrung der Viren zwingen sie die Wirtszelle dazu, ihren Stoffwechsel so zu verändern, daß sie nur noch Viren bilden kann. Teils gibt die Wirtszelle

über längere Zeit kontinuierlich oder plötzlich die neugebildeten Viren frei, teils werden die Viren frei durch Zerstörung der Wirtszelle. Außerhalb der Zelle dringen die neugebildeten Viren in die benachbarten Zellen ein und werden mit dem Lymph- oder Blutstrom in andere Körperteile transportiert, wo sie aufs neue lebende Zellen zur Änderung ihres Stoffwechsels zwingen. Einige Viren befallen häufig die Zellen des zentralen Nervensystems, z.B. Polioviren, oder die Zellen der Haut, z.B. Warzenviren. Diese Bevorzugung nennt man Tropismus und man spricht z.B. von neurotrop bzw. dermatotrop.
Gegen die *Ausbreitung* im infizierten Menschen bilden die befallenen Zellen *unspezifische* Abwehrstoffe, z.B. das Interferon. Es richtet sich ganz allgemein gegen Viren, nicht nur gegen ein bestimmtes Virus. Im Verlauf einer Viruskrankheit bildet der menschliche Organismus gegen dieses spezielle Virus *spezifische* Abwehrstoffe = Antikörper, die ihn vor *Neuinfektionen* schützen. Diese spezifischen Antikörper können sowohl gegen die Hüllsubstanz als auch gegen die innere Substanz der Viren gebildet werden. Es gibt bisher noch keine Therapie, die es ermöglicht, Viren zu töten. Es gibt aber erste Präparate, die den menschlichen Organismus vor der Infektion mit bestimmten Viren schützen. Eine prophylaktische Behandlung bei Pocken- oder Influenza-Epidemien ist deshalb möglich.

Der Ablauf vieler Viruskrankheiten gleicht sich in folgenden Punkten:

- Inkubationszeit etwa 2–3 Wochen.
- Zwischen Prodromalzeit und Ausbruch der Erkrankung sinkt die Körpertemperatur, die Fieberkurve wird zweigipfelig (Dromedarkurve).
- Befall der Augenbindehaut, der Nasen- und Rachenschleimhaut.
- Leukopenie und Lymphozytose.
- Relativ geringe Beeinträchtigung des Allgemeinbefindens bei sehr hohem Fieber (im Gegensatz zu bakteriellen Infektionen, bei denen die Kinder bei 38–39 Grad Fieber schon sehr hinfällig sein können).
- Bei Befall der Hirnhäute seröse Meningitis mit einer Liquorzellzahl von 1000/3 Zellen oder weniger, ausnahmsweise bis 4000/3 Zellen, gutartiger Verlauf
- Oft lebenslange Immunität.

Der Ablauf der einzelnen Krankheiten wird nach folgendem Schema besprochen: Infektionsart, Eintrittspforte, Inkubationszeit, Prodromalstadium, Erkrankung, Diagnose, Komplikation, Prognose, Therapie, Prophylaxe, Immunität.

Masern

Infektionsart: Tröpfcheninfektion, „fliegende Infektion".

Eintrittspforte: Augenbindehaut.

Inkubationszeit: bis zum Beginn der ersten Symptome 9–12 Tage, bis zum Beginn des Exanthems 12–15 Tage.

Prodromalstadium: Dauer 3–5 Tage mit Fieber bis 39,5 Grad, katarrhalische Erscheinungen (Husten, Schnupfen, Bindehautentzündung). Ab 2. Tag entstehen die Koplikschen Flecken an der Wangenschleimhaut. Es handelt sich um weiße Fleckchen, die sich von der geröteten, verdickten und aufgelockerten Schleimhaut gut abheben. Die Fleckchen können nicht abgewischt werden. Sie verschwinden bald nach Auftreten des Exanthems. Die „Kopliks" kommen bei keiner anderen Krankheit vor. Gegen

Ende des Prodromalstadiums entsteht am weichen Gaumen das Exanthem: rote Flecken von 2 bis 4 mm Durchmesser. Die Körpertemperatur sinkt fast bis zur Norm ab.

Erkrankung: mit dem erneuten Fieberanstieg beginnt das großfleckige Masernexanthem den ganzen Körper zu überziehen, vom Kopf, speziell hinter den Ohren, ausgehend. Hat es die Extremitäten erreicht, bildet sich das Exanthem wieder zurück, genauso wie es entstanden ist, am Kopf beginnend. Die einzelnen, unregelmäßig begrenzten, etwas erhabenen, manchmal kleine Blutungen enthaltenden Flecken können zusammenfließen. Man spricht von einem konfluierenden Exanthem. – Die Kinder sind sehr krank. Sie sind durch die starke Bindehautentzündung lichtempfindlich (Photophobie) und durch Schnupfen und quälenden Husten bei 40 Grad Fieber stark beeinträchtigt.

Diagnose: meist typisches Krankheitsbild mit Leukopenie und Lymphopenie.

Komplikationen: Otitis, als Folge einer zusätzlichen Infektion mit Bakterien, zu erkennen daran, daß das Fieber nach dem 4. Tag nicht abfällt oder später erneut ansteigt. Pneumonie, entweder durch das Masern-Virus oder durch zusätzliche bakterielle Infektion, erkenntlich am anhaltenden Husten und andauernden Fieber nach dem 4. Exanthem-Tag. Masern-Krupp beginnt oft schon mit dem Ausbruch des Exanthems. Durch ödematöse Schwellung und Membranbildung wird die Öffnung des Kehlkopfes so eng, daß ein pfeifendes Geräusch vor allem beim Einatmen zu hören ist: inspiratorischer Stridor. Nebennierenrindenhormone bringen meist keine entscheidende Besserung. Eine Tracheotomie kann notwendig werden.
Masern-Enzephalitis kann schon im Prodromalstadium beginnen, aber auch erst später bis etwa 10 Tage nach Exanthemausbruch. Erkennbar ist sie an der längeren oder kürzeren Dauer der Bewußtlosigkeit. Das EEG ist pathologisch. Bei der Lumbalpunktion findet man eine mäßige Zellvermehrung. Etwa 20% der Kinder mit Enzephalitis sterben, weitere 30% behalten einen Dauerschaden, z.B. ein zerebrales Anfallsleiden. Verminderte Resistenz gegenüber Infektion mit Viren und Bakterien, besonders mit Tuberkelbakterien. Die Kinder sind nicht nur anfälliger bei frischen Infektionen. Auch eine überstandene Tuberkulose kann wieder aufflackern. Vorher positiv ausgefallene Tuberkulinproben werden negativ, um etwa 3 Wochen nach Beginn der Masernerkrankung wieder positiv zu werden.

Prognose: gut, mit Ausnahme der Masern-Enzephalitis.

Therapie: Symptomatisch. Man sollte dafür sorgen, daß die Kinder nicht ins Licht sehen müssen. Erleichternd wirken Medikamente, die das Fieber senken, den Husten stillen, die Schleimhäute in Augen und Nase abschwellen. Je höher das Fieber, desto größer der Durst, man sollte sich nach den Wünschen der Kinder richten. Bei allen Komplikationen ist die Behandlung mit Antibiotika erforderlich.
Bei der Pflege im Krankenhaus ist die Infektionsgefahr vom Beginn des Prodromalstadiums bis 2 Tage nach Ausbruch des Exanthems zu beachten. Wegen der fliegenden Infektion ist eine Eingangsschleuse notwendig; das Fenster darf nur geöffnet werden, wenn die Fenster der anderen Krankenzimmer geschlossen sind. Alle Pflegepersonen müssen sich nach Verlassen des Krankenzimmers 1 Minute an der frischen Luft aufhalten, bevor sie sich dem nächsten Kind zuwenden.

Prophylaxe: Soll der Ausbruch einer Masernerkrankung verhindert werden, so muß man möglichst früh innerhalb der ersten 5 Tage der Inkubationszeit γ-Globulin injizieren (passive Immunisierung). Es ist nicht erstrebenswert, durch wiederholte *passive Immunisierung* die Erkrankung in ein höheres Lebensalter zu verschieben. Günstig ist es, so wenig Globulin zu geben, daß die Masern zwar ausbrechen, aber leicht verlaufen. Eine lebenslange Immunität entwickelt sich auch nach leichtem Verlauf. Eine *aktive Immunisierung* mit lebenden Viren (nicht mit abgetöteten Viren) scheint einen guten Schutz zu bieten. Die Kinder sollen erst zu Anfang des 2. Lebensjahres geimpft werden. Zwischen dem 5. und 8. Tag nach der Impfung bekommen einige Kinder Fieber, einzelne Kinder ein Masernexanthem. Diese „Krankheit" ist nicht ansteckend. Die Impfung verhindert die Masernenzephalitis, die unter 1000 Masernerkrankungen einmal vorkommt.

Immunität: zuverlässig.

3-Tage-Fieber (Exanthema subitum)

Infektionsart: Tröpfcheninfektion.

Eintrittspforte: Nasen-Rachen-Raum.

Inkubationszeit: 3–7 Tage.

Prodromalstadium: fehlt.

Erkrankung: Sie befällt fast ausschließlich Kinder im 2.–4. Lebensjahr. Aus voller Gesundheit steigt das Fieber meist auf über 40 Grad und bleibt 3 Tage lang so hoch, durch fiebersenkende Maßnahmen kaum beeinflußbar. Am 4. Tage fällt es auf normale Werte ab, gleichzeitig mit dem Erscheinen eines im Vergleich mit Masern blasseren und nicht so großfleckigen Exanthems vor allem am Stamm, das meist innerhalb von 24 Stunden wieder verschwindet. – Während des Fieberanstiegs werden nicht selten Krampfanfälle beobachtet. Geringe katarrhalische Erscheinungen (Konjunktivitis, Rhinitis, Pharyngitis) können die Fieberperiode begleiten.

Diagnose: Sie bietet keine Schwierigkeiten, wenn das Exanthem ausgebrochen ist. Charakteristisch ist die Veränderung des Blutbildes: am Anfang der Erkrankung ist die Zahl der Leukozyten und der Lymphozyten meist normal. Bricht das Exanthem aus, sinkt die Leukozytenzahl auf Werte um 3000 pro mm^3, während die Lymphozytenzahl auf Werte um 80–90% ansteigt.

Komplikationen: sehr selten Enzephalitis.

Prognose: gut.

Therapie: Man kann versuchen, das Fieber zu senken. Der Durst der Kinder muß gelöscht werden.

Prophylaxe: nicht notwendig. Lebenslange Immunität.

Immunität: zuverlässig.

Röteln (Rubeola)

Infektionsart: Tröpfcheninfektion.

Eintrittspforte: Nasen-Rachen-Raum.

Inkubationszeit: 2–3 Wochen.

Prodromalstadium: 1–2 Tage mit katarrhalischen Erscheinungen und nicht sehr hohem Fieber.

Erkrankung: Das mittelfleckige Exanthem breitet sich vom Kopf über den Stamm zu den Extremitäten aus. Die Effloreszenzen sind einzelstehend und oft von einem blassen Hof umgeben. Typisch sind zahlreiche geschwollene Lymphknoten im Nacken und hinter den Ohren. Häufig ist die Milz tastbar vergrößert.

Diagnose: Sie stützt sich auf das typische Blutbild mit Leukopenie, Lymphozytose und Vermehrung der Plasmazellen.

Komplikationen: Sehr selten Röteln-Enzephalitis.

Prognose: gut.

Therapie: nicht erforderlich.
Jeder Kontakt eines an Röteln erkrankten Kindes mit Frauen, die noch keine Röteln hatten und in den ersten 3 Monaten schwanger sind, muß wegen der Gefahr der Rötelnembryopathie streng vermieden werden (s. S. 16).

Prophylaxe: Aktive Immunisierung mit lebenden Viren für alle Mädchen von 12 bis 14 Jahren.
Eine passive Immunisierung mit Rubella-γ-Globulin intramuskulär möglichst rasch nach der Infektion ist notwendig, wenn junge Frauen während der ersten 3 Monate einer Schwangerschaft infiziert werden.

Immunität: zuverlässig.

Windpocken (Varizellen)

Infektionsart: Tröpfcheninfektion, „fliegende Infektion" (Infektion durch Tür- und Fensterspalten).

Eintrittspforte: Nasen-Rachen-Raum.

Inkubationszeit: 2–3 Wochen.

Prodromalstadium: fehlt fast immer.

Erkrankung: plötzlich schießen mehrere 2–3 mm große, meist juckende Knötchen auf, die sich rasch in Bläschen mit klarem Inhalt umwandeln. Die Bläschen platzen, es bilden sich Krusten. Da die Effloreszenzen innerhalb von 3 oder 4 Tagen schubweise auftreten, findet man nebeneinander verschiedene Stadien (im Gegensatz zu den Pocken). Windpocken-Bläschen kommen auch auf dem behaarten Kopf und auf den Schleimhäuten (Rachen, Augenbindehaut, Genitalschleimhaut) vor. Es dauert gut 14 Tage vom Beginn der Erkrankung an, bis alle Borken abgefallen sind. Es bleiben keine Narben zurück, es sei denn, der Bläscheninhalt wurde durch Bakterien infiziert (z.B. durch Kratzen).

Diagnose: Das klinische Bild ist fast immer unverwechselbar.

Komplikationen: Selten kommen schwere Verlaufsformen mit massiver zusätzlicher bakterieller Infektion vor. Selten ist auch die Varizellen-Enzephalitis.
Bei Kindern, die aus anderer Indikation mit Kortison behandelt werden, verlaufen die Windpocken besonders schwer, es kommen Todesfälle vor.

Prognose: gut.

Therapie: symptomatisch: Medikamente, die gleichzeitig beruhigen und den Juckreiz vermindern, z.B. Antihistaminika. Dadurch wird auch die Chance einer zusätzlichen bakteriellen Infektion vermindert. Bei der Behandlung in der Klinik muß bedacht werden, daß die an Windpocken erkrankten Kinder vom 1. Tag vor Ausbruch des Exanthems bis zum Ende der 1. Woche besonders ansteckend sind. Infektionsmöglichkeit besteht bis zum Abfall der letzten Borken. Wegen der fliegenden Infektion ist eine Eingangsschleuse notwendig: das Fenster darf nur geöffnet werden, wenn die Fenster der anderen Krankenzimmer geschlossen sind. Alle Pflegepersonen müssen sich nach Verlassen des Krankenzimmers 1 Minute in der frischen Luft aufhalten, bevor sie sich dem nächsten Kind zuwenden.

Prophylaxe: nicht erforderlich. γ-Globulin unsicher.

Immunität: zuverlässig.

Herpes zoster (Gürtelrose)

ist nur eine andere Erscheinungsform der Infektion mit dem Varizellenvirus. Der Herpes zoster tritt nur bei Menschen auf, die sich bereits mit dem Windpockenvirus auseinandergesetzt haben, apparent oder inapparent. Meist sind ältere Menschen betroffen, bei denen die Zahl der Antikörper im Laufe der Jahre immer geringer geworden ist. Schließlich reicht die Abwehr nicht mehr aus, eine manifeste Erkrankung zu verhindern. Es kann aber auch sein, daß die Abwehr bei jüngeren Menschen durch andere Erreger, immunsuppressive Therapie, Verletzungen oder schwere Erkrankungen vermindert wird. Der Schutz durch die Abwehrstoffe reicht meist noch aus, die Krankheitserscheinungen auf einen bestimmten Bezirk zu begrenzen. Es werden nur Hautsegmente befallen, die zu einem bestimmten Nervensegment, z.B. im Rückenmark, gehören. Diese streifenförmigen Bezirke, meist nur auf einer Körperhälfte, sind oft außerordentlich schmerzempfindlich und dicht besetzt mit Bläschen. Der Herpes zoster geht offenbar vom zentralen Nervensystem aus. Alle Körperteile können befallen sein. Kinder, die noch keine Windpocken hatten, können, nach Kontakt mit Herpes-zoster-Patienten, Windpocken bekommen.

Pocken (Variola)

Infektionsart: Tröpfcheninfektion, Schmierinfektion direkt (Pustelinhalt) oder indirekt (Wäsche, Zimmerstaub), fliegende Infektion.

Eintrittspforte: Nasen-Rachen-Raum

Inkubationszeit: 10–14 Tage.

Prodromalstadium: 2–3 Tage lang hochfieberhaft, mit heftigen Kreuz- und Rückenschmerzen, Temperaturabfall.

Erkrankung: Mit erneutem Fieberanstieg breitet sich das Pockenexanthem, ähnlich dem Masernexanthem, am Kopf beginnend über den ganzen Körper aus. Aus den anfänglich entstandenen derben Knötchen werden Bläschen, deren klarer Inhalt sich bald trübt und schließlich eitrig wird. Die Pusteln haben in ihrer Mitte eine kleine Einziehung, den „Pockennabel". Anders als bei Varizellen findet man ab 5.–6. Exanthemtag alle Effloreszenzen im gleichen Entwicklungsstadium. Auch Handinnenflächen und Fußsohlen sind betroffen. An das Stadium der Pustelbildung schließt sich mit Normalisierung der Körpertemperatur das Krustenstadium an. Wenn die Krusten nach etwa 14 Tagen abfallen, hinterlassen sie eine wie gestanzt aussehende Narbe. – Während der Erkrankung können toxisch bedingte schwere Kreislaufstörungen jederzeit zum Tod führen.

Besondere Verlaufsformen: Ist das Exanthem hämorrhagisch, ist also der Bläscheninhalt blutig, so spricht man von *„schwarzen Blattern"*. Die hämorrhagischen Pocken verlaufen fast immer tödlich.

War der Infizierte gegen Pocken geimpft, so verläuft die Erkrankung besonders leicht;

man spricht von *Variolois*. Diese Form der Pocken ist genauso infektiös und verursacht bei Ungeimpften die gefährlichen echten Pocken.

Diagnose: Nachweis des Pocken-Virus im Pustelinhalt und im Rachenspülwasser.

Isolierung: Der Verdacht auf echte Pocken ist meldepflichtig. Er löst den Pockenalarmplan aus, der zur sofortigen Isolierung des Patienten führt. Das Pflegepersonal des Patienten trägt Kittel, Gesichtsmaske und Gummihandschuhe, die nach Gebrauch vernichtet werden müssen. Die Isolierung dauert bis zum Abfall der letzten Borke. Sämtliche Kontaktpersonen kommen in Quarantäne – einschließlich Ärzten und Pflegepersonal. Alle müssen sofort geimpft werden.

Komplikationen: bakterielle Infektion, Myokarditis, Nephritis, Enzephalitis und Lymphknoten- und Hodenentzündung.

Prognose: Etwa 30% der Erkrankten sterben, bei einzelnen Epidemien 50–80%.

Therapie: symptomatisch, um den Kreislauf zu unterstützen und den Juckreiz zu vermindern,
antibakteriell, um eine bakterielle Infektion zu verhindern.

Prophylaxe: Im Laufe einer Epidemie wird man verhindern wollen, daß sich die Krankheit weiter ausbreitet. Das läßt sich medikamentös z.B. mit Marboran® erreichen. Gut wirksam ist auch die Pockenschutzimpfung innerhalb der ersten beiden Tage nach der Infektion. Der Schutz durch die Impfung beginnt am 8.–9. Tag, also vor Ablauf der Inkubationszeit. Zur *Pockenschutzimpfung* werden lebende Kuhpockenviren verwendet. Ein neues Gesetz sieht keine Pockenschutzimpfung mehr vor, weil die Pocken in der ganzen Welt fast ausgerottet sind. Freiwillige Impfungen sind weiterhin möglich. Auch nach dem 2. Lebensjahr ist die Erstimpfung in Verbindung mit einer Vorimpfung ohne erhöhtes Risiko möglich. Es wird nicht geimpft, wenn Infektionskrankheiten, Hautkrankheiten (z.B. Säuglingsekzem), Krämpfe oder andere Erkrankungen des zentralen Nervensystems bestehen. Die Impfung sollte auch dann unterbleiben, wenn in der Familie des zu impfenden Kindes Personen leben, die noch nicht gegen Pocken geimpft wurden und an nässendem Ekzem leiden. Frischgeimpfte Kinder müssen dann in der Klinik isoliert werden.
Etwa 4–5 Tage nach der Impfung entsteht um den oberflächlichen Hautschnitt eine Rötung, aus der sich bald ein Knötchen und am 7.–9. Tag oft unter Fieberanstieg eine Pustel entwickelt. Die nähere und weitere Umgebung kann erheblich schmerzhaft geschwollen und gerötet sein. Die regionalen Lymphknoten sind vergrößert. Unter ständiger Puderbehandlung seit Beginn der Blasenbildung, entsteht rasch eine Kruste, die etwa 14 Tage später abfällt. Sie muß sich von selber lösen, da sonst leicht eine bakterielle Infektion im Wundbett entsteht. Ein dicht verschließender Verband muß vermieden werden. Es entsteht leicht darunter eine feuchte Kammer, die Bakterien einen guten Nährboden liefert. In der Regel ist ein Verband unnötig. Bis zum Abfall der Borke darf der Säugling nicht gebadet werden.
Komplikationen kommen fast ausschließlich bei Erstimpfungen vor und dann auch erst ab 6. Lebensmonat. Es können Exantheme auftreten, Nebenpocken (auf dem Lymphweg), generalisierte Vaccine = allgemeine Aussaat (auf dem Blutweg), Pocken an anderen Körperstellen durch Schmierinfektion (Kinder dürfen an der Impfstelle nicht kratzen), Pocken auf kranker Haut und die Impfenzephalitis. Ein zerebraler Krampfanfall im Fieberanstieg am 8. oder 9. Tag kann allein durch das Fieber ausgelöst sein und muß nicht bedeuten, daß eine Impfenzephalitis vorliegt. Eine Lumbal-

punktion sollte stets vorgenommen werden. Liquor, Blut und Stuhl sollten zur virologischen Untersuchung eingeschickt werden. Der Impfschutz hält zuverlässig nur 3 Jahre. Medizinisches Pflegepersonal sollte im eigenen Interesse wiederholt geimpft werden. Das gilt ganz besonders für Pflegepersonal in Städten mit Flughäfen. Wenn Pocken eingeschleppt werden, dann am ehesten durch einen Fluggast.

Immunität: zuverlässig.

Herpes simplex

Infektionsart: Tröpfcheninfektion und Kontaktinfektion.

Eintrittspforte: Nasen-Rachen-Raum.

Inkubationszeit: 3–7 Tage. Die Infektion verläuft bei 90% aller Menschen inapparent.

Prodromalstadium: fehlt.

Erkrankung: Die Stomatitis aphthosa befällt meist Kinder unter 3 Jahren. Gleichzeitig mit hohem Fieber entstehen in der Mundhöhle und im Rachenraum außerordentlich schmerzhafte Bläschen, die rasch zerfallen und sich zu größeren Geschwüren vereinigen können. Die Kinder kommen oft ins Krankenhaus, weil sie alle Nahrung verweigern. Im Laufe einer Woche bilden sich die Veränderungen langsam zurück.

Diagnose: typisches Krankheitsbild.

Komplikationen: selten Enzephalitis, bei Neugeborenen Sepsis.

Prognose: gut.

Therapie: Betupfen der Geschwüre mit anästhesierender Flüssigkeit vor jeder Mahlzeit. Eventuell Sondenernährung.

Prophylaxe: nicht erforderlich.

Nach überstandener Krankheit haben sich Antikörper gebildet, die aber unter Umständen nicht verhindern können, daß eine kleine Menge der Herpes-Viren im Körper bleibt. Wird die Abwehrlage des Organismus geschwächt durch bakterielle Erkrankungen, z.B. Meningokokken Meningitis, so kann ein Herpes labialis entstehen, oder durch Sonnenbestrahlung, so kann ein Herpes solaris entstehen. Pflegepersonen mit Herpes labialis können Kleinkinder infizieren, die dann an einer Stomatitis aphthosa erkranken.

Virusinfektionen der Luftwege

„Erkältungskrankheiten" ist der laienhafte Begriff, der gleichzeitig die Vorstellung enthält, daß eine niedrige Außentemperatur oder Zugluft, die ja meist als kalt empfunden wird, für die Entstehung eines Schnupfens verantwortlich sei. Wissenschaftlich ist das noch nicht bewiesen.

Im Forschungszentrum für Erkältungskrankheiten in England sind Versuchspersonen nur mit einem durchnäßten Hemd bekleidet in einem langen Gang kalter Zugluft ausgesetzt worden. Keiner bekam eine „Erkältung".

Sicher aber ist, daß zu jeder „Erkältung" ein Erreger gehört. Eine große Zahl sehr verschiedenartiger Viren kann ähnliche Krankheitserscheinungen hervorrufen. Einige hinterlassen eine länger anhaltende Immunität, andere nur eine kurzfristige. Die Ansteckungsfähigkeit ist groß, besonders in geschlossenen Räumen. Sehr wahrscheinlich ist dies der Hauptgrund für das gehäufte Auftreten von Erkältungskrankheiten in der

kalten Jahreszeit, denn die Menschen haben engeren Kontakt, sie halten sich mehr in Räumen auf und meiden die frische Luft. Kinder sind besonders empfänglich. Die banalen Virusinfekte häufen sich im 2. Lebensjahr mit zunehmender Kontaktmöglichkeit. Bis zur Einschulung ist es nicht als ungewöhnlich anzusehen, wenn Kinder pro Jahr 10–12 Virusinfekte bekommen, von denen jeder bis zu 4 Wochen dauern kann. Im Laufe der ersten Schuljahre nimmt die Anfälligkeit ab, weil einige Virusinfekte eine gewisse Immunität hinterlassen haben und nun alle Immunglobuline in besser wirksamer Menge vorhanden sind.
Der Ablauf der Virusinfektionen der Luftwege ist trotz der unterschiedlichen Viren ähnlich:

Infektionsart: Tröpfcheninfektion, Kontaktinfektion (z.B. beim Händeschütteln bzw. Selbstinfektion durch die Finger der eigenen Hand. Diese Infektionsart ließ sich in 40% der Fälle bei bestimmten Rhinoviren nachweisen; an der Fingerkuppe blieben die Viren etwa zwei Stunden lang virulent, also ansteckungsfähig.)

Eintrittspforte: Nasen-Rachen-Raum.

Inkubationszeit: 2–7 Tage.

Prodromalstadium: nicht regelmäßig, mehr oder weniger hohes Fieber und katarrhalische Erscheinungen. Fieberabfall. Gelegentlich nur Konjunktivitis, eventuell einseitig.

Erkrankung: Erneuter Fieberanstieg mit Kopfschmerzen, Schwindel, Gliederschmerzen und trockenem schmerzhaften Reizhusten. Dieser schwere Verlauf kommt vor allen Dingen bei Infektion mit Influenza-Viren vor. Der größte Teil der Viren verursacht mit oder ohne Fieber, allein oder kombiniert, Schnupfen (Rhinitis), Halsentzündung (Pharyngitis), heisere Stimme (Laryngitis) und Husten (Bronchitis), meist anfangs als trockener Reizhusten, später als rasselnder Husten. Dieser rasselnde Husten ist sinnvoll, denn es ist die einzige Möglichkeit des Organismus Fremdkörper, z.B. übermäßige Sekrete aus dem Bronchialbaum herauszuwerfen. Dieser Husten sollte nicht durch Codein gehemmt werden. Einige dieser Viren sind die Erreger des Pseudokrupps (s.S.106), andere der Bronchiolitis.

Diagnose: typisches Krankheitsbild. Virusbestimmung möglich.

Komplikationen: Zusätzliche bakterielle Infektionen, lebensbedrohliche Laryngotrachitis mit Membranbildung (Grippe-Krupp) und Pneumonien. Aber auch seröse Meningitis, Enzephalitis und Enteritis kommen vor. Innerhalb der ersten 3–4 Lebensjahre folgt etwa 5–6 Tage nach Beginn des Virusinfektes oft eine bakterielle Otitis media, die sich durch erneuten Fieberanstieg ankündigt. Bis zum 10. Lebensjahr folgen häufig Nasennebenhöhlenentzündungen.

Prognose: gut.

Therapie: symptomatisch, z.B. schleimhautabschwellende Nasentropfen, Medikamente zur Verflüssigung des zähen Bronchialsekretes, im Säuglingsalter eventuell auch antibiotisch zur Verhinderung einer zusätzlichen bakteriellen Infektion.

Prophylaxe: aktive Immunisierung mit abgetöteten Viren gegen einige gefährliche Influenza-Viren ist möglich, weil nur diese Viren nach der Infektion eine relativ dauerhafte Immunität hinterlassen.

Immunität: unzuverlässig.

Mumps

Infektionsart: Tröpfcheninfektion.

Eintrittspforte: Mundschleimhaut.

Inkubationszeit: 2–3 Wochen.

Prodromalstadium: fehlt meistens. Die Infektion verläuft häufig inapparent und hinterläßt dennoch eine zuverlässige Immunität. 1–2 Tage uncharakteristisch.

Erkrankung: meist einseitig beginnende Schwellung der Ohrspeicheldrüse mit Schmerzen während des Essens (Speichel wird schneller gebildet, als er abfließen kann). In den nächsten 1–3 Tagen können alle serösen Drüsen anschwellen: am häufigsten die Unterzungendrüsen, die deutlich den Mundboden vorwölben, wenn der Kopf stark rückwärts geneigt wird, weniger häufig die Bauchspeicheldrüse, deren Beteiligung durch Oberbauchschmerzen während der Mahlzeit auffällt, und selten die Tränendrüsen, die an einer Schwellung des äußeren Teils der Oberlider erkennbar ist.

Diagnose: typisches Krankheitsbild. Komplementbindungsreaktion. Bei Beteiligung des Pankreas ist die Diastaseausscheidung im Urin erhöht.

Komplikationen: Wahrscheinlich die Hälfte aller Mumpserkrankungen wird von einer gutartigen serösen Hirnhautentzündung begleitet, die sich gelegentlich nur dadurch äußert, daß die Kinder für 24 Stunden Kopfschmerzen haben. Seltener kommt die Enzephalitis vor, die gelegentlich eine meist partielle Schwerhörigkeit zur Folge hat. Nach der Pubertät werden öfter die Keimdrüsen vom Virus befallen. Die Entzündung des Eierstocks kommt sehr selten vor. Die Entzündung des Hodens ist außerordentlich schmerzhaft und hinterläßt gelegentlich Sterilität.

Prognose: gut.

Therapie: lokale Wärme erleichtert bei einigen Kindern die Schmerzen, in den meisten Fällen sind Analgetika indiziert. Bei Gehirn- und Hodenentzündung ist eine Nebennierenrindenhormon-Behandlung empfehlenswert.

Prophylaxe: passive Immunisierung mit γ-Globulin möglich. Aktive Immunisierung ab 15. Lebensmonat.

Immunität: zuverlässig.

Pfeiffersches Drüsenfieber (Mononucleosis infectiosa)

Infektionsart: wahrscheinlich Kontaktinfektion (in Amerika als Kissing-Disease = Kuß-Krankheit bekannt).

Eintrittspforte: wahrscheinlich Mundhöhle.

Inkubationszeit: unbekannt. Erreger: Epstein-Barr-Virus.

Prodromalstadium: fehlt.

Erkrankung: Sie kann wegen des anhaltenden oder wechselnd hohen Fiebers mit Tonsillitis und allgemeiner erheblicher Lymphknotenschwellung sehr dramatisch verlaufen. Oft wird wegen Verdacht auf eitrige Tonsillitis eine Penicillinbehandlung begonnen, die ohne Erfolg bleibt. Das Fieber kann in einzelnen Fällen über mehrere Wochen rezidivieren. Die Kinder sind dabei zwar etwas müde, wirken aber nicht so krank, wie man es bei 41 Grad Fieber erwarten würde. Gelegentlich tritt ein uncharakteristisches Exanthem auf. Die Milz ist oft tastbar vergrößert. Ältere Kinder und Erwachsene erholen sich oft langsam wegen des zu niedrigen Blutdrucks.

Diagnose: Im Differentialblutbild findet man bei Leukozytose 5–20% typische Pfeiffer-Zellen: sie ähneln den Lymphozyten und heißen deshalb lymphozytoide Zellen oder den Monozyten und heißen deshalb monozytoide Zellen. Vereinzelt findet man solche Zellen bei vielen Virusinfektionen. Zur Klärung der Diagnose dient der serologische Test nach Paul und Bunnell, der um so seltener positiv wird, je jünger das Kind ist. Fast immer findet man im Serum eine mäßige Vermehrung der Leberfermente als Zeichen einer Leberbeteiligung.

Komplikationen: selten, ikterisch verlaufende, aber gutartige Hepatitis, bei Erwachsenen auch Myokarditis, Meningitis und Polyneuritis.

Prognose: gut.

Therapie: symptomatisch und eventuell antibiotisch zur Vermeidung einer bakteriellen Infektion.

Prophylaxe: aktive oder passive Immunisierung nicht möglich.

Immunität: zuverlässig.

Hepatitis epidemica

Infektionsart: orale und parenterale Infektion bei Hepatitis-A-Virus und bei Hepatitis-B-Virus. Parenterale Infektion bei Hepatitis-B-Virus (Serumhepatitis).

Eintrittspforte: Schleimhäute der Mundhöhle und des Genitale, bzw. Blut- und Lymphbahn.

Inkubationszeit: 2–6 Wochen – 6 Monate.

Prodromalstadium: fehlt.

Erkrankung: 3–4 Tage lang klagen die fiebernden, appetitlosen Kinder über Bauchschmerzen, Brechreiz und Müdigkeit. Die Leber ist vergrößert und druckempfindlich. Mit Ausbruch des Ikterus fällt das Fieber ab, der Urin wird infolge Bilirubinausscheidung bräunlich, der Stuhl durch mangelhaften Gallenabfluß in das Duodenum hell. Durch den Austritt von Bilirubin aus den Blutgefäßen der Konjunktiven erscheinen die Skleren gelb. Der Ikterus kann fehlen, man spricht dann von anikterischer Hepatitis. Die Hepatitis A verläuft meist leicht, besonders bei Kindern. Sie dauert etwa 4 bis 6 Wochen (eine Isolierung für 4 Wochen ist gesetzlich vorgeschrieben). Die Hepatitis B dauert im Durchschnitt länger und verläuft schwerer.

Diagnose: Im Serum sind Bilirubin und Leberfermente vermehrt vorhanden. Im Urin wird Bilirubin ausgeschieden, die Urobilinogenprobe wird auch in der Kälte positiv. Bei Hepatitis-B-Virus-Erkrankung, früher Serumhepatitis genannt, ist HB-Ag (*H*epatitis-*B*-*A*ntigen) nachweisbar.

Komplikationen: Leberzirrhose, im Kindesalter extrem selten, meist nach Hepatitis-B-Infektion.

Prognose: im Kindesalter gut.

Therapie: Bettruhe und eine kohlenhydratreiche Wunschkost. (Die Kinder bevorzugen ohnehin eine fettarme Kost.) Die Zusammensetzung der Nahrung soll sich mit zunehmendem Appetit normalisieren.

Prophylaxe: passive Immunisierung mit γ-Globulin ist nur gegen Hepatitis-A-Virus möglich. Eine aktive Immunisierung ist noch nicht möglich. Sorgfältige Beseitigung von Blut, Erbrochenem, Stuhl und Urin und Desinfektion aller Instrumente und

Geräte, die mit diesen in Berührung kamen, ist unerläßlich. Hepatitis-A-Patienten müssen von Hepatitis-B-Patienten getrennt gepflegt werden.

Immunität: zuverlässig für den jeweiligen Typ. Keine Kreuzimmunität.

Poliomyelitis

Infektionsart: Schmier- und Kontaktinfektion.

Eintrittspforte: Nasen-Rachenraum.

Inkubationszeit: 1–2 Wochen.

Prodromalstadium: 2–3 Tage dauernde katarrhalische Erscheinungen mit Fieber um 38–39 Grad, wie bei einem Infekt der oberen Luftwege, oder Leibschmerzen mit Durchfall, wie bei einer Virusenteritis. In vielen Fällen bleibt das Prodromalstadium die einzige Manifestation der Poliomyelitis, der Mensch hat die Infektion mit dem Virus überstanden und ist immun geworden. Bei einigen Menschen folgt nach überstandenem Prodromalstadium und nach Ablauf eines fieberfreien Intervalls von 1 bis 2 Tagen die

Erkrankung: neuer Fieberanstieg, Kopfschmerzen, Erbrechen oder Brechreiz, Nackensteife, Berührungs-, Geräusch- und Lichtempfindlichkeit als Zeichen einer Meningitis. Dieses meningitische Stadium dauert etwa 1–3 Tage. Danach kann der Patient gesund sein und eine spezifische Immunität erworben haben. Im Verlauf einer Epidemie kommt auf 100–200 Infizierte nur einer mit Lähmungen. Für einen kleinen Teil der Patienten geht das meningitische Stadium in das Lähmungsstadium über. Je nach Krankheitserscheinungen unterscheiden wir

- die spinale Form,
- die bulbäre Form,
- die enzephalitische Form.

Bei der *spinalen Form* entstehen schlaffe Lähmungen der Stamm- und Extremitätenmuskulatur infolge vorübergehender oder dauernder Schädigung der motorischen Vorderhornzellen des Rückenmarkes durch entzündliches Ödem. Die Reflexe sind nur schwach auslösbar oder fehlen. Die Bein-, speziell Oberschenkelmuskulatur ist am häufigsten befallen, weniger häufig die Armmuskulatur und seltener die Stammmuskulatur. Die periphere Atemlähmung entsteht durch Ausfall der Zwischenrippenmuskulatur und ist daran zu erkennen, daß die Patienten ängstlich, Husten und Stimme schwächer werden. Fällt zusätzlich das Zwerchfell aus, so ist das Leben nur durch künstliche Beatmung zu erhalten. Nur solange die Patienten fiebern, muß man mit dem langsamen Fortschreiten der Lähmungen rechnen.
Die *bulbäre Form* ist durch den Ausfall von Hirnnerven und lebenswichtigen Zentren gekennzeichnet: einseitige Gesichtslähmungen, Gaumensegellähmung (die Nahrung kommt während des Essens bzw. Trinkens aus der Nase wieder heraus), Schlucklähmung (Patienten verschlucken sich leicht, Gefahr der Aspiration), Lähmung des Atemzentrums und des Kreislaufzentrums. Dies ist die gefährlichste Verlaufsform.
Die *enzephalitische Form* ist charakterisiert durch Krämpfe, Bewußtlosigkeit und Wahnvorstellungen bei hohem Fieber. Die Verlaufsform ist fast immer gutartig und hinterläßt keine Dauerschäden.

Diagnose: seröse Meningitis. Virusnachweis im Rachenspülwasser. Nachweis des Antikörperanstiegs innerhalb von 14 Tagen.

Komplikationen: Pneumonien, Atelektasen; bei vollständiger Immobilisation, z.B. in der eisernen Lunge, können Nierensteine entstehen.

Prognose: 10% der peripher Gelähmten und 50% der zentral Gelähmten sterben. 50% der Gelähmten behalten mehr oder weniger ausgeprägte Dauerlähmungen. Nur für das 1. Jahr kann man damit rechnen, daß sich die Lähmungen zurückbilden. Die gelähmten Muskeln werden atrophisch, der Umfang der gelähmten Extremität wird geringer und bei ausgedehntem Befall wächst diese Extremität langsamer, als die entsprechende gesunde. Je früher im Kindesalter eine solch ausgedehnte Lähmung eintritt, desto kleiner bleibt die Extremität.

Therapie: symptomatisch eventuell Analgetika oder Antipyretika. Bei Atemlähmung künstliche Beatmung. Ab 2. oder 3. Krankheitswoche physikalische Therapie: Massage, passive und später aktive Bewegungsübungen. Häufig ist eine orthopädische Weiterbehandlung ratsam.

Pflege: sorgfältige Lagerung zur Vermeidung von Kontrakturen und Fehlstellungen (Spitzfuß). Sorgfältige Desinfektion. Das Virus wird mehrere Wochen lang im Stuhl ausgeschieden. Strenge Isolierung ist für mindestens 4 Wochen notwendig.

Prophylaxe: aktive Immunisierung mit lebenden Viren, allgemein bekannt als Schluckimpfung. Ab 6. Lebensmonat möglich, gut verträglich und gut wirksam. Der Impfstoff muß die Polioviren Typ I, II und III enthalten, da keine zuverlässige Kreuzimmunität (s. S. 112) besteht. Eine Auffrischungsimpfung sollte alle 8 Jahre erfolgen.
Immunität: zuverlässig für jeden Typ.
Zur Gruppe der Enteroviren gehören außer den Poliomyelitisviren mehrere Viren (Coxsackie- und ECHO-Viren), die beim Menschen Erkrankungen hervorrufen, deren Ablauf dem der Poliomyelitis sehr ähnlich ist. Die hierbei entstehenden Lähmungen bilden sich stets zurück. Einige Coxsackie-Viren befallen den Herzmuskel oder das Gehirn oder beide und können vor allem im Säuglingsalter anscheinend aus voller Gesundheit zum Tod führen.

Zytomegalie (Speicheldrüsenviruskrankheit)

Infektionsart: durch oralen und/oder genitalen Kontakt und diaplazentar.

Eintrittspforte: Mund- und/oder Genitalschleimhaut bzw. Blutbahn.

Inkubationszeit: unbekannt. Erreger gehört zur Gruppe der Herpes Viren.

Prodormalstadium: fehlt.

Erkrankung: Sie läuft bei Kindern und Erwachsenen stets lokal ab: als Hepatitis, als interstitielle Pneumonie, als chronische Ernährungsstörung, als Lymphadenitis oder Erkrankung der Kopfspeicheldrüsen. – Bei pränataler Infektion sind etwa die Hälfte der Neugeborenen in der Entwicklung zurück; außerdem wird etwa jedes fünfte Neugeborene zu früh oder intrauterin dystroph geboren. Als Folge einer Enzephalitis/Meningitis findet man Chorioretinitis, Mikrozephalie, Krampfanfälle und intrazerebrale Verkalkungen. Weitere Symptome sind Leber- und Milzvergrößerung, hämolytische Anämie ohne Rh-Unverträglichkeit evtl. mit Ikterus, Thrombozytopenie, interstitielle Pneumonie und Lymphknotenvergrößerung. Die Nierenbeteiligung ist durch kein Symptom zu erkennen.

Diagnose: Nachweis des Virus im Urin, im Rachen oder im Mekonium und/oder Nachweis der Riesenzellen (sog. Eulenaugenzellen) in Urin, Speichel oder Liquor.

Im Serum sind die Immunglobuline A und M erhöht. (Diese Untersuchung muß stets bei Verdacht auf jegliche Art von intrauteriner Infektion durchgeführt werden.)

Prognose: Neugeborene mit generalisierter, alle Organe betreffender Erkrankung sterben in wenigen Wochen. Bei den weniger schwer erkrankten Überlebenden bleiben körperliche und psychische Entwicklungsverzögerung und Hör- und Sehfehler.

Therapie: Eine zuverlässige Behandlung ist noch nicht bekannt. Versuche werden unternommen mit neuen Virostatica, Nebennierenrindenhormonen und Antibiotica (zur Vermeidung zusätzlicher, bakterieller Infektionen).

Prophylaxe: Erkrankte Neugeborene sollten isoliert und nicht von schwangeren Schwestern oder Ärztinnen betreut werden, deren Serum keine Antikörper gegen das Zytomegalie-Virus enthält.

Immunität: wahrscheinlich zuverlässig.

2. Infektionskrankheiten durch Bakterien

Bakterien (griechisch: Stäbchen) sind einzellige Lebewesen mit Zellplasma und Zellkern, die sich durch Querteilung vermehren und im Lichtmikroskop gut zu erkennen sind. Einige haben eine Geißel, mit der sie sich fortbewegen können, einige können sich mit einer Kapsel umgeben, einige können Dauerformen bilden: Sporen. Die Sporenbildner heißen Bazillen (lateinisch: Stäbchen), z.B. Tetanus- und Milzbrand-Bazillen.

Die Bakterien werden nach ihrer Form eingeteilt in

- unbewegliche Kugelbakterien (Kokken),
- teils bewegliche, teils unbewegliche Stäbchenbakterien und
- bewegliche Schraubenbakterien (Vibrionen, Spirillen, Spirochäten).

Der Ablauf vieler Infektionen mit Bakterien gleicht sich in folgenden Punkten:

- Es gibt keine fliegenden Infektionen.
- Die Inkubationszeit ist um so kürzer, je massiver die Infektion war.
- Es gibt kein Prodromalstadium mit zweigipfeliger Fieberkurve.
- Die Infektion führt zu Leukozytose und Eiterbildung.
- Die Kinder sind in ihrem Allgemeinbefinden beeinträchtigt, auch bei nicht sehr hohem Fieber.
- Antibiotika sind wirksam.
- Die Infektion hinterläßt keine zuverlässige Immunität.

Der Ablauf der einzelnen Krankheiten wird nach folgendem Schema besprochen: Erreger, Infektionsart, Eintrittspforte, Inkubationszeit, Erkrankung, Diagnose, Komplikationen, Prognose, Therapie, Prophylaxe, Immunität.

Scharlach (Scarlatina)

Erreger: Streptokokken.

Infektionsart: Kontaktinfektion, Schmierinfektion.

Eintrittspforte: Schleimhaut, Hautdefekte.

Inkubationszeit: 1–9 Tage.

Erkrankung: Schluckbeschwerden, Fieber, Kopfschmerzen und gelegentlich Erbrechen. Eitrige Tonsillitis mit Lymphknotenschwellung am Unterkieferwinkel. Der weiche Gaumen ist intensiv gerötet. Die Zunge ist anfangs weiß belegt, später hochrot mit geschwollenen Papillen. Das kleinfleckige Exanthem (Durchmesser der einzelnen Effloreszenz etwa 1 mm) beginnt am Stamm, ist am deutlichsten ausgeprägt in der Leistenbeuge. Die Gegend um den Mund bleibt blaß. (Beim Wundscharlach ist das Exanthem in der Umgebung der eitrig belegten Wunde am intensivsten.) 2 Wochen nach Beginn der Erkrankung stößt die Haut ihre verhornte Oberschicht, vor allem an Händen und Füßen, in großen Lamellen ab.

Diagnose: Nachweis von Streptokokken, Anstieg des Antistreptolysintiters.

Komplikationen: Otitis media (Ohrenschmerzen, Fieber bleibt hoch), eitrige Lymphknotenentzündung eventuell mit Abszedierung, selten: Nephritis (Erythrozyten im Urinsediment), Myokarditis (EKG-Veränderungen) und Arthritis (Gelenkschmerzen), die immer gutartig verlaufen.

Prognose: gut.

Therapie: Penicillin. Weitere Maßnahmen sind kaum notwendig, insbesondere da die Erkrankung seit einigen Jahren sehr leicht verläuft.

Prophylaxe: Desinfektion.

Immunität: nicht absolut zuverlässig.

Erysipel

Erreger: Streptokokken.

Infektionsart: Kontakt- und Schmierinfektion.

Eintrittspforte: Hautdefekte (Verletzungen, Hautkrankheiten).

Inkubationszeit: einige Stunden bis mehrere Tage.

Erkrankung: Es werden vor allem junge Säuglinge und ältere Menschen befallen. Die fiebernden Patienten sind beeinträchtigt. Die entzündete Haut ist hochrot, sehr druckempfindlich und von der gesunden Haut scharf abgegrenzt.

Diagnose: typisches Krankheitsbild.

Komplikation: Übergang zur Phlegmone.

Prognose: gut.

Therapie: Penicillin.

Prophylaxe: Desinfektion. Hochinfektiös. Auch Schwestern können sich bei geringfügigen Hautverletzungen der Hand, z.B. Nagelbett, infizieren.

Immunität: keine.

Keuchhusten (Pertussis)

Erreger: Bordetella pertussis.

Infektionsart: Tröpfcheninfektion beim Anhusten.

Eintrittspforte: Atemwege.

Inkubationszeit: 1–2 Wochen.

Erkrankung: Sie verläuft in 3 Stadien:

1. *katarrhalisches Stadium:* uncharakteristischer Husten bei nur wenig erhöhter Körpertemperatur. Dauer 1–2 Wochen.
2. *Stadium des Krampfhustens* (stadium convulsivum): typische stakkatoartige

Hustenanfälle, die serienweise, nur unterbrochen durch eine stridoröse Inspiration, auftreten können, tags und häufiger noch nachts. Die Kinder strecken oft die Zunge vor, werden im Gesicht rot und eventuell zyanotisch. Bei jungen Säuglingen oder Frühgeborenen wird man an Stelle von Hustenanfällen auf zyanotische Anfälle achten müssen. Sie sind lebensbedrohlich. Die Hustenanfälle entstehen durch eine direkte Reizung des Hustenzentrums durch Toxine der Erreger. (Also nicht, wie bei der Bronchitis, indirekt über eine Reizung des Bronchialepithels.) Das Hustenzentrum gibt den Impuls zum Husten unabhängig von Schlaf- oder Wachzustand und unabhängig von der Atemphase. Die Kinder werden also zum Husten auch noch dann gezwungen, wenn die Exspirationsphase schon zu Ende ist und sie eigentlich einatmen müßten: deshalb werden Kinder gegen Ende eines schweren Hustenanfalls blau. Im Zusammenhang mit den Hustenanfällen müssen viele Kinder erbrechen. (Je jünger Kinder sind, desto eher erbrechen sie bei Husten jeglicher Art.) Die Schwere und die Zahl der Anfälle ist individuell verschieden. Dieses Stadium dauert 2–6 Wochen.

3. *Stadium der Rückbildung* (stadium decrementi): die Hustenanfälle werden seltener und leichter. Dauer 2–4 Wochen.

Diagnose: Erregernachweis, typischer Husten, im Blutbild Leukozytose mit Lymphozytose. $^1/_3$ der Kinder hat kein typisches Blutbild.

Komplikationen: Pneumonie, Otitis media und Enzephalopathie (Krämpfe, Bewußtseinsstörungen, Lähmungen). Bekommt ein Kind kurze Zeit nach einem Keuchhusten einen Virusinfekt der Luftwege, so entsteht der Eindruck, als habe es ein Keuchhustenrezidiv.

Prognose: gut. (Seit einigen Jahren verläuft der Keuchhusten leichter.)

Therapie: ältere Kinder mit unkompliziertem Keuchhusten bedürfen keiner Therapie. Bei jüngeren Kindern, vor allem im Säuglingsalter, ist eine Ampicillin-Behandlung – am besten im Krankenhaus – unerläßlich. Der Hustenanfall kann durch hustenhemmende Medikamente kaum nennenswert beeinflußt werden. Der schwere Anfall kann äußerste Lebensangst bewirken, so daß die beruhigende Nähe eines Menschen, ganz besonders auch in der Nacht, notwendig ist. Eine Sitzwache ist auch bei den apnoischen Anfällen im frühen Säuglingsalter notwendig. Jede Erregung muß vermieden werden. Das Füttern der appetitlosen Kinder kann außerordentlich schwierig sein, eventuell ist eine Sondenernährung notwendig. Im Stadium decrementi ist den Kindern oft mit energischen Worten und geflissentlichem Überhören des Anfalls am besten gedient. Manchen Kindern gelingt es, ihre Mütter über Monate hinaus mit der Imitation von Hustenanfällen zu tyrannisieren.

Prophylaxe: Säuglinge sind besonders gefährdet und müssen von allen hustenden Kindern ferngehalten werden. Ist ein ungeimpfter Säugling von einem Keuchhustenkranken infiziert (angehustet) worden, so sollte er 10 Tage lang mit Ampicillin behandelt werden. Aktive Immunisierung mit abgetöteten Keuchhustenerregern innerhalb der ersten 2 Lebensjahre mit 3 Injektionen im Abstand von jeweils 4–6 Wochen und einer 4. ein Jahr nach der 3. ist möglich. Der Schutz dauert etwa 3–5 Jahre, ist aber nicht absolut zuverlässig. Sollte ein geimpftes Kind innerhalb dieser Frist Keuchhusten bekommen, so verläuft die Erkrankung leichter. Eine Impfung nach dem 2. Lebensjahr ist nicht notwendig und wegen der höheren Komplikationsrate nicht empfehlenswert.

Immunität: nicht absolut zuverlässig.

Diphtherie

Erreger: Diphtherie-Bazillen, die ein Exotoxin bilden.

Infektionsart: Tröpfcheninfektion, indirekte Schmierinfektion.

Eintrittspforte: Nasen-Rachen-Raum, Hautdefekte.

Inkubationszeit: 3–5 Tage.

Erkrankung: je nach Lokalisation:

Nasendiphtherie: Erkrankung der Säuglinge, die am blutigen Schnupfen zu erkennen ist. Die Säuglinge wirken nicht krank.

Haut- und Schleimhautdiphtherie: sie kann an nässenden Hautbezirken (z. B. hinter dem Ohr, Leistenbeuge), an Hautdefekten (Nabelwunden) oder an Schleimhäuten (Vagina, Konjunktiva) entstehen. Stets bilden sich gleichartige grauweiße, fest haftende, dicke Beläge. Stets ist die Umgebung durch die Entzündung gerötet und geschwollen. Das Allgemeinbefinden ist meist wenig beeinträchtigt.

Tonsillendiphtherie: Auf den geröteten Tonsillen bilden sich grau-weiße, meist dicke Beläge, die sich auf den weichen Gaumen ausdehnen können. Die membranartigen Beläge haften fest, beim Versuch, sie abzuheben, blutet es. Unter diesen Belägen vermehren sich die Diphtherie-Bazillen und geben das Exotoxin an das Gewebe ab. Die regionalen Lymphknoten sind druckschmerzhaft geschwollen.

Kehlkopfdiphtherie („echter Krupp" im Gegensatz zum virusbedingten „Pseudokrupp"): Diese Form ist deshalb so gefährlich, weil das Lumen des Kehlkopfes nicht nur durch die entzündliche Schwellung, sondern auch durch die Membranen eingeengt ist. Wegen der schwer veränderten Stimmbänder ist die Stimme heiser oder tonlos. Der inspiratorische Stridor und der trocken bellende Husten hören sich genau wie beim Pseudokrupp an. Unter zunehmender Atemnot werden die Kinder blaß – zyanotisch und ohne Tracheotomie bzw. Intubation würden viele Kinder ersticken. Bei der Tracheotomie sieht man häufig, daß auch die Trachea von diphtherischen Belägen ausgekleidet ist. Diese Beläge lösen sich nach einiger Zeit, eventuell als Ganzes, und werden dann durch die Trachealkanüle ausgehustet bzw. abgesaugt.

Die toxische oder maligne Diphtherie: Durch den sich ausdehnenden Befall des gesamten Rachenraumes, eventuell auch des oberen Bronchialbaumes, wird von den sich rasch vermehrenden Erregern eine sehr große Menge Toxin gebildet. Zu den bei der Tonsillen- und Kehlkopfdiphtherie beschriebenen, nun noch verstärkten Erscheinungen kommen als Zeichen der Toxineinwirkung: schwerer Kreislaufkollaps und Herzversagen. Der Puls ist kaum zu tasten, sehr frequent und häufig unregelmäßig als Folge einer Myokarditis.

Diagnose: Nachweis der Erreger. Krankheitsbild.

Komplikationen: Myokarditis (EKG-Veränderungen), Nierenschädigung (Albuminurie), Lähmungen: Augenmuskellähmung (Schielen), Gaumensegellähmung (gerade Geschlucktes kommt zur Nase wieder heraus), Schlucklähmung (Kinder verschlucken sich am eigenen Speichel), Extremitätenlähmungen.

Prognose: nur bei frühzeitig einsetzender Therapie gut.

Therapie: Antitoxin so früh wie möglich, auch wenn nur *Verdacht* besteht. Gegen die Erreger ist Penicillin notwendig. Bettruhe ist wegen der möglichen Herzbeteiligung notwendig. Häufige Beobachtung der meist ängstlichen Kinder, beruhigender Zuspruch, häufig kleine Mahlzeiten mit Wunschkost (vorwiegend Säfte und Brei). Bei Myokarditis muß das Kind digitalisiert werden. Bei zunehmendem Krupp und spätestens bei beginnender Zyanose muß intubiert oder tracheotomiert werden.

Prophylaxe: Sind z.B. in Heimen mehrere nicht geimpfte Kinder infiziert worden so sollten sie mit Antitoxin passiv immunisiert werden. Der Schutz hält etwa 2 Wochen Gleichzeitig kann an anderer Körperstelle mit Toxoid aktiv immunisiert werden Bereits geimpfte – also aktiv immunisierte Heimkinder erhalten nur eine Auffrisch impfung mit Toxoid-Impfstoff.
Die aktive Immunisierung kann ab 3. Lebensmonat durchgeführt werden. Es wird entgiftetes Toxin = Toxoid injiziert. 4–6 Wochen nach der 1. Injektion ist die 2. Injektion notwendig und 12–15 Monate nach der 2. Injektion eine 3. Auffrisch-Impfung. Die letzte Auffrischung sollte um das 6. Lebensjahr erfolgen. Es ist üblich und zweckmäßig, die Diphtherieimpfung bis zum 6. Lebensjahr mit der Tetanusschutzimpfung zu kombinieren.

Immunität: nicht absolut zuverlässig.

Tetanus

Erreger: Tetanus-Bazillen, die ein Exotoxin bilden. Sie können sich nur vermehren und Toxin bilden, wenn sie mehr oder weniger tief in den Körper eingedrungen sind, z.B. durch eine Stichverletzung (Dorn, Holzsplitter), denn sie sind Anaërobier, d.h. sie können nur in sauerstoff-freiem Milieu leben. Das von ihnen produzierte Gift, das Exotoxin, gelangt über die Lymph- und Blutbahn sehr schnell zum zentralen Nervensystem.

Infektionsart: direkte oder indirekte Übertragung aus der Erde.

Eintrittspforte: Hautdefekt (Verletzung, Verbrennung), beim Neugeborenen auch Nabel.

Inkubationszeit: 4 Tage bis 4 Wochen (je mehr Gift, desto kürzer die Inkubationszeit, desto schwerer der Verlauf).

Erkrankung: Die ersten Krankheitszeichen sind: Kopfschmerzen, Schweißausbruch, Unruhe und Reizbarkeit. Sehr bald wird die Kaumuskulatur steif (Trismus), später die Rückenmuskulatur (Opisthotonushaltung) und die Extremitätenmuskulatur. Die geringsten Reize, wie das etwas laute Schließen einer Tür oder das Anknipsen des Lichtes oder auch Berührung des Patienten führen zu schweren tonischen, äußerst schmerzhaften Streckkrämpfen bei klarem Bewußtsein. Wenn die Atem- und Kehlkopfmuskulatur betroffen ist, besteht Lebensgefahr. – Bei der Nabelinfektion des Neugeborenen hindert der Trismus und die dabei vorgeschobenen Lippen (Karpfenmund) jegliches Trinken. Allgemeine Streckkrämpfe mit Zyanose führen fast immer zum Tod (80 bis 90%).

Diagnose: typisches Krankheitsbild (Streckkrämpfe nach Verletzung).

Komplikationen: Pneumonien, Aspiration, Atelektase und durch den starken Muskelzug: Luxationen und Frakturen.

Prognose: Je kürzer die Inkubationszeit, desto schlechter die Prognose. Von 100 Erkrankten sterben 30–50. In der Bundesrepublik Deutschland sterben jährlich etwa 200 Menschen.

Therapie: So rasch wie möglich menschliches Antitoxin spritzen. Die gleichzeitige Toxoidinjektion regt den Organismus zu rascherer Antikörperbildung an. Wegen der lebensbedrohlichen Krämpfe ist eine sofortige Tracheotomie oder Intubation und die Behandlung mit Relaxantien (Curare) erforderlich. Eine ständige Überwachung des in ruhigem, etwas verdunkelten Einzelzimmer liegenden Patienten ist unerläßlich, um zu beobachten, ob die Trachealkanüle oder der Tubus frei bleiben, ob Stuhl und Urin entleert werden können und ob die Hornhaut des Auges weiter durch Lidschlag benetzt wird. Bei Dauerbehandlung mit Relaxantien ist Augenpflege notwendig. Die Nahrung kann in schweren Fällen nur per Sonde gegeben werden. Eine höhere Kalorien- und Wasserzufuhr ist wegen der erheblich gesteigerten Muskelleistung erforderlich. Eventuell Wunde chirurgisch exzidieren, damit nicht länger Bazillengift gebildet werden kann. Diese Maßnahme kommt eigentlich immer zu spät; sie ist deshalb umstritten.

Prophylaxe: Nach einer möglichen Infektion wird menschliches Antitoxin (passive Immunisierung) in Kombination mit Toxoid (aktive Immunisierung) gespritzt. Die Toxoidinjektion muß nach 4 Wochen wiederholt werden.
Da eine Tetanusinfektion bei einem aktiv Immunisierten praktisch unmöglich ist, sollte jeder Mensch mit Toxoid, dem entgifteten Toxin der Tetanus-Bazillen, geimpft werden. Die Impfung ist stets gut verträglich und ab 3. Lebensmonat möglich. Die Impfung muß nach 4–6 Wochen wiederholt werden. Sie wird im allgemeinen mit Diphtherie-Toxoid kombiniert. Es empfiehlt sich, die kombinierte Impfung 1 Jahr nach der 2. Impfung und mit 6 Jahren zu wiederholen. Die Impfung schützt nur für 10 Jahre. Auch Erwachsene sollten sich alle 10 Jahre wieder impfen lassen.

Immunität: entsteht nicht nach der Erkrankung (die Giftmenge reicht wohl zur Erkrankung, nicht aber zur Immunisierung aus), wohl aber für einige Jahre nach der Impfung.

Typhus

Erreger: Salmonella typhi.

Infektionsart: Indirekte orale Infektion (vor allem über Nahrungsmittel), direkte Infektion durch Kranke ist selten.

Eintrittspforte: Magen-Darm-Kanal.

Inkubationszeit: 3 Tage bis 3 Wochen (je massiver die Infektion, desto kürzer die Inkubationszeit).

Erkrankung: Je jünger das Kind, desto eher verlaufen Salmonellen-Infektionen als uncharakteristische mehr oder weniger fieberhafte Enteritis. Häufig fehlt sogar die Enteritis. Die wechselnden Temperaturen, mangelhafter Appetit, allgemeine Unlust, eventuell auch Kopfschmerzen können der einzige Hinweis sein. Bei älteren Kindern kommen Krankheitsverläufe, wie sie bei Erwachsenen typisch sind, gelegentlich vor:
1. Woche: Kopfschmerzen, Benommenheit und hohes Fieber (der Patient sieht wie durch einen Nebel [griechisch typhos]). Der Puls ist im Verhältnis zur Höhe des Fiebers langsam.
2. Woche: Durchfälle, oft blutig; Roseolen, etwa linsengroße rosa Fleckchen, vor allem auf der Haut von Bauch und Brust; dicke belegte Zunge mit Ausnahme der Zungenspitze; vergrößerte Milz.
3. Woche: langsame Besserung.

Diagnose: Erreger-Nachweis, in der 1. Woche aus dem Blut, in der 2. Woche aus Stuhl und Urin. Von der 2. Woche an wird die Widalsche Reaktion im Blut positiv.

Komplikationen: Die Geschwüre im lymphatischen Gewebe des Dünndarms können die Darmwand zerstören und zur Dünndarmperforation und Peritonitis führen. Speziell im Säuglingsalter gelangen die Salmonellen auf dem Blutweg zu den Hirnhäuten (Meningitis), zum Mittelohr (Otitis media) und zum Knochen (Osteomyelitis).

Prognose: gut, wenn frühzeitig behandelt wird.

Therapie: Chloramphenicol oder Bactrim® bzw. Eusaprim®, Diät, Bettruhe, Mundpflege.

Prophylaxe: Strenge Isolierung im Krankenhaus. Dauerausscheider müssen mit hohen Dosen Ampicillin behandelt werden. Sollte die Behandlung erfolglos sein, so ist eine ständige Überwachung durch das Gesundheitsamt notwendig. Eine aktive Immunisierung durch Injektion und oral (Typhoral®) ist möglich, jedoch nicht absolut zuverlässig.

Immunität: nicht absolut sicher.

Paratyphus

Diese Erkrankung verläuft im Kindesalter nicht wesentlich anders als der Typhus. Sie wird verursacht durch Salmonellen der Gruppe A, B und C. Werden Erwachsene infiziert – meist durch Lebensmittel – verläuft die Krankheit leichter als die Typhuserkrankung. Eine antibiotische Behandlung ist nicht indiziert.

Ruhr, Dysenterie

Erreger: Shigellen.

Infektionsart: indirekte orale Infektion (Stuhl von Erkrankten, Fliegen, Nahrungsmittel).

Eintrittspforte: Magen-Darm-Kanal.

Inkubationszeit: 1–7 Tage.

Erkrankung: akuter Beginn mit Fieber, Bauchschmerzen, schmerzhafter Darmentleerung und häufigen blutig-schleimigen, gelegentlich eitrigen, fade riechenden Stühlen. (Die Beimengung von Schleim weist auf Erkrankung des Dickdarms hin.)

Diagnose: Erregernachweis aus dem Stuhl, am schnellsten durch Rektalabstrich.

Komplikationen: Bei Säuglingen entsteht durch den großen Wasser- und Elektrolytverlust mit den Stühlen leicht eine Toxikose.

Prognose: gut.

Therapie: Bactrim® bzw. Eusaprim®; Diät, reichlich Flüssigkeit, bei Säuglingen intravenöse Infusionen.

Prophylaxe: strenge Isolierung. Immunisierung ist nicht möglich.

Immunität: unzuverlässig.

Enteritis durch pathogene Koli, Koli-Dyspepsie

(siehe auch S. 85)

Erreger: pathogene Koli, z. B. O_{55}, O_{86}, O_{111}.

Infektionsart: orale Infektion (Schmierinfektion von kranken Säuglingen und gesunden, oft erwachsenen Keimträgern).

Eintrittspforte: Magen-Darm-Kanal.

Inkubationszeit: 5–10 Tage.

Erkrankung: Betroffen werden Säuglinge bis zum 9. Lebensmonat, selten bis zum 12. Lebensmonat. Es entwickelt sich das Krankheitsbild der akuten Ernährungsstörung (Dyspepsie, Toxikose). Gelegentlich findet man im wäßrigen Stuhl mehr oder weniger Blut. Innerhalb von Stunden können die Säuglinge alle Zeichen der Exsikkose und Azidose bieten.

Diagnose: Nachweis der Erreger aus dem Stuhl.

Komplikationen: Zerebrale Schäden durch Toxikose.

Prognose: gut.

Therapie: Colistin oder Neomycin und Diät.

Prophylaxe: strenge Isolierung. Peinliche Sauberkeit. Kann durch das Pflegepersonal leicht auf der ganzen Säuglingsstation verbreitet werden.

Immunität: zuverlässig für jeden einzelnen Stamm. Es besteht keine Kreuzimmunität.

Gonorrhoe im Kindesalter

Erreger: Gonokokken.

Infektionsart: Schmier- und Kontaktinfektion (meist von der erkrankten Mutter übertragen).

Eintrittspforte: Hautdefekte, Schleimhaut (bei Kindern Augenbindehaut und äußere Genitalien).

Erkrankung (sie ist äußerst selten geworden): Die eitrige Bindehautentzündung entsteht meist kurz nach der Geburt, wenn die Mutter eine unbehandelte Gonorrhoe hat. Die Vulvovaginitis beginnt mit Brennen beim Wasserlassen. Charakteristisch ist grünlich-gelblicher Ausfluß. Die Infektion breitet sich nicht auf die inneren Genitalien aus.

Diagnose: Erregernachweis.

Komplikationen: Bei Bindehautentzündung Zerstörung der Hornhaut und Erblindung. Bei der Vulvovaginitis sehr selten Gonokokkensepsis.

Prognose: gut.

Therapie: Penicillin. Bei Vulvovaginitis: Sitzbäder.

Prophylaxe: Credésche Prophylaxe: 1 Tropfen 1%ige Argentum-nitricum-Lösung in jedes Auge. Isolierung. Pflege mit Gummihandschuhen. Bei Vulvovaginitis Kinder nur im Sitzen baden, Hemd nicht über den Kopf ziehen, damit nicht versehentlich Eiter aus der Vulva in die Augen verschmiert wird.

Immunität: unzuverlässig.

Lues connata (angeborene Syphilis)

Erreger: Treponema pallida.

Infektionsart: diaplazentar hämatogen (frühestens im 5. Schwangerschaftsmonat; bei Infektion der Mutter in den letzten 6 Wochen der Schwangerschaft kann das Kind gesund bleiben).

Eintrittspforte: Blutbahn (Treponemensepsis).

Inkubationszeit: fehlt.

Erkrankung: ihre Manifestation ist unterschiedlich

- im Säuglingsalter,
- im Kleinkindesalter,
- im Schulalter.

Beim Neugeborenen findet man Zeichen der Beteiligung vieler Organe, häufig Leber, Milz, seltener Myokard, Nieren, Lungen, Gehirn. Hinweise sind blutig-eitriger Schnupfen und mit Eiter gefüllte Blasen am ganzen Körper, vorwiegend an Handteller und Fußsohlen. Die Blasen des syphilitischen Pemphigus sind etwa 0,5–3 cm im Durchmesser groß und genau wie das Sekret aus der Nase hochinfektiös. Erst nach Ablauf der Neugeborenenperiode entstehen die charakteristischen Rhagaden an Mund und Anus, die Anämie, die Nagelbettentzündungen, vielfältige Hauterscheinungen und die Knochenveränderungen (Periostitis, Osteochondritis, Osteomyelitis).
Im Kleinkindesalter können erneut Hautveränderungen auftreten, die als Rezidiv der unbehandelten oder unvollständig behandelten Lues connata aufzufassen sind. Außer diesen Hautveränderungen entstehen vor allem zwischen dem 2.–4. Lebensjahr im Genital- und Analbereich, gelegentlich auch an anderen Körperstellen nässende, breit aufsitzende Knötchen, die breiten Kondylome (condylomata lata).
Im Schulalter können erneut Rezidive auftreten. Es kann aber auch die angeborene Lues zum erstenmal verzögert (lat. tardus) auftreten: *Lues tarda.*
Ihre Kennzeichen sind: tonnenförmige Deformierung der bleibenden Schneidezähne, Innenohrschwerhörigkeit, Hornhautveränderungen der Augen mit mehr oder weniger starker Einschränkung des Sehvermögens, Auftreibung von Gelenken und Knochen (Tibia), Gummen und Schäden des zentralen Nervensystems, entsprechend den Veränderungen bei der tertiären Lues der Erwachsenen.

Diagnose: Erregernachweis aus dem Sekret der Haut- und Schleimhautveränderungen. Positiver Ausfall der Seroreaktionen (Wassermann-Reaktion, Cardiolipin-Reaktion, Pallida-Reaktion, Nelson Test, Meinicke Klärungsreaktion = MKR II). Die Antikörper für diese Reaktionen mit Ausnahme der MKR II werden diaplazentar von der kranken Mutter übertragen. Ihr positiver Ausfall bedeutet nicht, daß das Neugeborene an Lues erkrankt ist. Neuerdings verwendet man zunehmend den Nachweis treponemenspezifischer IgM-Antikörper. Da IgM nicht die Plazenta durchdringen kann, können diese Antikörper nur vom Kind gebildet sein.

Komplikationen: als solche kann man alle Formen der Lues auffassen, die wegen zu spät begonnener Therapie entstanden sind.

Prognose: gut, bei frühzeitiger Behandlung.

Therapie: Penicillin in mehreren Kuren.
(Wird eine floride Lues vom 1. Tage an mit einer üblichen Dosis Penicillin behandelt, so kann als Folge des plötzlichen Zerfalls sehr vieler Treponemen die *Herxheimersche Reaktion* auftreten. Möglicherweise ist es das Freiwerden der Endotoxine, auf das der menschliche Organismus – gleich welchen Alters – mit hohem Fieber und einer Verstärkung der luischen Erscheinungen reagiert. Diese Reaktion kann lebensbedrohlich werden. Sie ist durch sehr niedrige Penicillindosen zu vermeiden: am 1. Tag 1000 E, am 2. Tag 10000 E, am 3. Tag 100000 E wasserlöslichen Penicillins intramuskulär. Dann erst beginnt die eigentliche 10tägige Kur).

Prophylaxe: Bei jeder Schwangeren sollte im 4. und 7. Schwangerschaftsmonat die Wassermannsche Reaktion kontrolliert werden. Bei einer unbehandelten Lues sind 3 Kuren während der Schwangerschaft erforderlich, bei behandelter Lues 2 Kuren, die erste im 4., die zweite im 7. oder 8. Schwangerschaftsmonat. So ist es fast immer möglich, die Kinder vor einer Erkrankung zu bewahren. Eine Sicherheitskur beim Neugeborenen kann angeschlossen werden.
Immunität: unzuverlässig.

Tuberkulose im Kindesalter

Erreger: Tuberkelbakterien: typus humanus, typus bovinus (säurefeste Stäbchen).
Infektionsart: Tröpfcheninfektion von Lungenkranken, meist typus humanus, und von Kranken mit Manifestation in der Mundhöhle, oft typus bovinus.
Orale Infektion (Fütterungstuberkulose).
Kontaktinfektion (sehr selten).
Eintrittspforte: Lunge, Mundhöhle, Magen-Darm-Kanal, Hautdefekte.
Inkubationszeit: 3–6 Wochen.
Erkrankung: Sie beginnt meist uncharakteristisch und wird oft erst nach einem Virusinfekt bemerkt, wenn das Fieber nicht zur Norm absinkt. Die Kinder sind weniger leistungsfähig und appetitlos. „Nachtschweiß" ist ein unzuverlässiges Zeichen. Er weist nur dann auf eine tuberkulöse Erkrankung hin, wenn er gegen 4–5 Uhr morgens, mit Absinken der etwas erhöhten Körpertemperatur, auftritt. Das Erythema nodosum, bläulich-rötliche, druckempfindliche, münzenförmige Gewebsverdichtungen an Unterschenkeln, eventuell auch an Unterarmen, kann erstes Zeichen einer beginnenden Tuberkulose sein (kommt öfter als Vorläufer des rheumatischen Fiebers und anderer Krankheiten vor).
Seitdem die Kuhmilch und ihre Produkte praktisch frei von Tuberkulose-Bakterien sind, kommt die Fütterungstuberkulose nur noch selten vor.
Die Erstinfektion kann weitaus am häufigsten die Lunge befallen, aber auch den Rachenraum, den unteren Dünndarm oder sehr selten die Haut und die Schleimhaut. In jedem Fall werden die Erreger mit dem Lymphstrom zu dem für das befallene Gewebe zuständigen Lymphknoten transportiert. Es entsteht aus Primärherd und Lymphknotenbeteiligung der Primärkomplex. Die Infektion des Lymphknotens führt zu einer meist schmerzlosen Schwellung, die sich entweder im Laufe von Monaten bis Jahren mit oder ohne Verkalkung zurückbildet oder aber bei fortschreitender Einschmelzung zur Perforation führt.
Ausbreitungsmöglichkeiten von abszedierten Lymphknoten oder selten vom Primärherd bestehen:

lymphogen,
hämatogen,
kanalikulär.

Lymphogene Aussaat: Die Erreger befallen benachbarte Lymphknoten bzw. benachbartes Gewebe.
Hämatogene Aussaat: die Erreger werden mit dem Lymphstrom über den ductus thoracicus (Milchbrustgang) in die Blutbahn geschwemmt oder sie zerstören während der Abszedierung die Wand eines Blutgefäßes und gelangen auf diese Weise in die Blutbahn. Es entsteht die tuberkulöse Sepsis, die Miliartuberkulose, hirsekorngroße Herde (milium = Hirsekorn). Je nach Abwehrlage kann bei unbehandelten Patienten die

Organtuberkulose entstehen (Lunge, Hirn und Hirnhäute, Leber, Milz, Nieren, Knochen).

Kanalikuläre Aussaat: nach Zerstörung der Bronchialwand entleert der perforierende Lymphknoten seinen tuberkulösen Eiter in den Bronchus. Durch Husten wird der Eiter im ganzen Bronchialbaum verteilt, zum Kehlkopf und über die Mundhöhle in den Magen-Darm-Kanal verschleppt.

Je nach Lokalisation unterscheidet man beim Kind:

- *Lungentuberkulose,* verschiedene Formen, entstanden durch einen Primärherd in der Lunge, oder nach lymphogener, hämatogener oder kanalikulärer Aussaat, davon sehr häufig die Hiluslymphknoten-Tuberkulose.
- *Halslymphknoten-Tuberkulose,* entstanden durch einen Primärherd oder nach hämatogener Aussaat in Rachen und Mundhöhle.
- *Bauchtuberkulose,* entstanden durch einen Primärherd im unteren Dünndarm oder nach hämatogener Aussaat.
- *Hauttuberkulose und Schleimhauttuberkulose,* entstanden durch einen Primärherd in der Haut bzw. Schleimhaut oder nach hämatogener Aussaat.
- *Urogenitaltuberkulose,* entstanden nach hämatogener Aussaat.
- *Knochen- und Gelenktuberkulose,* entstanden nach hämatogener Aussaat (vor allem sind betroffen Wirbelsäule, Hüft- und Kniegelenk).
- *Hirnhauttuberkulose,* entstanden nach hämatogener Aussaat meist bei Säuglingen und Kleinkindern.

Die Tuberkulose ist unabhängig von ihrer Lokalisation und unabhängig von ihrem Stadium (Primär-Tuberkulose oder Stadium nach lymphogener, hämatogener oder kanalikulärer Aussaat) heimtückisch durch ihren schleichenden, chronischen Verlauf, bei dem dramatische Symptome erst nach Wochen und Monaten auftreten können. Bei der tuberkulösen Meningitis vergehen oft 2–3 Wochen uncharakteristischer Zeichen wie Appetitlosigkeit, gelegentlich Erbrechen, Kopfschmerzen, längeres Schlafbedürfnis und Wesensänderung, ehe Fieber, Berührungsempfindlichkeit, gelegentlich auch Lähmungen auf die Erkrankung der Hirnhäute hinweisen.

Diagnose: Krankheitsbild
Erregernachweis
Tuberkulindiagnostik
Röntgendiagnostik

Der Erregernachweis geschieht aus dem tuberkulösen Eiter auf Nährböden und durch den Tierversuch. Da man bei Kindern kein Sputum gewinnen kann – es wird nicht ausgespuckt, sondern hinuntergeschluckt –, ist Untersuchung des Magenspülwassers bei Lungentuberkulose notwendig. Bei der Meningitis gelingt es oft, im „Spinnwebsgerinnsel", dem geronnenen Eiweiß im Liquor, Tuberkelbazillen nachzuweisen.

Positiver Ausfall der Tuberkulinprobe bei Ungeimpften.

Positiver Ausfall der Tuberkulinprobe Stärke 0,01–0,1 bei Geimpften.

Die Tuberkulindiagnostik ist im Kindesalter unerläßlich! Sie zeigt an, ob sich der menschliche Organismus bereits mit Tuberkulosebakterien auseinandergesetzt und Abwehrstoffe gebildet hat. Die Tuberkulinprobe wird innerhalb von 3 bis 6 Wochen, bei jungen Säuglingen innerhalb von 12 Wochen nach Infektion positiv. Die Zeit bis zum Positivwerden der Tuberkulinprobe entspricht der Inkubationszeit. Dabei ist es gleichgültig, ob der Mensch mit frischen „wilden" Tuberkulosebakterien oder mit Impf-Tuberkulose-Bakterien (BCG) infiziert wird.

Tuberkulin besteht aus abgetöteten Tuberkulosebakterien und dem Nährboden, auf dem sie vorher gewachsen waren. Konzentriert steht es als Salbe (z. B. Hamburger forte) oder gereinigt zur intrakutanen Injektion zur Verfügung.
Perkutane Pflasterprobe: eine gut stecknadelkopfgroße Menge Salbe wird mit einem speziellen Pflaster auf der Brusthaut fixiert, nach 48 Stunden wieder entfernt und am folgenden Tag abgelesen. Die Probe ist positiv, wenn sich 3 oder 4 kleine Knötchen gebildet haben.
Intrakutane Tuberkulinprobe (Mendel-Mantoux): 0,1 ml einer Tuberkulinverdünnung wird streng *intrakutan* injiziert (nicht unter die Haut). Die Probe ist positiv, wenn nach 48–72 Stunden eine Infiltration und Rötung von etwa 6 mm im Durchmesser entstanden sind.
Praktisches Vorgehen:

- 1. Probe: perkutane Probe (entspricht etwa der Intrakutanprobe Stärke 1)

falls negativ

- 2. Probe: Mendel-Mantoux Stärke 10

falls negativ

- 3. Probe: Mendel-Mantoux Stärke 100

ist auch diese Probe negativ, so hat der Patient mit größter Wahrscheinlichkeit keine Tuberkulose. Sicherheitshalber kann angeschlossen werden eine

- 4. Probe: Mendel-Mantoux Stärke 1000

Ist es sehr wahrscheinlich, z. B. aus epidemiologischen Gründen, daß eine Tuberkuloseinfektion stattgefunden hat, so beginnt man am besten mit einer Tuberkulinverdünnung von Stärke 0,01 oder Stärke 0,1. Fallen diese Proben positiv aus, so hat der Patient mit Sicherheit eine aktive Tuberkulose. Die Verdünnungsreihe muß eingehalten werden, da ein Patient mit aktiver Tuberkulose auf eine Tuberkulinprobe Stärke 100 mit Gewebszerstörung in der Umgebung der Injektion und massiver Schwellung z. B. des ganzen Unterarmes reagieren kann.

Die Röntgendiagnostik spielt bei vielen Formen der Tuberkulose eine wichtige Rolle.

Komplikationen: als solche kann man alle Formen von Tuberkulose auffassen, die entstanden sind, weil die Therapie nicht frühzeitig einsetzen konnte.

Prognose: abhängig vom Zeitpunkt der Infektion
(sie ist schlechter innerhalb der ersten 4 Lebensjahre und in der Pubertät),
von der Dauer der Erkrankung und
vom Beginn der Therapie.

Therapie: Medikamentös (z. B. *I*so*n*ikotinsäure*h*ydrazid = INH, Ethambutol, Rifampicin, Streptomycin und *P*ar*a*amino*s*alizylsäure = PAS)
Ruhe- und Liegekuren am besten in Heilstätten für Tuberkulosekranke, mit Spielmöglichkeit und Schulunterricht, je nach Alter des Patienten und Schwere der Erkrankung. In bestimmten Fällen sind Operationen erforderlich (z. B. Lungenlappenresektion oder Ausräumung tuberkulöser Knochenherde).

Prophylaxe:

Expositionsprophylaxe
Alle Erwachsenen, die auf Grund ihres Berufes ständig Kontakt mit Kindern haben, müssen einmal im Jahr durch eine Röntgenaufnahme der Lunge kontrolliert werden. Die Umgebungsuntersuchungen bei einer Neuerkrankung soll die mögliche Infektionsquelle ermitteln. Alte, dauerhaft hustende Männer sind als Infektionsquelle sehr verdächtig. Diese Maßnahmen sind notwendig, um zu verhindern, daß aus einer Quelle mehrere Menschen infiziert werden.
Dispositionsprophylaxe: BCG-Schutzimpfung.
Besonders gefährdet sind Kinder in den ersten 3–4 Lebensjahren und in der Pubertät. Die Primärtuberkulose in den ersten Schuljahren wird oft unbemerkt überstanden. Es ist deshalb besonders wichtig, den neugeborenen Säugling und die 9–10jährigen,

falls die Tuberkulinprobe wieder negativ geworden ist, mit BCG aktiv zu immunisieren. Als Folge der intrakutanen Injektion des Impfstoffes entsteht ein kleines Geschwür an der Injektionsstelle unterhalb des Darmbeinkammes mit einer mehr oder weniger deutlichen Schwellung des inguinalen Lymphknotens (Primärkomplex). 8 bis 12 Wochen nach der Impfung ist eine Narbe entstanden und die Tuberkulinprobe fällt – abgesehen von seltenen Ausnahmen – positiv aus: der Impfschutz hat begonnen. Er dauert etwa 5–10 Jahre.

Immunität: unzuverlässig, denn eine massive Infektion kann trotz positiver Tuberkulinprobe eine Krankheit verursachen. Die Immunität endet nach vollständiger Ausheilung der Erkrankung. Ist die Tuberkulinprobe wieder negativ geworden, so verläuft jede Infektion wieder wie eine Primärtuberkulose.

Listeriose

Erreger: Listeria monocytogenes.

Infektionsart: Direkter Kontakt und Schmierinfektion von Tier (in Deutschland vorwiegend Schafe) zu Mensch und diaplazentar.

Eintrittspforte: Mundhöhle, Hautdefekte (Pflegepersonen!).

Inkubationszeit: unbekannt.

Erkrankung: die Infektion ist vor allem bedeutungsvoll für werdende Mütter, weil die Erreger über die Plazenta den Fetus infizieren (s. Fetopathien S. 18). Die Erkrankung der Mutter kann symptomlos oder symptomarm (mäßiges Fieber, Harnwegsinfekt) verlaufen. Sie kann aber dennoch zu Frühgeburt und lebensgefährlichen Schäden beim Neugeborenen führen.

Die Neugeborenen fallen auf durch
- Atemstörungen,
- Krämpfe,
- Ikterus (durch Sepsis) und
- miliare (hirsekorngroße) Granulome (Knötchen) in der Haut.

Bei der Lumbalpunktion findet man oft eine eitrige Meningitis.

Diagnose: Erregernachweis aus Liquor und Mekonium (normalerweise steril), Komplementbindungsreaktion im Blut.

Prognose: bei intrauteriner Infektion schlecht, da die Krankheit schon weit fortgeschritten sein kann. Durch rechtzeitige Therapie kann etwa $^1/_3$ der Kinder vor dem fast sicheren Tod bewahrt werden. Heilung mit bleibendem Zerebralschaden ist nicht selten.

Therapie: Ampicillin.

Prophylaxe: strenge Isolierung von anderen Neu- und Frühgeborenen. Pflege mit Gummihandschuhen (auch Schwestern können sich über kleine Hautdefekte infizieren).

Immunität: unbekannt.

Meningitis

Erreger: *Bakterien* (Meningokokken, Pneumokokken, Haemophilus influencae, Koli, selten Staphylokokken, Streptokokken, Enterokokken, Pyocyaneus und Listeria monocytogenes).

Viren (Mumps, Poliomyelitis, Coxsackie, ECHO, Herpes usw.).

Infektionsart: Tröpfcheninfektion.
Durchwanderung bei Schädelosteomyelitis, offener Schädelverletzung oder Schädelbasisfraktur (Staphylokokken).

Eintrittspforte: Nasen-Rachen-Raum (hämatogen zu den Hirnhäuten).

Inkubationszeit: unterschiedlich.

Erkrankung: Man unterscheidet eitrige Meningitis – durch Bakterien bedingt – von seröser Meningitis – durch Viren bedingt. **Ausnahme:** Die bakteriellen Erreger der Tuberkulose und der Lues verursachen eine seröse Meningitis.
Die Kinder erkranken meist plötzlich mit

- Fieber,
- Kopfschmerzen,
- Erbrechen.

Es können bald folgen

- Benommenheit,
- Opisthotonushaltung,
- Krämpfe.

Bei Säuglingen fallen außerdem auf:

- vorgewölbte Fontanelle,
- Nahrungsverweigerung,
- Berührungsempfindlichkeit,
- schrilles Schreien.

Bei der Untersuchung des Kindes wird die Nackensteifigkeit als wichtiges Zeichen bei Meningitis geprüft:

- im Liegen durch Anheben und Beugung des Kopfes,
- im Sitzen durch Vorwärtsneigen von Thorax und Kopf.

Ist eines von beiden oder beides unmöglich, so ist das Kind nackensteif.

Ausnahme: Nackensteifigkeit fehlt oft bei jungen Säuglingen! Die eitrige Meningitis verläuft meist stürmischer und weniger gutartig als die seröse Meningitis.

Diagnose einer *Bakterien-Meningitis:*
Lumbalpunktion: Liquor fast immer eitrig (Zellzahl meist über 10000), bei Tuberkulose und Lues unter 1000. Der Eiweißgehalt ist stark vermehrt (Pandy-Reaktion positiv), bei Tuberkulose Liquorzucker stark vermindert.

Erregernachweis aus dem Liquor

- durch Gramfärbung des Sediments (zur raschen, groben Orientierung).
- durch Kultur (der Liquor sollte möglichst schnell und 37 Grad warm zur Bakteriologie gebracht werden und dort sofort verarbeitet werden).

Diagnose einer *Virus-Meningitis:*
Lumbalpunktion: Liquor klar oder wenig getrübt (Zellzahl unter 1000; selten bis 4000).
Eiweißgehalt leicht vermehrt (Pandy-Reaktion positiv).
Virusnachweis aus Liquor, Blut, Stuhl, Rachenabstrich.
Komplementbindungsreaktion und Neutralisationstest.

Komplikationen bei *Bakterien-Meningitis*:
subdurale Ergüsse am häufigsten bei Säuglingen und nach Pneumokokken- und Koli-Meningitis. Die eitrige Entzündung führt zu Verklebungen der Hirnhäute, so daß ein Teil des subduralen Raumes von der normalen Liquorzirkulation ausgeschlossen wird.

Die verklebten Hirnhäute bilden eine sehr feste Membran, die ein weiteres Wachstum des Gehirns nicht mehr zuläßt. Hinweisend sind folgende klinische Zeichen, die am ehesten von den Schwestern bemerkt werden:

nach anfänglicher Besserung erneute Verschlechterung, die Kinder werden teilnahmsloser, bewegungsärmer und nehmen ihre Nahrung schlechter, gedeihen nicht mehr.

Die Fontanelle kann vorgewölbt sein.

Auf Verdacht hin muß der Subduralraum durch die Fontanelle hindurch punktiert werden. Bei gesunden Kindern entleeren sich aus dem Subduralraum nur wenige Tropfen klaren Liquors. Es muß versucht werden, den Erguß im Laufe einiger Wochen trocken zu punktieren. Gelingt das nicht, so ist die operative Entfernung der Membranen notwendig. Weitere Meningitiskomplikationen, wie z.B. Hydrozephalus, Störungen der geistigen und statischen Entwicklung und Entstehung eines Anfallsleidens kommen bei rechtzeitiger und wirksamer Therapie nur noch selten vor.

Prognose: meist gut.

Komplikationen bei *Virus-Meningitis*:

sehr selten Schwerhörigkeit, Ataxien, Krampfanfälle und dann auch nur bei Mitbeteiligung des Gehirns.

Prognose: gut.

Therapie: der *Bakterien-Meningitis*: bakterizid wirkende Antibiotika.

Therapie der *Virus-Meningitis*: symptomatisch (Analgetika und Antipyretika).

Prophylaxe: Isolierung.

Immunität: unzuverlässig oder fehlend.

3. Infektionskrankheiten durch Protozoen

Toxoplasmose

Erreger: Toxoplasma Gondii (gr. Toxon = Bogen) (vermehrt sich nur in lebenden Zellen).

Infektionsart: Schmier- und Kontaktinfektion von Tier (z.B. Katze) zu Mensch und diaplazentar.

Eintrittspforte: Mundhöhle, Hautdefekte (Pflegepersonen).

Inkubationszeit: unbekannt.

Erkrankung: Die Infektion ist vor allem bedeutungsvoll für die werdende Mutter, weil mit einer Chance von etwa 50% bei einer Erstinfektion die Erreger über die Plazenta den Feten infizieren (s. Fetopathien). Die Erkrankung der Mutter kann symptomlos oder symptomarm (Lymphknotenschwellung, Leber- und Milzvergrößerung, Leistungsschwäche) verlaufen. Sie kann aber dennoch zu Frühgeburt und schweren Schäden beim Neugeborenen führen. Die Neugeborenen fallen auf durch:

- Hydrozephalus (oft intrazerebrale Verkalkungen),
- Mikrophthalmie (Chorioretinitis),
- Krämpfe,
- Ikterus (Leber- und Milzschwellung).

Bei der Lumbalpunktion findet man die Zeichen einer serösen Meningitis.

Diagnose: Erregernachweis aus dem Liquor (mikroskopisch und Tierversuch).
Sabin-Feldman-Test und
Komplementbindungsreaktion im Blut.

Prognose: bei intrauteriner Infektion schlecht. Bleiben die Kinder am Leben, ist mit Defektheilungen zu rechnen: Blindheit, Schwachsinn, zerebrales Anfallsleiden, Hydrozephalus.

Therapie: Sulfonamide eventuell mit Daraprim. An den bereits eingetretenen Schäden des zentralen Nervensystems läßt sich nichts mehr ändern.

Prophylaxe: Schwangere Frauen sollten sich von Tieren fernhalten, wenn ein ständiger Kontakt nicht schon immer bestanden hat. Der infektiöse Liquor darf nicht mit Hautdefekten (Hand des Arztes oder der Schwester) in Berührung kommen.

4. Infektionskrankheiten durch Pilze

Soor

Erreger: Candida albicans.

Infektionsart: Schmier- und Kontaktinfektion (z.B. beim Durchtritt durch den Geburtskanal oder von der Brustwarze der Mutter auf die Mundschleimhaut des gestillten Säuglings).

Eintrittspforte: Haut und Schleimhaut.

Inkubationszeit: ?

Erkrankung: Den Hefepilz candida albicans findet man auf der Haut und Schleimhaut vieler Menschen. Auf Grund der verminderten Abwehr beginnen sie beim jungen Säugling leicht zu wuchern, und vor allem in der Mundhöhle fest haftende weißliche Rasen zu bilden. Die Pilze werden mit dem Stuhl ausgeschieden und können die Haut der Anal- und Genitalregion befallen. Man findet dort einzeln stehende, teils konfluierende, rote Flecken mit einem Durchmesser von 2 bis 4 mm, am Rand bedeckt von glänzenden Schuppen. Es können sich auch Pusteln bilden. Bei älteren Kindern entsteht der Soor, wenn infolge schwerer Erkrankungen die sonst intakte Abwehr beeinträchtigt ist oder das Zusammenleben verschiedener Mikroorganismen durch Antibiotika gestört wird.

Diagnose: Erregernachweis, typischer Befund.

Komplikationen: Soor-Pneumonie, Soor-Sepsis.

Prognose: gut.

Therapie: Antimykotika, z.B. Moronal®-Suspension auf die Mundschleimhaut, bzw. Salbe auf die äußere Haut. Oral gegeben, wird es nicht resorbiert. Bei Soor-Pneumonie kann es als Spray inhaliert werden. (Keine Borpräparate! Vergiftungen kommen vor.)

Prophylaxe: In den meisten Kliniken erhalten alle Neugeborenen am 2. und 4. Lebenstag prophylaktisch ein Antimycoticum. – Die stillende Mutter soll ihre Brustwarze möglichst nicht mit antibiotikahaltiger Salbe behandeln. Auf Säuglingsstationen sorgfältige Kittelpflege, da der Pilz sehr leicht übertragen werden kann. Jeder Sauger muß nach jeder Mahlzeit sterilisiert werden.

Zweiter Teil
Wörterbuch

Bedeutung der Fachausdrücke

A

Aberration	(lat. *„abirren“, abschweifen*): Abweichung von der Norm
Abszeß	(lat. *weggehen*): Eiteransammlung in nicht vorgebildeter Höhle (im Gegensatz zu Empyem)
adaptieren	(lat.): anpassen
Adipositas	(lat.): Fettsucht
Agenesie	(gr. *ohne* u. entstehen): Fehlen einer Organanlage
Akzeleration	(lat. *schneller werden*): hier Entwicklungsbeschleunigung der Jugend
Allergen	(gr. *anders Wirkendes*): bewirkt Antikörperbildung und bei wiederholter Einwirkung eine allergische Reaktion
Amnion	(gr. *Schaf*): Eihaut, möglicherweise zum erstenmal beim Schaf beobachtet
Amniozentese	(gr. *Schaf* u. *stechen*): Durchstechung der Eihaut
Anaemia neonatorum	(gr. *ohne*, *Blut* u. gr. *neu*, lat. *geboren*): Blutarmut der Neugeborenen, Form der fetalen Erythroblastose
Anaerobier	(gr. *ohne* u. *Luft* u. *leben*): Bakterien, die sich nur ohne Luftsauerstoff entwickeln können
Anästhesie	(gr. *ohne* u. *wahrnehmen*): Unempfindlichkeit, Betäubung
Analgetika	(gr. *ohne* u. *Schmerz empfinden*): schmerzstillende Medikamente
anaphylaktisch	(gr. *ohne* u. *Schutz*): schutzlos gegenüber Fremdeiweiß. Sonderform der Allergie
Anenzephalie	(gr. *ohne* u. *Gehirn*): „Froschkopf“
Anomalie, anomal	(gr. *ohne* u. *Regel*): nicht der Regel entsprechend
antibakteriell	(gr. *gegen* u. *Bakterien*)
Antigen	(gr. *gegen* u. *verursachend*): Stoffe, die Antikörperbildung verursachen
Antikörper	(gr. *gegen*): Gegen Antigene gerichtete Immun-Körper
Antimykotikum	(gr. *gegen* u. *Pilz*): gegen Pilze wirksames Medikament
Antipyretikum	(gr. *gegen* u. *Fieber*): fiebersenkendes Medikament

antiseptisch (gr. *gegen* u. *Fäulnis*): Fäulnis verhindernd, Infektion bekämpfend

antitoxisch (gr. *gegen* u. *Gift*): gegen Gift gerichtet, entgiftend

Anurie (gr. *ohne* u. *Urin*): fehlende Urinproduktion

aseptisch (gr. *ohne, un-* u. *Fäulnis*): unseptisch = keimfrei

Asphyxie (gr. *ohne* u. *Puls*): „Pulslosigkeit", schwere Atemstörung bei Neugeborenen, die zum Herzstillstand führen kann

Aspiration (lat. *einatmen*): Einatmen von flüssigen oder festen Fremdkörpern in die Trachea oder den Bronchialbaum

Ataxie (gr. *Unordnung*): Unfähigkeit, geordnete Bewegungen auszuführen

Atelektase (gr. *unvollständig* u. *Erweiterung*): unvollständige oder fehlende Erweiterung der Lungenbläschen, unbelüftetes Lungengewebe

Athetose (gr. *unfixiert*): langsame, unwillkürliche wurmförmige Bewegungen

atonisch (gr. *ohne* u. *Spannung*): schlaff

Atresie (gr. *Verschluß*): Fehlen einer natürlichen Körperöffnung

Atrophie (gr. *nicht* u. *ernähren*): hochgradige Gedeihstörung, Verkümmerung

Autosom (gr. *selbst* u. *Körper*): paarig vorkommende Chromosomen, die sich nicht an der Geschlechtsdifferenzierung beteiligen

Azidose (lat. *Säure*): Übersäuerung des Blutes, meßbar am Absinken des Blut-pH unter 7,3

- metabolische (gr. *Stoffwechsel*): stoffwechselbedingt

- respiratorische (lat. *Atem holen*): atmungsbedingt

B

Bakterium (gr. *Stäbchen*): einzellige Spaltpilze, die keine Sporen bilden

Bazillus (lat. *Stäbchen*): Sporen bildende Bakterien

Bifurkation (lat. *zwei* u. *Gabel*): Gabelung der Trachea in die beiden Hauptbronchien

Bilirubinoid (lat. *Gallenfarbstoff* u. *ähnlich*): bilirubinähnliche Substanz im Fruchtwasser bei fetaler Erythroblastose

Blastopathie (gr. *Keim* u. *Krankheit*): Keimschädigung während der ersten 14 Tage nach der Befruchtung

bovinus (lat. *bovis* = *Rind*): zum Rind gehörig

bulbär (Polio) (lat. *zwiebelförmig, bulbus* = *Zwiebel*): alte Bezeichnung für medulla oblongata. Bulbäre Lähmung = die motorischen Hirnnervenkerne im Bereich der medulla oblongata sind geschädigt

C

Chorea (gr. *Tanz*): „Veitstanz“, unkontrollierbar ausfahrende, schleudernde Bewegungen

Choreoathetose (gr.): ausfahrende unkontrollierbare Bewegungen wie bei Chorea und Athetose

Chorioretinitis (gr. *Aderhaut* u. lat. *Netzhaut*): Entzündung von Ader- und Netzhaut

Chromosom (gr. *Farbe* u. *Körper*): Farbkörper, Träger der Gene

chronisch (gr. *Zeit, Dauer*): langsam verlaufend

Coecum mobile (lat. *Blinddarm* u. *beweglich*): abnorme Beweglichkeit des Blinddarms (nicht Wurmfortsatzes), die Nabelkoliken verursachen kann

congenital (lat. *angeboren*): durch ein oder mehrere Gene verursacht

connatal (lat. *angeboren*): vor oder während der Geburt erworben, z. B. Infektionen

Coombs-Test ein nach Dr. Coombs genannter Test zum Nachweis von Antikörpern an der Oberfläche von Erythrozyten, z.B. fetale Erythroblastose, erworbene hämolytische Anämie

Credé deutscher Gynäkologe Karl Credé, der zur Verhinderung der Gonokokken-Konjunktivitis den Neugeborenen 1%ige Höllensteinlösung (= Argentum-nitricum-Lösung) in beide Augen tropfen ließ. Gesetzlich vorgeschrieben

D

diaplazentar (gr. *hindurch* u. *Plazenta*): Übertritt von Stoffen aus dem mütterlichen in den kindlichen Kreislauf und umgekehrt

Diplegie (gr. *zwei* u. *Lähmung*): Lähmung auf beiden Körperhälften

Disposition (lat.): Veranlagung

dominant (lat.): überdeckend

Down-Syndrom englischer Arzt: John L. H. Down, Erstbeschreiber des Mongolismus (1866)

Dysmelie (gr. *miß-* u. *Glied*): mißgestaltete Arme oder Beine

Dyspepsie (gr. *schlecht* u. *verdauen*): Verdauungsstörung

Dystrophie (gr. *schlecht* u. *ernähren*): Gedeihstörung

E

Effloreszenzen (lat. *Ausblühung*): „Hautblüten“, Veränderungen der Haut

eidetisch ein Gegenstand kann auch später anschaulich wahrgenommen werden, nach dem man ihn einmal real gesehen hat

Ektotoxin (Exotoxin)	(gr. *nach außen* u. *Gift*): von lebenden Bakterien nach außen abgegebenes Gift
Ekzem	(gr. *heraus* u. *kochendes*): juckende Hautkrankheit
Embryo	(gr. *innen Wachsendes*): Leibesfrucht bis zum Ende des 2. Schwangerschaftsmonats
Embryopathie	(gr. *Krankheit*): Krankheit des Embryos
Empyem	(gr. *innen* u. *Eiter*): Eiteransammlung in vorgebildeten Körperhöhlen, z.B. im Pleuraraum
Enanthem	(gr. *innen* u. *blühen*): auf Schleimhäuten erkennbarer Ausschlag, entsprechend dem Exanthem auf der äußeren Haut
Endotoxin	(gr. *innen* u. *Gift*): Gift, das frei wird, wenn die toten Bakterien zerfallen
Enzephalopathie	(gr. *Gehirn* u. *Krankheit*): Krankheit des Gehirns
Enzym	(gr. *Gärstoff*): Syn. Ferment
Epidemie	(gr. *darüber hinaus* u. *Volk*): seuchenhaftes Ausbreiten einer Infektionskrankheit in einem begrenzten Gebiet
Epidemiologie	(gr. s. Epidemie, Lehre): Lehre von der Entstehung und Verbreitung von Infektionskrankheiten
Erythroblasten	(gr. *rot* u. *Keim*): kernhaltige Vorstufe der Erythrozyten (rote Zellen)
Exanthem	(gr. *außen* u. *blühen*): Hautausschlag in Form von Flecken, Quaddeln, Blasen oder Pusteln
exkretorisch	(gr. *aus* u. *absondern*): nach außen absondernd, Drüse, die ein Exkret bildet Gegensatz: inkretorisch = Inkret = Hormon
Exotoxin	siehe Ektotoxin
Expirium	(lat. *aus* u. *atmen*): Ausatmung
Exsikkose	(lat. *aus* u. *trocken*): Austrocknung

F

Fallotsche Tetralogie	französischer Anatom E. Fallot: Erstbeschreiber einer Kombination von 4 (gr. tetra) Herzfehlern
Ferment	(lat. *kochen, gären*): organischer Stoff, der im Körper Abbau und Aufbau chemischer Verbindungen bewirken oder beschleunigen kann
Fetopathie	(lat. *trächtig* u. *Krankheit*): Krankheit der Leibesfrucht
Fetus	(lat. *trächtig*): Leibesfrucht

G

Galaktosämie	(*Galaktose* und gr. *Blut*): angeborener Fermentmangel. Das Monosaccharid Galaktose kann nicht umgebaut werden und befindet sich deshalb in großen Mengen im Blut (und im Urin)
Gen	(gr. *Ursprung*): Erbträger
genetisch	(gr. *entstanden*): entwicklungsgeschichtlich

Glukuronyltransferase (*Glukoronsäure*, lat. *hinübertragen*): Ferment (beachte die Endung -ase!), das z.B. Bilirubin an Glukuronsäure koppelt und damit das Bilirubin ausscheidungsfähig macht

Gonadendysgenesie (gr. *Keimdrüsen* u. *fehl-* u. *entstehen*): Unterentwicklung der Keimdrüsen durch fehlendes Geschlechtschromosom. Syn. Turner-Syndrom, XO-Zustand

H

Hämatemesis (gr. *Blut* u. *Erbrechen*)

Hämolyse (gr. *Blut* u. *auflösen*): Zerstörung der Erythrozyten

hämorrhagisch (gr. *Blut* u. *zerreißen*): blutig

Haut-Turgor (lat. *strotzen*): durch den Druck des Gewebswassers in der Haut bewirkte Hautspannung

Hemiplegie (gr. *halb* u. *Lähmung*): motorische Halbseitenlähmung

Herxheimersche Reaktion deutscher Arzt: K. Herxheimer: Erstbeschreiber des verstärkten Lues-Exanthems nach Salvarsaninjektion. Das gleiche gilt für die übliche Penicillindosierung am Anfang einer Behandlung

heterozygot (gr. *andersartig* u. *paarig/gepaart*): väterliche und mütterliche Erbanlagen sind verschieden, gemischterbig, s. Zygote

Hiatushernie (lat. *Spalt* u. gr. *Bruch*): durch einen vergrößerten Ösophagus-Spalt im Zwerchfell kann ein Teil des Magens in den Thoraxraum verlagert sein

homozygot (gr. *gleich* u. *paarig/gepaart*): väterliche und mütterliche Erbanlagen sind gleich, reinerbig, s. Zygote

humanus (lat.) menschlich

humoral (lat. *flüssig, feucht*): die Körperflüssigkeiten betreffend, auf dem Blut- oder Lymphweg übertragen bzw. übertragbar

hyaline Membranen (gr. *durchsichtig, gläsern*): aus eiweißreichen Ödemen in Alveolen entstehende Membranen, die den Gasaustausch verhindern, z.B. bei Frühgeborenen

Hydramnion (gr. *Wasser* u. *Eihaut*): abnorme Vermehrung des Fruchtwassers

Hydrops congenitus (gr. *Wassersucht* und lat. *angeboren*): verursacht durch fetale Erythroblastose

Hydrozephalus (gr. *Wasser* u. *Kopf*)

Hyperbilirubinämie (gr. *mehr*): Vermehrung des Bilirubins im Blut
Im engeren Sinn: Anstieg des Bilirubins im Serum über 14 mg pro 100 ml

Hypertonie (gr. *mehr* u. *Spannung, Druck*): 1. erhöhter Blutdruck, 2. vermehrte Muskelspannung

Hypoglykämie (gr. *minder, wenig* u. *Zucker* u. *Blut*): Verminderung des Blutzuckerspiegels

Hypokalzämie (gr. *minder, wenig* u. *Kalzium* u. *Blut*): Verminderung des Blutkalziumspiegels

Hypoparathyreoidismus (gr. *minder, unter* u. *Nebenschilddrüse*): Unterfunktion der Epithelkörperchen

Hypothyreose (gr. *minder, unter,* Schilddrüse): Unterfunktion der Schilddrüse

Hypotonie (gr. *minder, unter* u. *Druck, Spannung*): 1. erniedrigter Blutdruck, 2. verminderte Muskelspannung

I

Ikterus gravis (gr. *Gelbsucht,* lat. *schwer*): verursacht durch fetale Erythroblastose

Ikterus prolongatus (gr. Gelbsucht, lat. *verlängert*): Gelbsucht, die über die 2. Lebenswoche hinaus anhält

Immobilisation (lat.) Unbeweglichkeit

Immunität (lat. *in* u. *Verpflichtung* = frei von Verpflichtung = Verschontbleiben): spezifische Unempfindlichkeit gegenüber Erregern

Infektion (lat. *hinein* u. *machen*): Ansteckung

Infiltration (lat. *hinein* u. *filtrieren*): 1. lokale Einlagerung von Entzündungszellen = entzündliches Infiltrat. 2. Durchtränkung des Gewebes mit Flüssigkeiten, z.B. Infiltrationsanästhesie

inkretorisch (lat. *innen* u. gr. *absondern*): nach innen absondernd, Drüse, die ein Inkret = Hormon bildet

Inkubationszeit (lat. *darauf liegen* u. *brüten*): Zeitraum zwischen dem Eindringen der Erreger und dem Ausbruch der Krankheit

Inkubator (lat. *darin* u. *liegen*) Apparat zur Aufzucht von Frühgeborenen

Inspirium (lat. *hinein* u. *atmen*): Einatmung

Insuffizienz (lat. *ungenügend*): ungenügende Leistung eines Organs, z.B. Herzinsuffizienz

Intervall (lat.: *zwischen* u. *Wall* = zwischen den Wällen): Zwischenraum

Intoxikation (lat. *hinein,* gr. *Gift*): Vergiftung

Intubation (lat. *hinein* u. *Rohr*): Einführung eines Rohres (Tubus) durch den Mund in die Trachea

ionisierende Strahlen Strahlen, z.B. radioaktive, die Atome in Ionen umwandeln können

irreversibel (lat. *nicht* u. *zurück* u. *drehen*): nicht zurückdrehbar, nicht umkehrbar. Gegenteil: reversibel

K

Katarakt (gr. *herabstürzen, herabfließen* = man nahm an, daß etwas von oben in das Auge herabfließt): Linsentrübung (auch Wasserfall)

Katarrh (gr. *herabfließen*): Schleimhautentzündung mit Bildung seröser Flüssigkeit

Kontagionsindex (lat. *Ansteckung* u. *Anzeiger*): zeigt den Prozentsatz der Menschen an, die für eine bestimmte Infektionskrankheit empfänglich sind

Kraniotabes (gr. *Schädel*, lat. *weich werden*): Erweichung im Bereich des Scheitelbeins bei Rachitis im Säuglingsalter

Kreislaufkollaps (lat. *zusammenbrechen*): Zusammenbruch der Kreislauffunktion

Krupp (schottisch *Croup = Belag*): dicker Belag auf der Schleimhaut des Rachens und des Kehlkopfes bei Diphtherie

Kryptorchismus (gr. *verborgen* u. *Hoden*): nicht aus der Bauchhöhle deszendierter (abgestiegener) Hoden

Kyematogenese (gr. *Leibesfrucht* u. *Erzeugung, Abstammung*): Entwicklung der Leibesfrucht

L

Lanugohaare (lat. *Wolle*): Wollhaare

Laryngospasmus (gr. *Kehlkopf* u. *Zuckung, Krampf*): Stimmritzenkrampf

Letalfaktor (lat. *Tod* u. *Bewirker*): Erbfaktor, der die Lebensfähigkeit eines Menschen vermindert oder zu dessen Tode führt

Leukozyten (gr. *weiß* u. *Zellen*): weiße Blutkörperchen

luisch (lat. *lues = die Seuche*): durch Lues bedingt

Lymphozyten (lat. *Blutwasser* u. *Zellen*): Lymphzellen

M

Makroorganismus (gr. *groß*): großer Organismus

Mekonium (gr. *eingedickter Mohnsaft*): Kindspech

Melaena (gr. *schwarz*): Blutstuhl, Teerstuhl

melaena spuria (gr. *schwarz* lat. *falsch*): falsche Melaena; das Blut im Stuhl stammt nicht vom Kind, sondern von der Mutter

melaena vera (gr. *schwarz* lat. *wahr*): echte Melaena; das Blut im Stuhl stammt vom Kind

Meningomyelozele (gr. *Hirnhaut* u. *Mark* u. *Bruch*): Vorfall von Rückenmark und Rückenmarkshäuten durch die gespaltenen Wirbelbögen

Meningozele (gr. *Hirnhaut* u. *Bruch*): Vorfall von Rückenmarkshäuten durch die gespaltenen Wirbelbögen

metabolisch (gr. *veränderlich*): aus dem Stoffwechsel entstanden

Methämoglobin (gr. *Wechsel*): Wechselblutfarbstoff, entsteht normalerweise vorübergehend beim Sauerstoffaustausch im Erythrozyten

Mikroorganismus (gr. *klein*): kleiner Organismus, nur mit dem Mikroskop erkennbarer Krankheitserreger

Mikrophthalmus (gr. *klein* u. *Auge*): angeborene Kleinheit des Auges
Mikrozephalus (gr. *klein* u. *Kopf*): abnorm kleiner Kopf
Milien (lat. *Hirsekorn*): hirsekorngroße, weiße Knötchen in der Haut bei Neugeborenen meist auf der Nase
Mukolytikum (lat. *Schleim* u. *lösen*): Substanz, die Schleim verflüssigt
Mutation (lat. *Veränderung*): plötzliche Veränderung der Erbsubstanz

N

Nekrose (gr. *absterben*): absterben von Gewebsteilen
Nidation (lat. *Nest*): Einnistung des befruchteten Eis in die Gebärmutterschleimhaut
Nystagmus (gr. *schlafen*): unwillkürliches Augenzittern

O

-oid (gr. *ähnlich*): z.B. lymphozytoid = lymphozytenähnlich
Oligurie (gr. *wenig*): wenig Urin, verminderte Urinausscheidung
Opisthotonus (gr. *rückwärts* u. lat. *Spannung*): extreme Rückwärtsbeugung des Kopfes, auch Krampf der Rückenmuskulatur

P

Paraplegie (gr. *bei* u. *Lähmung*): doppelseitige Lähmung der Beine
parenteral (gr. *neben* u. *Darm*): unter Umgehung des Verdauungskanales (also durch Injektion)
Parese (gr. *nachlassen*): Schwäche der Muskulatur, unvollständige Lähmung
Pemphigoid (gr. *Hautblasenkrankheit* u. *ähnlich*): dem Pemphigus ähnlich, Schälblasen beim Neugeborenen
-penie (gr. *Armut*): z.B. Leukopenie, genauer Leukozytopenie = zu wenig Leukozyten
Perfusor (lat. *Durchströmer, Eingießer*): elektrisches Infusionsgerät zur gleichmäßigen Infusion kleiner Volumina, z.B. bei Frühgeborenen
perinatal (gr. *um-, herum*, lat. *Geburt*): kurz vor, während und nach der Geburt
Peristaltik (gr. *Zusammenziehung*): fortlaufende Kontraktion = Zusammenziehung, z.B. des Darmes zum Transport des Darminhalts
Petechien (ital.): punktförmige Hautblutungen
Phlegmone (gr. *Entzündung*): eitrige Zellgewebsentzündung
Photophobie (gr. *Licht* u. *Angst*): Lichtscheu
Plazenta (lat. *Kuchen*): Mutterkuchen, Nachgeburt
Pneumothorax (gr. *Luft* u. *Brustkorb*): Luft im Pleuraraum zwischen Lungen- und Rippenfell

Poliklinik (gr. *polis = Stadt*): Stadt-Klinik zur ambulanten Behandlung der Bevölkerung

Poliomyelitis (gr. *polios = grau u. Mark*): Befall der grauen Substanz im Rückenmark

Polydaktylie (gr. *polys* = viel u. *daktylos* = Finger): Vielfingrigkeit

Polyurie (gr. *polys = viel*): krankhafte Vermehrung des Harnvolumens

portale Hypertension (lat. *vena portae = Pfortader*): erhöhter Druck in der Pfortader

Präpubertät (lat. *vor-*): Vorpubertät

Prodromalstadium (gr. *Vorläufer*): Zeitabschnitt zwischen ersten Krankheitszeichen und Ausbruch der Krankheit

Progenese (gr.): Vorentwicklung

Prognose (gr.): Vorhersage

prolongatus (lat.): verlängert

Prophylaxe (gr. *vor* u. *Beschützer*): Vorhersorge

Protrusio bulbi (lat. *Vortreiben des Augapfels*): Syn. Exophthalmus

Pseudo... (gr. *falsch*): z.B. Pseudokrupp = falscher, nicht diphtherischer Krupp, meist durch Viren verursacht

Pseudohermaphroditismus femininus (gr. *falsch* u. *Hermes und Aphrodite zugleich = männliche und weibliche Keimdrüsen in einer Person* u. lat. *femininus = weiblich*): männlich aussehendes Individuum mit weiblichen Keimdrüsen, z.B. beim Neugeborenen

Pustel (lat. *Eiter* u. *Bläschen*): mit Eiter gefülltes Bläschen

Pyelonephritis (gr. *Becken* u. *Nierenentzündung*): Nierenbeckenentzündung

Pylorospasmus (gr. *Öffnung* u. *Krampf*): Magenpförtnerkrampf

Pyopneumothorax (gr. *Eiter* u. *Luft* u. *Brustkorb*): Eiter und Luft im Pleuraraum, s. Empyem

Pyurie (gr. *Eiter*): Eiter im Urin

Q

Quarantäne (franz. *vierzig*): Absonderung von ansteckungsfähigen Zugereisten, früher wegen der Pest meist 40 Tage lang

R

Relaxantien (lat. *erschlaffen*): Substanzen, die Muskelerschlaffung bewirken

Resorption, resorbieren (lat. *aufsaugen*): z.B. Aufsaugung der in die kleinsten Bausteine zerlegten Nahrung im Darm

respiratorisch (lat.): mit der Atmung zusammenhängend

Retardierung (lat. *Verlangsamung*): geistige oder körperliche Entwicklungsverzögerung

Retikulozyten (lat. *Netz*, gr. *Zellen*): junge Erythrozyten mit Netzstruktur

retrolentale Fibroplasie (lat. *hinter* u. *Linse* u. *Faserbildung*): Faserbildung hinter der Linse, die Erblindung zur Folge hat
rezessiv (lat.): überdeckt
Rezidiv (lat.): Rückfall
Rhagaden (gr. *Riß*): schmerzhafter Einriß in der Haut, z.B. Brustwarzen
„rooming-in" (engl.): in einem Raum sein, z.B. Mutter und Kind

S

Sepsis (gr. *Fäulnis*): schwer verlaufende Allgemeininfektion
shunt (engl. *Nebenschluß*): abnorme Querverbindung, z.B. zwischen rechtem und linkem Herzen
Sklerödem (gr. *hart*): hartes Ödem, bei Druck bleibt keine Delle
Smegma (gr. *schmieren, streichen*): schmierige, talgartige Absonderung unter der Vorhaut und zwischen den Schamlippen
solaris (lat. *sol* = *Sonne*): z.B. Herpes solaris: durch Sonnenbestrahlung entstandener Herpes
Spasmophilie (lat. *Krampf*, gr. *Neigung*): Krampfneigung bei Rachitis
Spina bifida occulta (lat. *Rückgrat* u. *zweigespalten* u. *verborgen*): unsichtbarer Spaltwirbel; oft ist die darüberliegende Haut abnorm behaart
spinal (lat. *Rückgrat*): das Rückenmark betreffend, z.B. bei der Poliomyelitis
Sputum (lat.): Auswurf
Stenose (gr. *eng*): abnorme Verengerung eines Ganges oder einer Öffnung
Sterilisation (lat. *keimfrei*): Entkeimung
Stomatitis aphthosa (gr. *Mundentzündung* u. *Bläschen*): Mundentzündung mit Bläschenbildung
Stridor (lat. *pfeifen*): **inspiratorisch:** *pfeifen beim Einatmen*, z.B. Kehlkopfentzündung, **exspiratorisch:** *pfeifen beim Ausatmen*, z.B. Asthma bronchiale
Subarachnoidalraum (lat. *unter*, gr. *spinngewebsähnlich*): Raum unter der Arachnoidea = der spinngewebsähnlichen Hirnhaut
Subduralraum (lat. *unter* u. *hart*): Raum unter der harten Hirnhaut
subitum (lat. *plötzlich*): z.B. Exanthema subitum = plötzlich auftretendes Exanthem
Suffusion (lat. *Untergießung*): unter der Haut liegender Bluterguß
Symptom (gr. *Zusammenfall*): Krankheitszeichen
symptomatische Behandlung nur das Symptom wird behandelt, nicht aber die Ursache, z.B. Fieber mit Antipyretika
Syndaktylie (gr. *zusammen* u. *Finger*): Verwachsung von Fingern oder Zehen
Syndrom (gr. *Zusammenlauf*): typische Kombination von Symptomen

T

Tachykardie (gr. *schnell* u. *Herz*): beschleunigte Herzfrequenz

Tetraplegie (gr. *vier* u. *Lähmung*): Lähmung aller 4 Extremitäten

Toxikose (gr. *Gift*): durch Vergiftung, vor allem mit körpereigenen Giftstoffen, z.B. bei der schweren Ernährungsstörung verursachte Krankheit

Toxoid (gr. *Gift* u. *ähnlich*): giftähnlicher Stoff, der nicht krank macht, aber die Bildung von Antitoxinen bewirkt

Toxoplasmose (gr. *toxon* = *Bogen* u. *Gebildetes*): durch Toxoplasma Gondii, ein Protozon, hervorgerufene Krankheit

Tracheotomie (gr. *Trachea* u. *schneiden*): Luftröhrenschnitt

Translokation (lat. *hinüber* u. *Ort*): Ortswechsel von Chromosomenstücken, Chromosomenaberration

Transposition (lat. *hinüber* u. *Lage, Stellung*): Lagewechsel des Abgangs von Aorta und Arteria pulmonalis; die Aorta entspringt aus dem rechten Ventrikel, die Arteria pulmonalis aus dem linken Ventrikel

Trauma (gr.): Verwundung, Verletzung

Trimenon (lat. *drei* u. *Monat*): eine Periode von 3 Monaten

Trisomie (gr. *drei* u. *Körper*): Verdreifachung eines einzelnen Chromosoms

-trop (gr. *wenden*): z.B. gonadotrop: sich an die Keimdrüse wendend

U

Urämie (gr. *Urin* u. *Blut*): Harnblutigkeit, Vermehrung harnpflichtiger Substanzen im Blut, Harnvergiftung

V

Vakzination (lat. *vacca* = *Kuh*): Kuhpockenimpfung, auch gebräuchlich für Impfung

virulent (gr. *Gift*): Giftigkeit von Erregern, ansteckungsfähig

Virus (gr. *Gift*): Krankheitserreger (Mehrzahl Viren)

Z

Zirrhose (gr. *gelbe Wucherung*): narbige Leberschrumpfung

Zyanose (gr. *blau*): Blausucht

Zygote (gr. *paarig*): befruchtete Eizelle

Zytostatika (gr. *Zelle* u. *stehend, hemmend*): Substanzen, die das Wachstum pathologischer, aber auch normaler Zellen hemmen

Dritter Teil
Wiederholungsbuch

A. Wann und auf welche Weise entstehen vorgeburtliche Schäden?

Schon vor der Geburt können genetische- und Umweltsfaktoren einzeln oder in verschiedenen Kombinationen zu krankhaften Veränderungen führen, die bei der Geburt teils sichtbar, teils unsichtbar sind. Während der Progenese können Mutationen und Chromosomenaberrationen entstehen. Nach der Befruchtung bis zum Zeitpunkt der Nidation führen schädigende Einflüsse zur Entwicklung von Doppelbildungen und großen Spaltbildungen. Während der Embryonalzeit verursachen ionisierende Strahlen, Röteln, Medikamente und Hormone verschiedenartige Embryopathien. Schließlich sind es vor allem die Infektionskrankheiten Zytomegalie, Listeriose, Tuberkulose, Lues und Toxoplasmose, aber auch ionisierende Strahlen, die für die Entstehung der Fetopathien verantwortlich sind. Eine möglichst genaue Diagnose ist auch für die Eltern des betroffenen Kindes wichtig, denn sie wollen wissen, ob gleiche oder ähnliche Defekte auch bei den nachfolgenden Kindern zu erwarten sind.

B. Welche physiologischen Veränderungen gehören zur Neugeborenenperiode?

Die Physiologie des Neugeborenen ist gekennzeichnet durch den Begriff „werdende Funktion" und die Umstellung vom intrauterinen auf das extrauterine Leben. Nach den ersten Atemzügen soll die Lunge so weit entfaltet sein, daß der Organismus genügend Sauerstoff erhält. Der Sauerstoff ist verantwortlich für die Umschaltung des Kreislaufs auf die extrauterine Strombahn und bietet die Möglichkeit über das braune Fettgewebe Wärme zu erzeugen. Durch den relativ raschen Abbau der fetalen Erythrozyten und durch die mangelhafte Ausscheidungsfähigkeit des dabei entstehenden Bilirubins entwickeln etwa 50% aller Neugeborenen einen „physiologischen" Ikterus. Verspätete Ausscheidung von Mekonium und Urin weisen auf wichtige Störungen hin. Vaginalblutungen, Brustdrüsenschwellungen eventuell mit Bildung von „Hexenmilch" und Gesichtsakne sind die Folge des Übertritts mütterlicher Hormone auf das Neugeborene. Die physiologische Gewichtsabnahme und die Beschaffenheit der Haut hängen von der Flüssigkeitszufuhr ab. Spätestens nach 14 Tagen soll das Geburtsgewicht wieder erreicht sein. Sorgfältige Nabelpflege verhindert Infektionen. Haut-Nabel und Amnion-Nabel sind meist harmlose Anomalien. Nabelgranulome müssen mit Höllensteinstift geätzt werden. Verschiedene Reflexe sind für die Beurteilung des Entwicklungsstandes bedeutungsvoll. Schließlich erlaubt es der Apgar-Index, unmittelbar nach der Geburt festzustellen, ob ein Neugeborenes sehr rasch weiterer ärztlicher Maßnahmen bedarf.

C. Welche pathologischen Veränderungen gehören zur Neugeborenenperiode?

Unmittelbar nach der Geburt müssen äußerliche Mißbildungen festgestellt werden, die inneren Mißbildungen, vor allem Atresien und Stenosen des Magen-Darm-Kanals, so bald als möglich. Sind Operationen notwendig, so werden sie in den ersten beiden Lebenstagen besser vertragen, als später. Als Geburtsfolge treten Lähmungen, Frakturen und Blutungen auf. Atemstörungen müssen unmittelbar nach der Geburt noch in der Frauenklinik diagnostiziert und behandelt werden. Risiko-Neugeborene bedürfen der intensiven Überwachung in einer Kinderklinik mit Möglichkeiten zur Reanimation. Mit Ausnahme des Gallengangsverschlusses entsteht der Ikterus immer durch ein Mißverhältnis zwischen der auszuscheidenden Bilirubinmenge und der vorhandenen Menge an Glukuronyltransferase. Die wichtigste Erkrankung mit Ikterus durch vermehrtes Bilirubinangebot ist die fetale Erythroblastose, als Rh- oder AB0-Erythroblastose. Wird nicht rechtzeitig eine Austauschtransfusion durchgeführt, so entsteht ein Kernikterus, der Choreoathetose, Ataxie, geistige Retardierung, zerebrales Anfallsleiden, Sprach-, Seh- und Hörstörungen zur Folge haben kann. Wegen einer Verminderung der Blutgerinnungsfaktoren erhalten alle Neugeborenen gleich nach der Geburt 1 mg Vitamin K injiziert. Methämoglobinämie kann leicht vermieden werden, wenn man den Kontakt mit Phenacetin, Anilin und Nitrit verhindert. Krampfanfälle können als solche sehr schwer erkennbar sein und entstehen durch zerebrale Schäden, Hypoglykämie, Hypokalzämie oder z.B. als Folge eines Kernikterus. Bakterielle Infektionen in der Neugeburtsperiode sind sehr ernst zu nehmen. Wegen der uncharakteristischen Symptomatik (Fieber und Leukozytose fehlen meist) ist die Diagnose oft schwer zu stellen. Rasch einsetzende, möglichst gezielte (Bakteriennachweis und Resistenzbestimmung), bakterizid wirkende, genügend hoch dosierte antibiotische Behandlung ist wegen der Abwehrschwäche unerläßlich.

D. Welche Konsequenzen ergeben sich aus einer Abweichung von normaler Tragzeit und normalem Geburtsgewicht?

Die Überlebenschance eines neugeborenen Kindes ist um so schlechter, je mehr Tragzeit und Geburtsgewicht oder beides von der Norm abweichen. Das übertragene Neugeborene ist gefährdet, weil die Plazenta einen großen Fetus nicht mehr ausreichend ernähren kann. Bei der intrauterinen Dystrophie ist schon zu einem früheren Zeitpunkt die Plazenta nicht in der Lage, den Fetus vollständig zu versorgen. Kinder diabetischer Mütter werden wegen vermehrter Insulinbildung in den ersten Lebenstagen leicht hypoglykämisch. Ihr Risiko ist auch durch noch unbekannte Faktoren erhöht. Die Chancen des Frühgeborenen sind um so besser, je reifer es ist. Es gibt Ursachen von seiten der Mutter und von seiten des Kindes, die zur Frühgeburt führen. Die Unreife des Gehirns und der Lungen, die Schwierigkeiten der Wärmeregulation, der Nahrungsaufnahme und -verwertung, die Störanfälligkeit des Wasserhaushaltes und die mangelhafte Infektabwehr erschweren die Aufzucht. Die Pflege in Inkubatoren und Wärmebetten, sowie die besonderen Krankheiten des Frühgeborenen, vor allem das Atemnotsyndrom, erfordern spezielle Kenntnisse und Erfahrungen der Schwestern.

E. Wie kann die körperliche und seelische Entwicklung des Kindes beeinflußt werden?

Die normale körperliche und seelische Entwicklung des Kindes ist in erster Linie von der dauernden, liebevollen Fürsorge der Mutter in den ersten 3 Lebensjahren abhängig. Fehlt sie, so können sich beim Kind trotz bester Voraussetzungen durch die Erbsubstanz körperliche und seelische Schäden entwickeln; im Vordergrund stehen die *seelischen* Schäden. Bei schweren Krankheiten können die gleichen Schäden entstehen, hier entwickeln sich vor allem *körperliche* Schäden. Um diese feststellen zu können, benötigt man die Körpermaße (Länge, Gewicht, Kopfumfang), die als objektive Werte eine wichtige Rolle spielen. Weitere wichtige Hinweise erhält man durch die Bestimmung des Skelett- und des Zahnalters und durch Prüfung der statisch-motorischen Entwicklung sowie der Pubertätsentwicklung.

F. *Repetieren Sie den kurzen Text im Hauptteil!*

G. Wie wird der Säugling ernährt?

Die Muttermilch ist vor allem wegen der engen körperlichen und seelischen Verbindung zwischen Mutter und Kind die beste Nahrung für den Säugling. Sie ist aber auch keimfrei und qualitativ und quantitativ optimal zusammengesetzt. Am 2. Tag nach der Geburt beginnt die Produktion der Kolostralmilch. Gegen Ende der 2. Woche wird aus der Übergangsmilch die reife Frauenmilch. Die Milchproduktion wird gefördert durch häufiges und sorgfältiges Entleeren der Brust und durch körperliche und seelische Ruhe. Milchmangel ist sehr selten. Gelegentlich entstehen Stillhindernisse von seiten der Mutter oder von seiten des Kindes. Self-demand-feeding ist eine erstrebenswerte Methode. Überfütterung ist dabei unmöglich. Zwiemilchernährung ist nicht sinnvoll, wenn der Muttermilchanteil weniger als $^1/_3$ der Tagesmenge beträgt. Die Mutter soll langsam über Wochen, besser über Monate abstillen. In äußersten Notfällen kann sie auch innerhalb von Tagen abstillen. Die tägliche Gabe von Vitamin D ist auch bei vollgestillten Säuglingen notwendig. Der Übergang von 5 auf 4 Mahlzeiten ist dann möglich, wenn der Säugling die Mahlzeit um 22.00 Uhr verschläft. Die Nahrungsmenge beträgt etwa $^1/_6$–$^1/_5$ des Körpergewichtes, aber nicht mehr als 900–1000 g pro Tag. Für die künstliche Ernährung verwendet man keimfreie bzw. keimarme Kuhmilch mit konstantem Fettgehalt, die wegen ihrer für den Säugling ungeeigneten Zusammensetzung verdünnt, homogenisiert oder adaptiert werden muß. Der verdünnten Kuhmilch müssen Kohlenhydrate (Zucker und Schleim) und eventuell Pflanzenöl zugesetzt werden. Flaschen und Sauger sollten nach Möglichkeit steril sein. Von der Geburt an bestimmt der Säugling die Nahrungsmenge (ad libitum Fütterung). In den ersten drei Monaten muß dann eine adaptierte Milch gegeben werden. Mit 3 Monaten beginnt man mit einer Gemüse-Fleisch-Mahlzeit, mit 4–5 Monaten mit einem Milch-Früchtebrei und mit 5–6 Monaten mit Vollmilchbreien. Als Zusätze sind ab der 6. Lebenswoche Vitamin-A und C-haltige Gemüsesäfte 6–10 Teelöffel täglich notwendig, nach Einführung des Zwieback-Obstbreies nur noch 4–6 Teelöffel täglich.

H. Ernährungsstörungen: Wie entstehen sie? Wie erkennt man sie? Wie behandelt man sie?

Ernährungsstörungen können durch Infektionen (enteral und parenteral), durch Ernährungsfehler und durch genetische Defekte entstehen. Die wichtigsten Erreger sind Dyspepsie-Coli und -Viren. Ruhr- und Typhusinfektionen verlaufen uncharakteristisch. Stets ist der gesamte Organismus an der Störung beteiligt. Die leichtere Form der akuten Ernährungsstörung, die Dyspepsie, ist an Gewichtsstillstand oder Gewichtsverlust, Nahrungsverweigerung, Erbrechen und Durchfall zu erkennen. Die schwere Form, die Toxikose, ist charakterisiert durch Exsikkose und Azidose. Bei Brustkindern weisen häufige, stinkende Stühle auf die Ernährungsstörung hin. Die Säuglinge werden je nach Schwere der Erkrankung mit Diät, Antibiotika, Wasser- und Elektrolytinfusionen behandelt. Die Pflege ist sehr aufwendig. Die chronische Ernährungsstörung in Form von Dystrophie bzw. Atrophie entsteht durch mangelhafte Nahrungszufuhr, falsch zusammengesetzte Nahrung, durch häufiges Erbrechen oder durch mangelhafte Verwertung der Nahrung. Vorsichtiger Nahrungsaufbau und Behandlung der möglicherweise zugrunde liegenden Störung führen oft rasch zu normalem Gedeihen.

I. *Repetieren Sie die wichtigsten Fakten im Hauptteil!*

K. Infektionskrankheiten: Wie entstehen sie? Wie verlaufen sie? Wie kann man sich vor ihnen zu schützen versuchen?

Eine Infektionskrankheit entsteht nur dann, wenn sowohl von seiten des Mikroorganismus – des Erregers, als auch von seiten des Makroorganismus – des Menschen bestimmte Voraussetzungen erfüllt werden.

Der Erreger kann direkt oder indirekt durch Tröpfcheninfektion, orale Infektion, Schmier- oder Kontaktinfektion übertragen werden. Ist der Erreger in den menschlichen Organismus eingedrungen, so entsteht eine Lokalinfektion, eine generalisierte Infektion oder eine zyklische Infektionskrankheit. Eine Ausbreitung im infizierten Organismus ist kontinuierlich von Zelle zu Zelle, lymphogen, hämatogen oder kanalikulär möglich. Die Erreger wirken durch Exotoxine, Endotoxine, durch Gewebszerstörung oder Störung des Zellstoffwechsels. Sie beeinflussen den Verlauf der Infektionskrankheit durch ihre Virulenz und ihre Menge.

Die Erkrankung des Menschen nach einer Infektion hängt von seiner natürlichen Resistenz, seiner Disposition und seiner Immunität ab. Die Immunität kann zellständig oder humoral sein. Erkrankt er, handelt es sich um eine apparente Infektion, erkrankt er nicht, um eine inapparente Infektion (stille Feiung).

Der Ablauf der Infektionskrankheiten ist gleichartig: Inkubationszeit, Prodromalstadium, Erkrankung, Komplikationen. Um einer Infektion vorzubeugen, versucht man, die Ausbreitung von Erregern durch Isolierung, Quarantäne, Desinfektion und Sterilisation zu verhindern und die Abwehr des menschlichen Organismus durch gute Umweltbedingungen sowie durch passive und aktive Immunisierung zu verbessern.

L. *Fragen, die in den Bereich der „Speziellen Infektionslehre" gehören, müssen bei der jeweiligen Krankheit nachgelesen werden.*

Literatur

Kinderheilkunde, Hrsgb. v. Harnack. Berlin – Heidelberg – New York (Springer Verlag) 1968.

Hertel, M.: Kinderheilkunde und Kinderkrankenpflege für Schwestern. 2. Aufl. Stuttgart (Georg Thieme Verlag) 1969.

Lüders, D.: Lehrbuch für Kinderkrankenschwestern. 2 Bde., 7. völlig neu bearbeitete Aufl. (F. Enke Verlag) 1968.

Großmann, K. E.: Die Entwicklung der Lernfähigkeit (Kindler Verlag) Taschenbuchreihe: Geist und Psyche 1977.

Sachverzeichnis

(Die wichtigsten Fundstellen sind **fett** gedruckt)